名院名科专科护理工作指南丛书

# 北京协和醫院
# 消化内科护理工作指南

总主编 吴欣娟

主 编 关玉霞

副主编 李宾宾 尤丽丽

编 者（以姓氏笔画为序）

王 月 王 玮 尤丽丽 叶 维
付 超 刘 婧 刘昕仪 刘逢辰
关玉霞 李 冉 李宾宾 杨迎冬
何 叶 侯秀凤 钱 娜

U0294994

人民卫生出版社

图书在版编目（CIP）数据

北京协和医院消化内科护理工作指南/关玉霞主编.—北京:人民卫生出版社,2016

（名院名科专科护理工作指南丛书/吴欣娟主编）

ISBN 978-7-117-22405-5

Ⅰ.①北…　Ⅱ.①关…　Ⅲ.①消化系统疾病-护理-指南

Ⅳ.①R473.5-62

中国版本图书馆 CIP 数据核字（2016）第 074426 号

| 人卫社官网 | www.pmph.com | 出版物查询,在线购书 |
| 人卫医学网 | www.ipmph.com | 医学考试辅导,医学数据库服务,医学教育资源,大众健康资讯 |

**北京协和医院消化内科护理工作指南**

主　　编：关玉霞
出版发行：人民卫生出版社（中继线 010-59780011）
地　　址：北京市朝阳区潘家园南里 19 号
邮　　编：100021
E - mail：pmph @ pmph.com
购书热线：010-59787592　010-59787584　010-65264830
印　　刷：三河市博文印刷有限公司
经　　销：新华书店
开　　本：710×1000　1/16　印张：20　插页：2
字　　数：370 千字
版　　次：2016 年 6 月第 1 版　2016 年 6 月第 1 版第 1 次印刷
标准书号：ISBN 978-7-117-22405-5/R·22406
定　　价：62.00 元

打击盗版举报电话：010-59787491　E-mail：WQ @ pmph.com
（凡属印装质量问题请与本社市场营销中心联系退换）

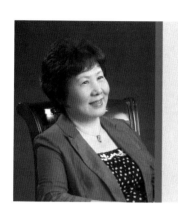

# 总主编简介

　　吴欣娟,女,主任护师/教授,研究生导师,国际红十字会第43届南丁格尔奖章获得者。现任北京协和医院护理部主任,北京协和医学院护理学院副院长;国家卫生标准委员会护理标准专业委员会副主任委员、中华护理学会副理事长、北京护理学会副理事长等职。同时担任《中华护理杂志》和《中国护理管理》杂志副主编。

　　主要研究领域为护理管理、临床护理。近5年以第一作者或通讯作者在核心期刊发表论文38篇,主编专业书籍15部,主持省部级等科研课题7项;并作为第一完成人有3项科研成果分别获2013年"第三届中华护理学会科技奖"一等奖、2012年"中国医院协会科技创新奖"三等奖和2009年"中华护理学会科技奖"二等奖。

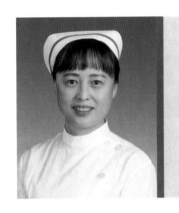

# 本册主编简介

　　**关玉霞**,北京协和医院消化内科护士长,主管护师,现任中华护理学会专家库成员,北京护理学会消化专业组委员,中华医学会护理协作组成员。发表文章二十余篇,编写书籍6部,主编1部,参编5部,主持护理科研1项。从事消化内科临床护理二十余年,具有丰富的临床护理经验,并在临床护理管理方面有丰富的经验。

序

专科护理在疾病的预防、诊治和康复中发挥着不可替代的作用。特别是随着医学、护理学理论与研究的飞速发展，各专科护理领域不断涌现新观点、新技术、新方法，有力地推动着临床护理服务能力和服务质量的提升。

北京协和医院作为全国疑难重症诊治指导中心，一直以学科齐全、技术力量雄厚、专科特色突出、多学科综合优势强大等享誉海内外，护理工作也以严谨、规范、科学而著称。在长期的临床实践中，协和护理人坚持学习与思考相结合，探索与实践相结合，总结出大量宝贵的护理经验，专科护理水平居于全国前列，并成为首批国家临床重点专科临床护理专业建设项目医院。

为充分发挥国家临床重点专科建设项目医院的学科辐射作用，与全国同道共同分享心得、共同促进我国专科护理水平的提高，北京协和医院护理部组织医院临床一线的护理专家和护理骨干编写了《北京协和医院专科护理工作指南》丛书。本系列丛书涵盖了北京协和医院的特色护理专业，包括呼吸内科、消化内科、风湿免疫科、神经内科、内分泌科、基本外科、骨科、重症医学科、妇产科、皮肤科、急诊科、手术室等。并大胆突破以往专科类书籍的编写模式，紧密围绕以人为本的理念，在强调专科护理技术的同时，注重专科护理管理；在体现专科护理知识与理论的同时，贯穿协和现行的工作规范、管理要求，并结合实际病例，力求每一册书籍做到内容全面系统、实用先进，富有协和特点。我们期望，该丛书不仅能够方便广大读者阅读、理解与借鉴，成为业内同道的良师益友；而且能够展现我国当代专科护理的前沿水平，为加快我国专科护理事业发展的步伐作出应有的贡献。

本系列丛书在编写过程中参考了大量的相关文献，也得到了北京协和医院相关医疗专家的鼎力支持，在此表示衷心的感谢！各分册编写人员本着高度负责的态度，以协和"三基三严"的优良作风投入到这项工作中，但因时间仓促和水平有限，不当之处在所难免，欢迎各界同仁批评指正。

吴欣娟

2015 年 12 月于北京

护理学是一门实践性和应用性很强的专业,随着现代临床医学的发展,对护理人员的临床实践技能提出了更高的要求。强化护理管理的制度化及规范化,注重专科护理的先进性和科学性,使临床护理更加规范化和更具专业性,满足临床护理管理者和实践者的指导需求。

全书共六章,包括消化内科护理管理、消化内科护理技术与操作配合、消化内科常见症状与体征护理、消化内科常见疾病护理常规、疑难病例的护理、消化内科护理发展趋势。

本书具有以下特点:①内容新颖:及时将学科发展的新疾病和新进展引入本书内容之中,如胃肠动力、肠内肠外营养护理进展等。②制度化理念:突出临床护理的规范性,用细致的制度规范临床护理工作。③体裁新:考虑到临床护理工作的特点,尽量通过护理个案,使大家了解罕见病和少见病的知识和相关进展。④结构新:本书的各章后面都有本章知识点,便于读者在学习过程中,巩固基础知识,强化前沿知识和技能,达到指导临床工作的目的。

编写过程中,编者参阅了大量的有关书籍和文献资料,在此对这些文献的作者谨表衷心的感谢!本书的编写还得到科室领导的大力支持,在此一并表示诚挚的谢意。

本书虽经反复讨论、修改和审阅,但鉴于能力有限,疏漏和不足之处在所难免,敬请读者提出宝贵意见。

关玉霞

2016 年 2 月

# 目　录

第一章　消化内科护理管理 ……………………………………… 1

第一节　消化内科概况 …………………………………… 1
一、科室基本情况 ……………………………… 1
二、专科设置及特点 …………………………… 2
第二节　消化内科的科室管理 …………………………… 4
一、环境管理 …………………………………… 4
二、药品及物品管理 …………………………… 5
三、人员管理 …………………………………… 8
第三节　消化内科护理岗位及能级管理 ……………… 12
一、护理岗位设置 …………………………… 12
二、岗位职责及任职条件 …………………… 13
第四节　消化内科专科工作制度 ……………………… 26
一、病房管理制度 …………………………… 26
二、分级护理制度 …………………………… 27
三、交接班制度 ……………………………… 29
四、危重患者抢救制度 ……………………… 30
五、健康教育制度 …………………………… 30
六、消毒隔离制度 …………………………… 31
七、不良事件上报制度 ……………………… 33
八、消化内镜中心管理制度 ………………… 56
九、消化内镜中心消毒隔离制度 …………… 57
第五节　消化内科护理内容 …………………………… 59
一、基础护理 ………………………………… 59
二、危重患者的管理 ………………………… 60

三、患者的安全管理 ······ 62

四、健康教育 64

五、消化科常见并发症及预防 ······ 68

第六节 消化内科常见风险评估和防范 ······ 72

一、压疮的风险评估与防范 ······ 72

二、跌倒(坠床)的风险评估与防范 74

三、管路滑脱的风险评估与防范 ······ 76


第二章 消化内科护理技术与操作配合 ······ 77

第一节 肠内营养管路的护理 ······ 77

第二节 结肠造瘘的护理 ······ 78

第三节 胆道引流的护理 ······ 80

第四节 生物制剂输注的护理 ······ 85

第五节 胃镜检查的护理配合 ······ 87

第六节 肠镜检查的护理配合 ······ 89

第七节 胶囊内镜检查的护理配合 ······ 91

第八节 内镜下黏膜切除术的护理配合 ······ 93

第九节 逆行性胰胆管造影术的护理配合 ······ 95

第十节 肝脏穿刺活检术的护理配合 ······ 98

第十一节 腹腔穿刺活检术的护理配合 ······ 100

第十二节 双气囊小肠镜的护理配合 ······ 102

第十三节 $^{13}C$ 呼气试验的护理配合 ······ 105

第十四节 肝动脉介入栓塞术的护理配合 ······ 107

第十五节 射频消融术的护理配合 ······ 109


第三章 消化内科常见症状与体征护理 ······ 112

第一节 食欲不振的护理 ······ 112

第二节 吞咽困难的护理 ······ 114

第三节 呕吐的护理 ······ 117

第四节　腹痛的护理 …………………………………………… 120

第五节　腹泻的护理 …………………………………………… 123

第六节　便秘的护理 …………………………………………… 126

第七节　黄疸的护理 …………………………………………… 127

第八节　腹水的护理 …………………………………………… 129

第九节　消化道出血的护理 …………………………………… 131

第十节　腹胀的护理 …………………………………………… 134

第十一节　低血糖的护理 ……………………………………… 136

第十二节　水肿的护理 ………………………………………… 137

**第四章　消化内科常见疾病护理常规** ……………………… 142

第一节　消化性溃疡的护理 …………………………………… 142

第二节　功能性消化不良的护理 ……………………………… 146

第三节　贲门失弛缓症的护理 ………………………………… 149

第四节　溃疡性结肠炎的护理 ………………………………… 152

第五节　克罗恩病的护理 ……………………………………… 158

第六节　肠结核的护理 ………………………………………… 163

第七节　胃肠道息肉的护理 …………………………………… 167

第八节　黑斑息肉综合征的护理 ……………………………… 170

第九节　结核性腹膜炎的护理 ………………………………… 173

第十节　肝硬化的护理 ………………………………………… 177

第十一节　肝性脑病的护理 …………………………………… 183

第十二节　自身免疫性肝病的护理 …………………………… 188

第十三节　肝癌的护理 ………………………………………… 194

第十四节　急性胆囊炎的护理 ………………………………… 199

第十五节　急性胰腺炎的护理 ………………………………… 202

第十六节　胆石症的护理 ……………………………………… 210

第十七节　低蛋白血症的护理 ………………………………… 215

第十八节　胰岛素瘤的护理 …………………………………… 218

第十九节　胃泌素瘤的护理 …………………………………… 222

第二十节　神经内分泌瘤的护理 ……………………………… 226

目
录

**第五章　疑难病例的护理** ·············· 234

第一节　中毒性巨结肠的护理 ·············· 234
第二节　Satoyoshi 综合征的护理 ·············· 239
第三节　Cronkhite-Canada 综合征的护理 ·············· 242
第四节　隐源性多灶性溃疡性狭窄性小肠炎的护理 ·············· 246
第五节　急性重症胰腺炎的护理 ·············· 250
第六节　急性蜂窝织炎性胃炎的护理 ·············· 255
第七节　食管化学性灼伤后瘢痕狭窄的护理 ·············· 258
第八节　蓝色橡皮大疱痣综合征的护理 ·············· 264
第九节　Cowden 综合征的护理 ·············· 269
第十节　C1 酯酶抑制物缺乏症的护理 ·············· 276

**第六章　消化内科护理发展趋势** ·············· 283

第一节　消化内镜护理的现状和发展 ·············· 283
　一、消化内镜护理的未来发展 ·············· 283
　二、消化内镜护理信息化的需求与探索 ·············· 284
　三、消化内镜护理专家的岗位需求与设置 ·············· 284
第二节　肠内肠外营养护理的现状和发展趋势 ·············· 284
　一、肠内肠外营养护理的现状 ·············· 285
　二、肠内营养支持的护理 ·············· 286
　三、肠外营养支持的护理 ·············· 289
　四、肠内肠外营养的发展趋势展望 ·············· 290
第三节　炎症性肠病护理的现状与展望 ·············· 290
　一、炎症性肠病的护理措施 ·············· 291
　二、炎症性肠病的延伸护理 ·············· 293
第四节　胃肠动力护理的现状和展望 ·············· 294
　一、胃肠动力学的护理现状 ·············· 295
　二、胃肠动力学的发展趋势 ·············· 300

**参考文献** ·············· 305

# 第一章　消化内科护理管理

## 第一节　消化内科概况

### 一、科室基本情况

北京协和医院消化内科有着悠久、辉煌的历史,1933 年张孝骞教授创建了消化专业。现有博士生导师 5 名,硕士生导师 8 名。消化内科于 2000 年被批准为国家重点专科,国家临床重点专科建设项目科室排名第一,连续 5 年全国专科排名名列前茅。目前共有在职人员 65 名,高级职称 20 名。科主任 1 名,副主任 2 名,护士长 3 名。全科床位 62 张,每年平均收治住院患者 3000 余例次。消化专科年门诊量平均 5 万例次以上。20 世纪 70 年代陈敏章教授创立了消化内镜中心,经过几十年的发展,如今消化科内镜中心设有操作间 12 个,并按照标准化流程进行规范消毒内镜。无痛内镜实现了内镜检查无恐惧、无痛苦;基本是在睡眠中完成内镜检查,实现了内镜检查的人性化服务,深受患者欢迎。内镜中心的设备国内领先、国际先进,常规进行胃、肠镜,胰、胆管造影等检查及数十项国内先进及领先的内镜治疗,每年内镜诊治 2 万余例次。

本专科业务发展方向:①深化消化系统常见疾病临床诊治规范的完善和推广;②持续提高消化系统疑难病和重症的诊疗水平;③建设可持续发展的专业人才梯队,继续打造中国消化科专业人才培养基地;④构建以临床为中心的转化医学科研平台,强调科室的立体化发展。

消化内科病房自 2010 年 3 月首批开展优质护理服务以来,本着"以患者为中心"的工作理念,不断持续改进护理管理工作,开展责任制整体护理,实施护士分层管理,落实护理人员的合理调配,改变护理工作模式,实行扁平化管理,患者责任到每位护士,缩小护理照顾半径,加强护士责任感,让患者真正体会到优质的护理服务。病房部门组织机构见图 1-1。

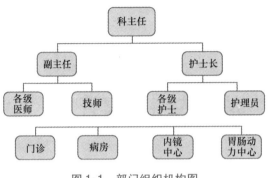

图 1-1　部门组织机构图

## 二、专科设置及特点

消化内科作为内科系统主要科室之一,在长期临床实践中积累了大量丰富的临床经验,诊治了许多国内外罕见病及少见病。对多种疑难病例的诊治形成了成熟的诊断思路和治疗方法。消化内科由病房、内镜中心、动力中心等部门组成,消化内科病房主要收治消化专科疾病,以及各种消化系统症状待查的患者;内镜中心开展胃镜、结肠镜、小肠镜、胶囊内镜、ERCP、内镜下套扎术、POME 术等多种内镜治疗,利用内镜染色技术、放大内镜、超声内镜等先进手段,提高消化道早癌的诊断率,对于早癌进行 ESD、EMR 等内镜下治疗,减少了手术创伤和费用;胃肠动力中心开展食管测压、直肠肛管测压、24 小时 pH 监测、胃电图、胆汁检测等多项检查,填补了内镜检查的不足,使消化道功能得到正确的评估。消化内科在护理工作模式、排班方式、工作职责流程、护理管理等方面具有一定的专科特色。

### (一)实行责任制整体护理

目前全科床位 62 张,分为东院病区和西院病区,病房设置相同,护理人员按照床位与护士 1∶0.4 设置,共 25 名护士;除护士长外,其余护士按照护士能级、患者病情轻重程度合理搭配排班,实行责任制整体护理。按照病房床位,每位护士负责 4~8 位患者。除了值夜班、休息人员外,白班保证 4~5 名责任护士,每名责任护士负责 4~8 位患者。责任护士对患者实行 8 小时在岗,24 小时负责制,患者所有事务均由责任护士负责。

### (二)实施责任制层级管理

实行护士长——责任护士——护理员责任制层级管理,采用弹性排班,责任护士管理患者的床位相对固定,由高能级护士指导低能级护士完成患者的各项护理工作。保证了护理工作的连续性、系统性,充分发挥各层次护理人员的作用,提高护理质量,保证了护理队伍建设的持续性和稳定性,促进了科室发展。

1. 护士长岗位职责　要求对病区护理工作进行统筹安排,包括年度计划的制订与实施,质量控制,护士工作安排,上传下达及对外对内联络,安排临床教学工作,负责临床护理业务指导,护理新技术、新业务开拓及学科护理的发展等。

2. 各能级护士岗位职责　按照不同层级的职责完成临床护理工作,包括参与危重患者的抢救及护理,科室的业务培训,新技术的学习,护理措施的落实,协助护士长进行日常质量控制,经常与患者及其家属沟通,改进服务措施。

3. 责任护士岗位职责　要求掌握所管患者的情况,全面负责患者的评估,制订护理计划,评价护理效果,根据病情的动态变化及时调整护理计划和措施,及时与主管医师联系,反映患者病情及治疗护理情况。检查指导护理员的工作情况,以及完成实习护士与进修护士的临床带教任务。

4. 护理员岗位职责　在上级护士指导下对患者实施部分基础护理工作,负责患者的基础护理、生活护理及卫生处置等工作。

**(三)健康教育**

责任护士每天根据患者需要,反复为患者讲解疾病知识,科室每两周一次开展消化疾病、饮食等教育课堂,制作通俗易通的饮食教育图册,集中为患者讲解,发放健康教育手册,组织同一疾病患者进行交流,强化健康教育的效果。

**(四)优质护理服务质量控制**

1. 质量控制管理　主要由护士长负责,运用 PDCA 四个阶段的质量管理过程,达到护理质量持续改进的作用。通过质控环节指标控制,如:护理工作效率、要素质量指标、环节质量指标、终末质量指标。制订科室质量控制和院内感染工作指南,提高科室护士对护理质控和感染控制方面的重视度,使得人人熟悉掌握,共同提高。

2. 制订各班各级工作考评标准　根据各班护士工作职责及工作流程,制订白班责任护士及夜班护士工作考评标准,其中责任护士工作考评内容包括:对患者病情实行"六知道"、患者治疗护理工作完成情况、医疗护理安全到位及患者健康教育的效果。夜班护士工作考评内容包括:交接班、劳动纪律、夜班工作完成情况、夜间应急工作安排等。采用询问护士、患者及家属、现场查看患者及护理记录等方式进行检查。

3. 护理查房　护士长坚持每日两次护理查房,早晨带领全体护士对新入院患者、重症患者进行查房及其他患者进行查房,下午针对特殊检查后的住院患者进行查房,按照护理工作手册的标准检查责任护士优质护理服务落实情况及存在问题,并将结果立刻反馈给责任护士,及时改进工作,保证优质护理服务质量。

4. 落实护理奖罚条例　制订科室护理工作奖罚条例并落实,本着奖励为主、处罚为辅的原则,帮助护理人员改正不足,不断完善护理工作。

**(五)绩效考核**

在原有绩效考核办法基础上,结合护理岗位、年资、工作量、患者满意度、质量检查结果发放奖金,根据护士层级、护理工作量、工作质量、考勤等,尽量体现多劳多得原则,充分调动护士的积极性。

(关玉霞)

# 第二节　消化内科的科室管理

## 一、环 境 管 理

**(一)病区的环境区域包括清洁区、半污染区、污染区**

1. 清洁区　如病区内治疗室、药疗室、库房、配餐室、值班室等。

2. 污染区　指有患者排泄物、分泌物等污染区域,如病室、卫生间、处置室、污衣污物存放处、杂物室等。

3. 半污染区　指两者之间,如病区内走廊、护士站等。

**(二)病房环境由病房护士长负责管理,主治医师或高年资住院医师积极协助**

1. 定期向患者宣传讲解卫生知识,做好患者思想、生活管理等工作。

2. 保持病房整洁、舒适、肃静、安全,避免噪声,做好走路轻、关门轻、操作轻、说话轻。

3. 统一病房陈设,室内物品和床位要摆放整齐,固定位置,未经护士长同意,不得任意搬动。

4. 保持病房清洁卫生,注意通风,每日至少清扫两次,每月统一刷地一次。

5. 医务人员的工作服要干净整洁,接触患者时要戴口罩。病房内不准吸烟。

**(三)病区环境是医务工作人员进行日常工作的区域,应保持安静,不得喧哗**

1. 办公区域内不得堆放杂物。

2. 办公桌上办公用具和办公文件在未使用时应放置整齐。

3. 办公室内由保洁员负责日常的卫生清理工作。

4. 原则上办公桌椅、地板每天清洁一次,门窗和墙面每周清洁一次。

# 二、药品及物品管理

## （一）医疗设备的清点及使用

1. 病区内医疗设备专人负责管理,操作人员必须熟悉医疗设备的构造、性能、工作原理和使用维护方法,熟悉安全注意事项。

2. 定期检查

（1）配合器材处做好年度和季度检查工作。

（2）每天在设备使用前检查设备的功能状况,附件是否缺失、损坏等。

（3）使用后清洁设备,使之处于完好备用状态。

3. 对于不经常使用的设备,每周应检测设备的性能和工作状况,并每周清洁1次。

## （二）一次性医疗用品的管理

1. 临床上使用一次性医疗用品前,应认真检查包装标识是否符合标准,包装若有破损、失效、不洁等产品质量和安全性方面的问题时,应及时向医院感染管理部门和采购部门报告。

2. 一次性医疗用品使用过程中若患者出现发热反应、感染或者其他异常情况时,应立即停止使用,并按规定详细记录现场情况,同时报告医院感染管理科、采购部门。

3. 使用后的一次性医疗用品须进行无害化处理,单独存放,按国家主管部门的规定暂存、转运和最终处理,禁止与生活垃圾混放,避免流回市场。

## （三）无菌物品的管理

1. 经过灭菌的物品应标有灭菌日期。

2. 无菌的物品应放在干净、干燥和无尘的台面上,无菌物品的放置应离天花板50cm,离墙5cm,离地20cm,并按失效日期先后（如从右到左,从上到下）顺序排列、拿取、使用,与非无菌物品分开。无菌物品应包装完整,无过期,无污染。

3. 所有物品在未受污染和有效期前均可使用。

4. 所有的医疗无菌物品必须检查有效期,已过期的重新灭菌,将在1~2天内过期的应尽早使用。

5. 使用无菌包前,均应检查外部和内部的化学指示剂卡以确保灭菌效果。

6. 使用无菌液体要现用现配,各种无菌液体开启后要注明开启日期和时间。

7. 无菌物品使用时应注明开始使用日期和时间。

8. 无菌物品有效期规定

（1）无菌包为两周。

（2）无菌盘为 4 小时。

（3）外用无菌液体未被污染情况下开启后 24 小时内有效（且只作为清洁用）。

（4）配制好的肝素盐水及用于静脉的无菌生理盐水在未被污染情况下开启后 4 小时内有效。

### （四）基数药的管理

1. 根据《北京协和医院基数药品管理制度》制订消化内科基数药品管理细则。

2. 病房药柜的药品应根据病种储存一定数量的基数，以便应急使用，工作人员不得擅自使用。

3. 根据专科特点和需要设置基数药的种类，包括口服药、注射药、外用药、抢救药和毒麻药等，并在药房备案。

4. 病房药柜的注射药、内服药与外用药严格分开放置，标识清晰。

5. 高危药品不得与其他的药物混放，必须单独存放，并有醒目标识。

6. 基数药品专人负责，定期清点，检查药品质量，防止积压变质，如发现沉淀、变色、过期、药品标签与瓶内药品不符、标签模糊或者涂改者，均不得使用。

7. 设有基数药品清点记录，每日检查、清点药品数量和质量，记录并签名，防止过期、变质，如发现有过期、破损、混浊、变色、药品名称字迹模糊不清时，立即停止使用并重新请领补齐基数。

8. 凡抢救药品，必须固定在抢救车内，未使用时每个自然月检查，定位存放，保证随时使用。

9. 中心药房对病房内存放的药品定期检查，并核对种类及数量，检查有无过期及变质等异常现象。

10. 药物使用时均需严格遵循查对制度。

11. 病房内所有基数药品，只能供住院患者按医嘱使用，其他人员不得私自取用。

12. 基数药品使用后要及时补充，保证使用，补充后数量与备案数量要相符。

13. 无外包装的口服药，从领取时日起在病房口服药瓶中保存最长 1 年时间，确保药品在有效期之内。口服药有效期标记为"有效期至××年12月31日"，并贴在口服药瓶正上方，药瓶颈部下缘。口服药瓶与瓶盖要紧密，包装为铝箔的口服药尽量不要拆解，避免口服药潮解。

14. 静脉药品应保存在原包装盒内，依据有效期先后标识顺序取放。

### （五）病房运行药的管理

1. 病房运行药品应根据医嘱领取，工作人员不得擅自使用。

2. 病房运行的注射药、内服药与外用药严格分开放置。

3. 高危药品不得与其他的药物混放，必须单独存放，并有醒目标识。

4. 运行药品中需要低温保存的必须按规定放置冰箱冷藏保存。

5. 运行药品每班清点，如遇到数量或种类不符时及时询问。

6. 运行药品由中心药房送至病房，专人负责核对种类及数量，检查有无过期及变质等异常。

7. 药物使用时均需严格遵循查对制度。

8. 清点药品时和使用药品前要检查药品质量，有无变质、混浊、沉淀、絮状物等，检查标签、有效期和批号，如不符合要求不得使用。

9. 贵重药品专柜放置。

### （六）毒麻药的管理

1. 病房毒麻药只能供住院患者按医嘱使用，其他人员不得私自取用、借用。

2. 毒麻药存放于保险柜中，专人管理，钥匙随身携带。保险柜外左上角粘贴"高危药品"标识。

3. 毒麻药按需保持一定基数。

4. 毒麻药应使用原包装盒或在现用的硬盒盖正面中央位置粘贴黑标签，注明药品名称、剂量、数量，标签印有"麻"标识。

5. 设有专用毒麻药登记本，交接时必须双方当面清点并签全名，每次交接之间时间要连续，交接班后出现问题由接班者负责。

6. 医生开具医嘱和毒麻药专用处方，护士见医嘱后给患者使用，使用后保留空安瓿。

7. 毒麻药使用后在处方上登记毒麻药批号，在毒麻药登记本上记录患者姓名、床号、药名、剂量、日期、时间，使用护士签字。若整支剂量未全部使用，应清晰记录余量数值和余药处理方式，使用者和核对者双人签字。

8. 需要医生处方及毒麻药空安瓿与药房更换新药，基数补充完整后，主管护士在毒麻药登记本背面"今日主管护士"处签字。

### （七）生物制剂的管理

1. 选择生物制剂时首先应对患者的一般情况进行评价，如患者的年龄、体质、免疫球蛋白水平、基础用药情况及合并症等。还要测量患者体温，询问患者近期有无感染等征兆。

2. 生物制剂应用禁忌证包括各种活动性感染（如活动性结核病、病毒性肝炎等）、心力衰竭、恶性肿瘤、妊娠或哺乳妇女、既往脱髓鞘综合征或多发性硬化症病史。对免疫功能低下或有其他感染风险的患者应慎用或选择安全性较好的生物制剂，且在使用过程中要监控严重感染的发生。

3. 我国在使用生物制剂前均应进行结核感染的筛选实验,如结核菌素纯蛋白衍生物(purified protein derivative,PPD)实验、抗结核抗体检查或行胸部 X 线检查等。

4. 不同的药物对注射流程、护理重点的要求不同,可能引起的不良反应及预防措施也有所不同。以英夫利昔单抗(TNF-α 抑制剂)为例,在药液配制过程中不仅需要及时、准确,在注射过程中还要分别以 10ml/h、20ml/h、40ml/h、80ml/h、150ml/h 的速度每 15 分钟调整 1 次,以 150~250ml/h 的速度间隔 30 分钟调整 1 次。其主要不良反应有皮肤不良反应、输液反应、增加感染的风险和结核的易感性等。

5. 大部分生物制剂的注射过程需要数小时,且注射过程中需要严密观察患者反应,所以患者需办理住院手续,住院后进行输注。输注过程中严密观察患者的反应,如有不适及时通知医生给予处理。

6. 配备接受过专门培训的护士负责生物制剂的注射和患者资料的登记、管理,以保证患者管理的统一性、持续性。

7. 护士在拿到药物后第一时间内立即进行配药,配药后立即注射,以保证药物活性,整个配制和注射过程应严格遵守各种生物制剂的标准操作规程。对于需要严格控制输液速度的药物,全部使用输液调速装置。

8. 在输注过程中要保证全程护理,整个注射过程由责任护士全程监控,确保能及时发现任何不良反应。同时,制订了各种应急预案,以保证出现急性输液反应等不良反应时能及时、有效地进行处理。

9. 在患者治疗过程中,应监测胸片的变化,并避免与结核感染者相接触。另外,在有效控制病情的情况下,宜尽量选用低剂量长间隔给药方法,以降低生物制剂诱发严重感染的风险。一旦发现应及时停药并采取相应治疗措施。

# 三、人员管理

## (一)护理人员编配原则

1. 适应医院服务目标的原则  医院的服务目标是"一切为了患者",以患者为中心的服务宗旨。故所配置护理人员的数量、结构等应满足患者的护理需要,即有利于护理目标的实现。在护理人员编配上应结合医院情况和护理工作的科学性、社会性、持续性和女性个体生理特点等进行全面安排,以满足患者对护理服务的需求。

2. 合理结构的原则  按照三级甲等医院护理人员的配比,病房床位与护理人员之比为1∶0.4。护理人员编设下不仅考虑数量,而且要考虑人员群体的结构比例,合理设置;按照护理人员所具有的不同学历和专业职务所占的比例以及能级为比例设置。病房护理人员均具备大专以上学历,分为 N1、N2、N3

三个能级,其中 N1 护士占 30%,N2 护士占 40%,N3 护士占 30%,以 N2 护士为主体,建立护理梯队,以保证护理服务质量和护理队伍的活力。

3. 优化组合　对于不同层次结构的护理人员,在编制管理上要进行人才组织结构优化,配置合理,人尽其才,才尽其用,充分发挥个人潜能,做到优势互补,以最小的投入达到最大效益,发挥人力资源的经济效能。

4. 动态调整的原则　随着消化专业的发展,服务对象变化,医院体制、制度、机构等方面不断的变革,人员编制方面也要适应发展的需要,不断进行动态调整,重视和落实在编人员的继续教育,在人事工作上发挥对护理人员的筛选、调配、选用和培养的权利,使护理人员素质适应社会需要,发挥选拔、培养、考核的职能。

5. 人才管理的原则　不同人才用于不同岗位,选择合适的人去担任所规定的各项任务,做到人员的资历、能力、思想品德与所担负的工作职务相适应。

### (二)护理人员的分工

1. 按职务分工

按行政管理职务分工:科室设科护士长、教学老师、护士。

按技术职务分工:副主任护师、主管护师、护师、护士。

2. 按护理运作方式分　责任制护理是一种现代护理体制。患者入院后,由护士长指定一位护士(即责任护士)负责患者的整体性、连续性护理。责任护士对患者的护理有明确的责任范围,有自主、自治、决定的权利。这种护理模式以患者为中心,以护理程序为核心,计划护理为内容,并通过评价护理实效为目标,实现系统的整体护理目的。责任制护理无疑能增进护士对患者的责任感,充分发挥护士的潜力和专业水平,促进护理科研,改善护患关系,从而进一步体现出护理的价值。但它对责任护士的知识、业务技术水平及总体素质要求较高,同时,必须配备有足够的护士,才能承担起责任制护理的重任。

3. 按能级分为 N1、N2、N3、N4。

### (三)护理人员的培养和教育

1. 科室设立护士长和临床教学老师组织管理体系,统筹管理全科护理人员的在职教育培训与考核评价,并落实北京市和东城区及护理部的护理继续教育相关制度和要求。

2. 护理人员在职继续教育培训紧密结合护士分层管理,开展分层培训,各层护士培训重点有针对性。

N1 护士培训:基本理论、基本知识、基本技能及工作流程和制度等;

N2 护士培训:专科护理、护理新进展、重症护理及教学管理等;

N3 护士培训:个案护理、循证护理及质量改进等;

N4 护士培训:疑难重症护理、管理、教学、科研等。

3. 科室护士长和临床教学老师根据各层级护士培训重点每月制订护士继续教育培训计划,定期组织全科护理人员继续教育课程。

4. N1 第 1 年护士参加护理部组织的新护士培训,为期 1 年,考核合格授予学分,其出勤率、考试成绩与转正定级挂钩。

5. N2 及以上护理人员经科室推荐,护理部审核通过后可参加专科护士认证培训。

6. N3 及以上护理人员每年可参加院外一次学术会议,并可获得医院及护理部经费支持。

7. 根据护理部要求组织科室护士参加季度考试,考试出勤率与考试成绩与护理人员晋级、聘任及绩效考核等挂钩。

8. N1 ~ N4 护士全年继续教育学分达标,Ⅰ 类、Ⅱ 类学分与学时符合要求。

9. 按照护理部要求,每月组织科室护士进行操作考核,并参加护理部组织的全院抽考,考核结果与护理人员晋级、聘任及绩效考核等挂钩。

### (四) 护理人员的考核和晋升

1. 护理人员的任职条件

表 1-1　各层级护士任职基本条件

| 层级 | 护龄 | 职称 | 在晋级科室工作的年限 |
|------|------|------|----------------------|
| N1 | ≤3 年 | 护士/低年护师 | 不要求 |
| N2 | >3 年 | 高年护士/护师 | 要求,在晋级科室工作 0.5 年 |
| N3 | ≥8 年 | 高年护师/主管护师 | 要求,在晋级科室工作 1 年 |
| N4 | ≥12 年 | 高级职称/专科护士 | 要求,在晋级科室工作 3 年 |

2. 各层级护士申请晋级时需要同时满足两个资格条件:

资格条件一:通过拟晋级层级的理论考试和操作考试。

(1)晋级理论考试实施方案:在目前每季度理论考试的基础上(护理部组织第一、三季度理论考试,科室组织第二、四季度理论考试),利用其中一次季度考试作为晋级理论考试。实行分层理论考试,试卷分为 N1、N2、N3、N4。理论考试试题包括基础部分和专科部分,基础部分由护理部出题,专科部分由大科出题。不同层级试卷基础题和专科题所占比例不同(表 1-2),具体如下:

(2)晋级操作考试实施方案:实行分层级操作考试,确定 N1、N2、N3、N4 各层级护士操作考核项目。按照现有的每年操作考试方式,由科室护士长和教学老师负责对本科室不同层级的护士进行操作考核,护理部定期监督检查考核情况(表 1-3)。

表 1-2　晋级理论考试实施方案

| 层级 | 基础部分所占比例 | 专科部分所占比例 |
|------|------------------|------------------|
| N1 | 80% | 20% |
| N2 | 60% | 40% |
| N3 | 40% | 60% |
| N4 | 30% | 70% |

表 1-3　各层级理论和操作成绩所占比例

| 层级 | 理论成绩所占比例 | 操作成绩所占比例 |
|------|------------------|------------------|
| N1 | 50% | 50% |
| N2 | 60% | 40% |
| N3 | 60% | 40% |
| N4 | 70% | 30% |

资格条件二:全年考勤达到要求。

全年出勤率≥95% 的护士有晋级资格。如一年 250 天工作日,出勤≥237.5 天/年,即病事假等缺勤≤12.5 天。如果缺勤超过 12.5 天,本年度无资格参加晋级聘任。

3. 各层级护士晋级聘任考核评价　晋级聘任考核评价由工作量、工作质量和工作能力及表现构成。每个考核项目予以量化分值,不同层级的护士各个考核项目所占的比例分别如下(表 1-4)。

表 1-4　各层级护士晋级聘任考核评价

| 考核项目 | 工作量 | 工作质量 | 工作能力及表现 |
|----------|--------|----------|----------------|
| N1 | 30% | 30% | 40% |
| N2 | 30% | 30% | 40% |
| N3 | 25% | 30% | 45% |

(1)工作量考核评价方法:护士填写工作量考核表,科室护士长考核护士工作量完成情况,并给予考核成绩。

(2)工作质量考核评价方法

工作质量考核:护士长根据日常考核、表扬及投诉、患者评价和学生评价情况酌情加减分。

护理差错:由于个人原因造成的护理差错,给予不同程度减分。

（3）工作能力及表现考核评价方法：采用同行评议方式，予以量化考核并得出考核成绩。

同行评议内容（不同层级的护士同行评议表格相同）见表1-5。

分值含义：分值越高，表示评价越好，5分为优秀，4分为良好，3分为一般，2分为不理想，1分为不合格。

表1-5　同行评议表

|  | 5 | 4 | 3 | 2 | 1 |
|---|---|---|---|---|---|
| 工作态度 |  |  |  |  |  |
| 工作责任心 |  |  |  |  |  |
| 工作完成质量 |  |  |  |  |  |
| 沟通能力 |  |  |  |  |  |
| 协作能力 |  |  |  |  |  |
| 解决问题能力 |  |  |  |  |  |
| 突发事件应急能力 |  |  |  |  |  |

同行评议实施方法：护士长对所有护士进行评议。全体护士相互进行评议。病房主治医生1人、住院医生1人对护士进行评议。同行评议得分所占比例见表1-6。

表1-6　同行评议得分所占比例

| 层级 | 护士长评议 | 护士评议 | 医生评议 |
|---|---|---|---|
| N1 | 60% | 30% | 10% |
| N2 | 50% | 40% | 10% |
| N3 | 50% | 40% | 10% |
| N4 | 60% | 30% | 10% |

（关玉霞　杨迎冬）

# 第三节　消化内科护理岗位及能级管理

## 一、护理岗位设置

岗位设置是根据实际工作任务而设定的，它是人力资源管理的基础和核心，是建立科学绩效考核和薪酬管理体系的必要条件。我院消化内科病房是以收治疑难重症患者为主的综合病房,在常规患者收治的基础上,根据消化内科患者的特点设置了两个病房和一个内镜中心,为患者在住院期间的检查、治疗护理提供了保障。为此,为保障患者的治疗护理,在护理部人力配置要求的基础上,结合消化内科收治患者的特点设置了护理人员。

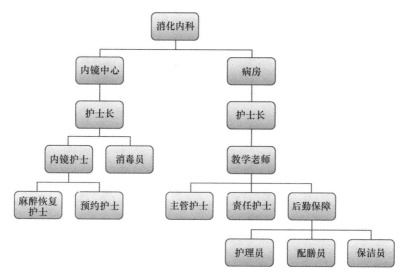

图 1-2　护理岗位设置

# 二、岗位职责及任职条件

## （一）病房护士长的岗位职责及任职条件（表 1-7）

表 1-7　护士长的岗位职责及任职条件

| 护士长职责概述 |
| --- |
| 　　根据医院对护理工作要求,建立健全科室规章制度、人员岗位职责及工作流程,安排实施各项护理工作,协助医生完成诊断和治疗,提升患者护理安全,确保护理质量持续改进。 |
| 组织结构图 |
| 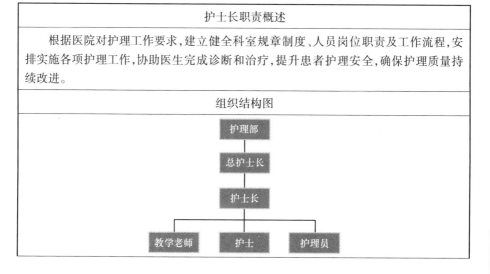 |

续表

| 护士长具体工作职责 |
| --- |

1. 在护理部、总护士长和科主任的领导下负责病房行政管理和护理业务工作。
2. 根据护理部和科室目标管理计划,认真组织落实,并做好检查和记录工作。
3. 负责本病房护理人员素质教育和思想教育,改进服务态度,密切医护配合,建设良好的护理团队。
4. 合理安排和检查病房护理工作,参与并指导危重症患者的护理及抢救工作。
5. 督促护理人员严格执行各项规章制度和操作规程,严防差错事故的发生。
6. 定期参加科主任和主治医师查房,参加科内会诊、疑难病例、死亡病例的讨论。
7. 落实护理人员业务学习及技术训练,组织护理查房,积极开展护理科研工作。
8. 指导教学老师做好病房各类人员的临床教学工作。定期检查带教情况。
9. 定期督促检查药品、一次性物品、仪器设备、护理用品和被服的请领及保管。
10. 监督配膳员、保洁员、保安的工作质量,及时与相关部门沟通。
11. 定期召开患者座谈会,落实健康教育工作,认真听取患者的意见,不断改进病室管理工作。
12. 负责本病房防火、防盗等安全工作,严格执行安全保卫和消防措施。
13. 按时完成护士长质量考核及护士长月报表,按时上交护理部。

| 护士长任职条件 | |
| --- | --- |
| 教育水平及工作经验 | 大专以上学历,护师以上职称,6年以上临床护理工作经验 |
| 专业背景 | 护理专业 |
| 资格证书 | 护士执业资格证书 |
| 培训经历 | 管理培训、法律知识学习、人际沟通培训、专业业务培训 |
| 外语水平 | 外语达到中级水平 |
| 计算机水平 | 熟练使用办公室软件系统 |
| 其他能力 | 具有良好的人际沟通及协调能力;具有一定的教学科研能力 |

## (二)教学老师的岗位职责及任职条件(表1-8)

表1-8　教学老师的岗位职责及任职条件

| 职责概述 |
| --- |

　　根据医院管理精神,建立健全科室规章制度、人员岗位职责及工作流程,安排实施各级护理人员临床护理教学工作,确保完成在职护士继续教育和各级护生及进修护士临床教学任务,带领病房护士开展护理科研工作。

| 组织结构图 |
| :---: |
| 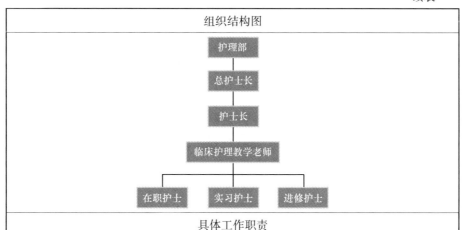 |

具体工作职责

1. 在护士长领导下,负责病房临床护理教学及科研工作的管理和实施。
2. 负责制订和实施本病房内各层次实习护生和护理进修人员的实习计划,并及时与护理部及学校联系。
3. 组织并参加具体的教学活动,如:病房小讲课、操作示范、病历讨论、教学查房、临床带教、阶段考核、出科考试及总结评价等。
4. 针对不同层次实习护生,安排相应带教资格的护士带教,并检查教学计划的落实情况,及时给予评价和反馈。
5. 关心实习护生的心理及专业发展,帮助学生尽早适应临床环境,及时发现实习中的问题并给予反馈。
6. 负责病房带教护士的培训,与护士长一起定期对带教护士进行考核。
7. 负责本病房在职护士继续教育工作,认真记录、审核各类继续教育学分情况,配合护理部完成每年的学分审核工作。
8. 带领或指导护士开展护理科研,积极撰写并发表护理论文。
9. 协助护士长做好病房管理工作,护士长不在时,代理护士长工作。

| 任职条件 | |
| :---: | :--- |
| 教育水平及工作经验 | 大专以上学历,护师以上职称,5 年以上临床护理工作经验 |
| 专业背景 | 护理专业 |
| 资格证书 | 护士执业资格证书 |
| 培训经历 | 教学技能培训、科研知识培训、人际沟通培训、专业业务培训 |
| 外语水平 | 外语达到中级水平 |
| 计算机水平 | 熟练使用办公室软件系统 |
| 其他能力 | 具有一定的教学科研能力及人际沟通能力 |

第一章　消化内科护理管理

## （三）主管护士岗位职责及任职条件（表1-9）

表1-9　主管护士岗位职责及任职条件

| 职责概述 |
|---|
| 　　在护士长领导下,承担医嘱处理、办理出入院、与医技科室和后勤部门沟通协调,协助护士长进行病房管理和临床带教工作。 |

部门组织结构图

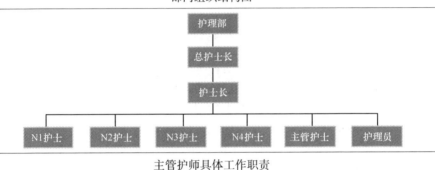

主管护师具体工作职责

1. 在护士长领导下,参与病房全面管理,督促检查各班护理人员认真贯彻岗位职责及各项规章制度。
2. 负责医嘱的处理、核对和打印工作。掌握患者的病情,每日书写病室报告。
3. 负责患者会诊、检查、转科安排及督促各种检查通知单的外送工作。
4. 协助护士长检查各班执行医嘱情况及表格书写的质量。
5. 负责落实各种特殊化验或检查的联系、带药、容器准备等,并向患者交代。
6. 协助护士长解决护理工作中出现的紧急情况,参加危重患者的抢救工作。
7. 负责并指导实习护生和进修护士的带教工作。
8. 负责指导疑难重症患者护理,并开展护理新技术、新业务。
9. 保持办公室及护士站的物品到位、清洁、整齐以及表格的准备。
10. 护士长不在时,代理护士长工作。

| 任职条件 | |
|---|---|
| 教育水平及工作经验 | 国家认可护理专业毕业,N2及以上责任护士 |
| 专业背景 | 护理专业 |
| 资格证书 | 护士执业资格证书 |
| 培训经历 | 医嘱系统使用培训、管理培训、沟通协作培训 |
| 外语水平 | 初级以上水平 |
| 计算机水平 | 熟练使用计算机办公系统 |
| 其他能力 | 业务工作能力、沟通与协作能力、突发事件应急能力、书写能力、管理能力、教学能力 |

### (四) 责任护士岗位职责及任职条件

1. N1护士岗位职责及任职条件(表1-10)

表1-10 N1护士岗位职责及任职条件

| 职责概述 |
|---|
| 　　在护士长领导下能够独立完成病情较轻患者的责任制护理,保障患者安全,促进患者康复。 |

| 部门组织结构图 |
|---|
| 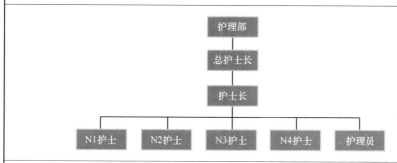 |

| N1护士具体工作职责 |
|---|
| 1. 按照护理工作流程、标准、技术规范完成患者专科护理工作。<br>2. 承担轻患者的护理,包括评估患者、实施护理措施和评价护理效果。<br>3. 按要求做好病情观察及护理记录。<br>4. 参与重症患者护理配合。<br>5. 提供患者及家属健康指导。<br>6. 参与患者及病房管理。 |

| 任职条件 | |
|---|---|
| 教育水平及工作经验 | 国家认可护理专业毕业,3年以下护士 |
| 专业背景 | 护理专业 |
| 资格证书 | 护士执业资格证书 |
| 培训经历 | 院内护理业务培训,完成继续教育学分25分 |
| 外语水平 | 初级以上水平 |
| 计算机水平 | 可操作计算机常用办公系统 |
| 其他能力 | 业务工作能力、沟通与协作能力、突发事件应急能力、健康教育能力 |

### 2. N2 护士岗位职责及任职条件(表 1-11)

表 1-11　N2 护士岗位职责及任职条件

| 职责概述 |
|---|
| 　　在护士长领导下,独立完成相对较重患者的责任制护理,参与病房临床护理带教工作,保障患者安全,促进患者康复。 |

部门组织结构图

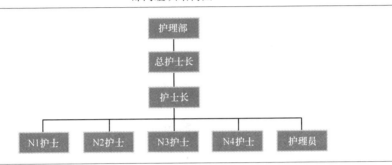

N2 护士具体工作职责

1. 按照护理工作流程、标准、技术规范完成患者特殊专科护理工作。
2. 承担较重患者的护理,包括评估患者、实施护理措施和评价护理效果。
3. 按要求做好病情观察及护理记录。
4. 承担急、危重症患者抢救及配合。
5. 提供患者及家属健康指导。
6. 参与患者及病房管理。
7. 参与护生的临床带教工作。

任职条件

| 教育水平及工作经验 | 国家认可护理专业毕业,4 年及以上护士或 3 年及以下护师 |
|---|---|
| 专业背景 | 护理专业 |
| 资格证书 | 护士执业资格证书 |
| 培训经历 | 参加护理业务培训,完成继续教育学分 25 分,且护师 I 类学分 10 分, II 类学分 15 分;参与专业学术交流、专科培训 |
| 外语水平 | 初级以上水平 |
| 计算机水平 | 熟练掌握常用计算机办公系统 |
| 其他能力 | 业务工作能力、沟通与协作能力、突发事件应急能力、健康教育能力、临床护理教学能力 |

### 3. N3护士岗位职责及任职条件(表1-12)

表1-12 N3护士岗位职责及任职条件

| 职责概述 |
| --- |
| 　　在护士长领导下,独立完成危重症患者的责任制护理,配合医生抢救,指导下级护士工作,参与病房质量、教学管理和护理科研工作。 |

| 部门组织结构图 |
| --- |

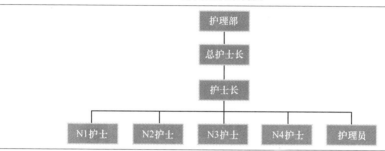

| N3护士具体工作职责 |
| --- |
| 1. 承担危重症患者的护理,包括评估患者、实施护理措施和评价护理效果。<br>2. 按要求做好病情观察及危重症护理记录。<br>3. 承担急、危重症患者抢救及配合。<br>4. 提供患者及家属健康指导。<br>5. 协助护士长进行病房质量检查。<br>6. 协助教学老师组织临床教学与考核。<br>7. 开展护理科研项目研究工作。<br>8. 指导下级护士工作。 |

| 任职条件 | |
| --- | --- |
| 教育水平及工作经验 | 国家认可护理专业毕业,4年及以上护师或3年及以下主管护师,从事临床护理工作6年及以上 |
| 专业背景 | 护理专业 |
| 资格证书 | 护士执业资格证书 |
| 培训经历 | 继续教育学分25分,且Ⅰ类学分10分,Ⅱ类学分15分;临床教学和科研培训,参与专业学术交流、专业培训或资格认证 |
| 外语水平 | 中级以上水平 |
| 计算机水平 | 熟练掌握常用计算机办公系统 |
| 其他能力 | 业务工作能力,沟通与协作能力,护理质量管理、临床护理教学及科研能力 |

### 4. N4 护士岗位职责及任职条件（表 1-13）

表 1-13　N4 护士岗位职责及任职条件

| 职责概述 |
| --- |
| 　　在护士长领导下,独立完成危重症患者的责任制护理,配合医生抢救,承担护理会诊和护理查房,指导下级护士工作,协助护士长做好病房护理质量、教学和科研管理工作。 |

部门组织结构图

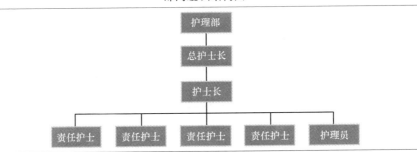

N4 护士具体工作职责

1. 承担危重症患者的护理,包括评估患者、实施护理措施和评价护理效果。
2. 开设专科护理咨询或专科护理门诊。
3. 承担院内会诊,提供临床专科指导。
4. 主持危重症及疑难病例讨论,指导下级护士工作。
5. 承担临床护理教学和带教工作。
6. 开展专科护理研究工作。
7. 协助护士长进行病房日常管理、护理质量管理和持续改进。

| 任职条件 | |
| --- | --- |
| 教育水平及工作经验 | 国家认可护理专业毕业,4 年及以上主管护师或副主任护师,从事临床护理工作 10 年以上 |
| 专业背景 | 护理专业 |
| 资格证书 | 护士执业资格证书、专科护士资格证书 |
| 培训经历 | 继续教育学分 25 分,且 I 类学分 10 分,II 类学分 15 分;临床教学和科研培训,参加专业学术交流、专业培训或资格认证培训 |
| 外语水平 | 中级以上水平 |
| 计算机水平 | 熟练掌握常用计算机办公系统 |
| 其他能力 | 业务工作能力,沟通与协作能力,管理、教学和科研能力 |

## （五）护理员岗位职责及任职条件（表1-14）

表1-14 护理员岗位职责及任职条件

| 职责概述 |
|---|
| 在护士长和护士领导下,完成病情较轻患者的生活护理,参与病房清洁卫生和消毒隔离工作。 |

| 部门组织结构图 |
|---|
| 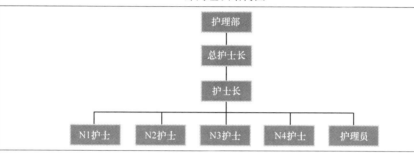 |

| 具体工作职责 |
|---|
| 1. 在护士长领导下和护士指导下工作 |
| 2. 承担患者生活护理和部分简单的基础护理工作 |
| 3. 经常巡视病室,及时应红灯,协助生活不能自理的患者饭前洗手、进食、起床活动及收送便器。负责为患者增加开水 |
| 4. 做好患者入院前的准备工作和出院后单位的整理、终末消毒工作。负责被服的管理与清点 |
| 5. 负责患者单位、办公室、杂用室、库房、值班室清洁整齐工作,病室定时开窗通风,保证空气新鲜 |
| 6. 负责每日更换污物袋,清洁患者桌椅、屏风、窗台等,定时清洗消毒公共用品 |
| 7. 负责维持探视秩序,请探视者按时离开病室 |
| 8. 完成每日临时工作和每周特殊工作 |

| 任职条件 | |
|---|---|
| 教育水平及工作经验 | 初中及以上教育,照护患者工作经验 |
| 专业背景 | 护理员岗位培训 |
| 资格证书 | 护理员培训证书 |
| 培训经历 | 生活护理、消毒卫生技术、人际沟通 |
| 外语水平 | 无 |
| 计算机水平 | 无 |
| 其他能力 | 工作能力、沟通能力、突发事件处理能力 |

## （六）内镜室护士长岗位职责及任职条件（表 1-15）

表 1-15　内镜室护士长岗位职责及任职条件

| 护士长职责概述 |
| --- |
| 　　根据医院对护理工作要求,建立健全内镜室规章制度、人员岗位职责及工作流程,安排实施各项护理工作,协助医生完成诊断和治疗,提升患者护理安全,确保护理质量持续改进。 |

| 组织结构图 |
| --- |
|  |

护士长具体工作职责

1. 在护理部、总护士长和科主任的领导下负责内镜中心行政管理和护理业务工作。
2. 根据护理部和科室目标管理计划,认真组织落实,并做好检查和记录工作。
3. 负责内镜室护理人员素质教育和思想教育,改进服务态度,密切医护配合,建设良好的护理团队。
4. 合理安排和检查内镜室护理工作,参与并指导各种内镜操作的配合及治疗工作。
5. 督促护理人员严格执行各项规章制度和操作规程,严防差错事故的发生。
6. 定期参加科主任和主治医师查房,参加科内会诊、疑难内镜技术的讨论。
7. 落实护理人员业务学习及技术训练,组织新技术的学习,积极开展护理科研工作。
8. 督促内镜室护士的业务学习,定期检查学分完成情况。
9. 定期督促检查药品、一次性物品的请领及保管。定期检查内镜设备、急救设备的完好状态。
10. 监督消毒员、保洁员、导医的工作质量,及时与相关部门沟通。
11. 负责内镜室防火、防盗等安全工作,严格执行安全保卫和消防措施。
12. 按时完成护士长质量考核及护士长月报表,按时上交护理部。

| 护士长任职条件 | |
| --- | --- |
| 教育水平及工作经验 | 大专以上学历,护师以上职称,6 年以上临床护理工作经验 |
| 专业背景 | 护理专业 |
| 资格证书 | 护士执业资格证书 |
| 培训经历 | 管理培训、法律知识学习、人际沟通培训、专业业务培训 |
| 外语水平 | 外语达到中级水平 |
| 计算机水平 | 熟练使用办公室软件系统 |
| 其他能力 | 具有良好的人际沟通及协调能力,具有一定的教学科研能力 |

## （七）内镜护士岗位职责及任职条件（表1-16）

表1-16　内镜护士岗位职责及任职条件

<table>
<tr><td colspan="2" align="center">内镜护士职责概述</td></tr>
<tr><td colspan="2">执行各种内镜操作配合,保护患者安全。</td></tr>
<tr><td colspan="2" align="center">组织结构图</td></tr>
<tr><td colspan="2">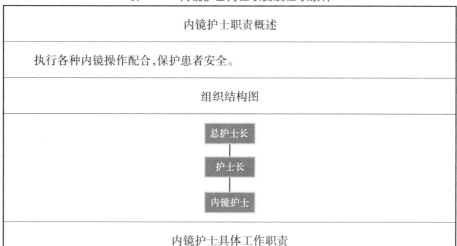</td></tr>
<tr><td colspan="2" align="center">内镜护士具体工作职责</td></tr>
<tr><td colspan="2">
1. 操作前准备操作间的仪器、设备、配件、床单位。<br>
2. 操作前指导患者进行更衣、含药,讲解配合技巧。<br>
3. 操作时配合内镜医生夹取标本、标本分类,进行各种内镜治疗。<br>
4. 操作时注意观察患者一般情况,给予安慰、指导。<br>
5. 操作后进行内镜床旁预洗,送消内镜及配件,更换床单位,清洁操作台;病理登记。<br>
6. 操作后向患者讲解术后注意事项、复诊要求。<br>
7. 如遇患者病情突然变化,进行就地抢救。<br>
8. 当日检查结束后将操作间恢复至检查开始前状态并彻底清扫。
</td></tr>
<tr><td colspan="2" align="center">内镜护士任职条件</td></tr>
<tr><td align="center">教育水平及工作经验</td><td>大专以上学历,护师以上职称,10年以上临床护理工作经验</td></tr>
<tr><td align="center">专业背景</td><td>护理专业</td></tr>
<tr><td align="center">资格证书</td><td>护士执业资格证书</td></tr>
<tr><td align="center">培训经历</td><td>管理培训、法律知识学习、人际沟通培训、专业业务培训</td></tr>
<tr><td align="center">外语水平</td><td>外语达到中级水平</td></tr>
<tr><td align="center">专科技术水平</td><td>基本掌握内镜操作配合技能</td></tr>
<tr><td align="center">其他能力</td><td>具有良好的人际沟通及协调能力;具有一定的教学科研能力</td></tr>
</table>

## （八）恢复室护士职责及任职条件（表1-17）

表1-17　恢复室护士职责及任职条件

| 恢复室护士职责概述 |
| --- |
| 看护麻醉内镜检查后患者。 |

| 组织结构图 |
| --- |

总护士长
护士长
麻醉恢复护士

| 恢复室护士具体工作职责 |
| --- |

1. 工作前,准备床单、氧气、监护仪、抢救车。
2. 麻醉后患者接进恢复室后监测患者神志、生命体征、静脉通路、腹部体征及术后并发症。
3. 指导患者腹部按摩、排气、增加舒适度。
4. 保持与患者的交流,促进患者清醒。
5. 遇到患者病情突然变化及时通知操作医生、麻醉医生,参加抢救。
6. 每日清点抢救车物品。
7. 每日工作结束后,整理室内物品,彻底清扫、消毒。
8. 术后指导患者饮食。
9. 告知患者预防跌倒的措施。

| 麻醉恢复护士任职条件 | |
| --- | --- |
| 教育水平及工作经验 | 大专以上学历,护师以上职称,10年以上护理工作经验 |
| 专业背景 | 护理专业 |
| 资格证书 | 护士执业资格证书 |
| 培训经历 | 管理培训、法律知识学习、人际沟通培训、专业业务培训 |
| 外语水平 | 外语达到中级水平 |
| 专业水平 | 熟练掌握抢救技能 |
| 其他能力 | 具有良好的人际沟通及协调能力;责任心强 |

## （九）预约护士岗位职责及任职条件（表1-18）

表1-18　预约护士岗位职责及任职条件

| 预约护士职责概述 |
| --- |
| 为患者提供预约、咨询服务。 |

| 组织结构图 |
| --- |

```
总护士长
  │
护士长
  │
预约台
护士
```

| 预约护士具体工作职责 |
| --- |
| 1. 每日提前到岗,安排患者有序等候检查,检查病历是否资料完善。<br>2. 为患者提供术前咨询,讲解关于检查前准备的知识。<br>3. 为患者提供预约服务,设定预约系统的检查参数。<br>4. 报修需修理的物品。<br>5. 每日检查结束后收集用过的病历,退回病案室。<br>6. 每日清点一次性物品。<br>7. 每周添加各检查室内耗材,领取基数药。 |

| 预约护士任职条件 | |
| --- | --- |
| 教育水平及工作经验 | 大专以上学历,护师以上职称,5年以上临床护理工作经验 |
| 专业背景 | 护理专业 |
| 资格证书 | 护士执业资格证书 |
| 培训经历 | 管理培训、法律知识学习、人际沟通培训、专业业务培训 |
| 外语水平 | 外语达到中级水平 |
| 计算机水平 | 熟练使用办公软件系统 |
| 其他能力 | 具有良好的人际沟通及协调能力;具有一定的教学科研能力 |

## （十）消毒员职责及任职条件（表1-19）

表1-19　消毒员职责及任职条件

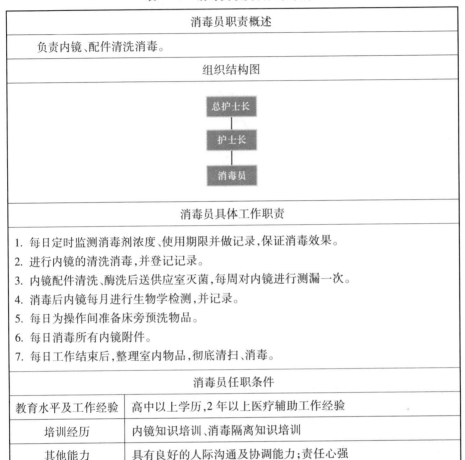

| 消毒员职责概述 |
| --- |
| 负责内镜、配件清洗消毒。 |

| 组织结构图 |
| --- |

总护士长

护士长

消毒员

| 消毒员具体工作职责 |
| --- |

1. 每日定时监测消毒剂浓度、使用期限并做记录,保证消毒效果。
2. 进行内镜的清洗消毒,并登记记录。
3. 内镜配件清洗、酶洗后送供应室灭菌,每周对内镜进行测漏一次。
4. 消毒后内镜每月进行生物学检测,并记录。
5. 每日为操作间准备床旁预洗物品。
6. 每日消毒所有内镜附件。
7. 每日工作结束后,整理室内物品,彻底清扫、消毒。

| 消毒员任职条件 | |
| --- | --- |
| 教育水平及工作经验 | 高中以上学历,2年以上医疗辅助工作经验 |
| 培训经历 | 内镜知识培训、消毒隔离知识培训 |
| 其他能力 | 具有良好的人际沟通及协调能力;责任心强 |

（关玉霞）

# 第四节　消化内科专科工作制度

## 一、病房管理制度

1. 在科主任领导下,护士长负责管理病房,并与主治医生密切协作。

2. 保持病房整洁、舒适、安全,避免噪声,工作人员做到走路轻、关门轻、说话轻、操作轻。

3. 统一病房陈设,室内物品和床位要摆放整齐,固定位置。

4. 护理人员必须按要求着装,佩戴胸牌上岗。

5. 患者必须穿医院病号服,准备必要的生活用品。多余物品尽量不放在病房内,保持整齐。

6. 患者被服、用具按需发放使用,出院时清点回收。

7. 定期对患者进行健康宣教,定期召开休养员会,个别走访患者及家属,征求意见或调查满意度并有记录,持续改进病房护理工作。

8. 严格管理陪伴、探视人员。禁止闲散人员进入病区,保障病区安全。

9. 病房作息时间为 6:00Am 开灯,中午 12:00—2:00Pm 午休,夏季 10:00Pm 熄灯,冬季 9:00Pm 熄灯。

10. 护士长协助科主任做好病房财产和仪器设备的保管,指派专人管理和维护,建立账目,定期清点,如有遗失及时查明原因,按规定处理。精密贵重仪器要有使用要求,不得随意变动。管理人员调动时,要办好交接手续。

# 二、分级护理制度

确定患者的护理级别,应当以患者病情和生活自理能力为依据,根据患者的情况变化进行动态调整。

【特级护理】

## (一)病情依据

1. 病情危重,随时可能发生病情变化需要进行抢救的患者。

2. 各种复杂或者大手术后及重症监护患者。

3. ERCP、ESD、内镜后有穿孔或出血风险者。

4. 使用呼吸机辅助呼吸,并需要严密监护病情的患者。

5. 实施连续性肾脏替代治疗(CRRT),并需要严密监护生命体征的患者等。

## (二)护理要求

1. 严密观察患者病情变化,监测生命体征,准确测量并记录出入量。

2. 根据医嘱正确执行各项治疗及用药,配合医生实施各项急救措施。

3. 做好专科护理,如气道护理、管路护理、压疮护理及各种并发症的预防。

4. 关注患者安全,根据患者具体情况采取相应预防措施。

5. 根据患者病情,完成基础护理(六洁到位 :口腔、头发、手足、皮肤、会阴、床单位);协助非禁食患者进食/水或注入鼻饲饮食;协助卧床患者翻身及叩背,促进有效咳嗽、床上移动等,保持患者功能体位及卧位舒适。

6. 了解患者心理需求,有针对性开展心理指导及健康指导。

7. 严格执行危重患者床旁交接班。

8. 履行告知义务,尊重患者知情权。

9. 定时通风,保持病室空气清新及环境整洁。

【一级护理】

**(一)病情依据**

1. 病情趋于稳定的重症患者。

2. 各种手术后或者治疗期间需要严格卧床的患者。

3. 生活完全不能自理且病情相对稳定的患者。

4. 生活部分自理,病情随时可能发生变化的患者。

5. ERCP、ESD 术后第二天,各种内镜术后。

**(二)护理要求**

1. 每小时巡视,观察患者病情变化。

2. 根据患者病情需要,定时测量生命体征。

3. 根据医嘱正确执行各项治疗及用药。

4. 提供专科护理,如气道护理、管路护理、压疮护理及各种并发症的预防。

5. 关注患者安全,根据患者具体情况采取相应预防措施。

6. 根据患者病情及生活自理能力,实施基础护理(六洁到位:口腔、头发、手足、皮肤、会阴、床单位);协助患者进餐,协助卧床患者翻身及叩背,促进有效咳嗽、床上移动等。

7. 提供护理相关的健康指导和功能锻炼。

8. 定时通风,保持病室空气清新及环境整洁。

【二级护理】

**(一)病情依据**

1. 病情稳定,限制活动仍需卧床的患者。

2. 年老体弱、行动不便、生活部分自理的患者。

3. 胃镜、结肠镜术后第二天。

**(二)护理要求**

1. 每 2 小时巡视,观察患者病情变化。

2. 根据患者病情需要,测量生命体征。

3. 根据医嘱正确执行各项治疗及用药。

4. 根据患者病情需要,提供专科护理。

5. 指导患者采取措施预防跌倒/摔伤。

6. 协助生活部分自理患者做好基础护理,(六洁到位:口腔、头发、手足、皮肤、会阴、床单位);协助患者进餐,协助卧床患者翻身及叩背,促进有效咳嗽、床上移动等。

7. 提供护理相关的健康指导及功能指导。

8. 定时通风,保持病室空气清新及环境整洁。

【三级护理】

## （一）病情依据

1. 生活完全自理且病情稳定的患者。

2. 生活完全自理且处于康复期的患者。

## （二）护理要求

1. 每 3 小时巡视,观察患者病情变化。

2. 根据患者病情需要,测量生命体征。

3. 根据医嘱正确执行治疗及用药。

4. 指导患者采取措施预防跌倒/摔伤。

5. 提供护理相关的健康指导及功能锻炼。

6. 定时通风,保持病室空气清新及环境整洁。

# 三、交接班制度

1. 值班护士必须坚守岗位,履行职责,保证各项护理工作准确及时地进行。

2. 交班前值班护士应完成本班的各项工作,写好病室报告、护理记录和交班记录,处理好用过的物品。白班应为夜班做好物品准备,如抢救药品及抢救物品、呼吸机、麻醉机、氧气、吸引器、注射器、无菌物品、常备器械、被服等,方便夜班工作。

3. 每班必须按时交接班。接班护士提前 5 ~ 10 分钟到病房,了解所管患者病情,在接班时重点掌握所管患者的病情变化及治疗。

4. 在接班护士未逐项接清楚之前,交班护士不得离开岗位。交班中发现患者病情、治疗、护理及物品药品等不相符时,应立即查问。接班时发现问题,应由交班护士负责。

5. 交接班内容

患者概况:当日住院患者总数,出院(转科、转院)、入院(转入)、手术(分娩)、病危、病重、死亡人数。

(1)重点病情

1)新患者的姓名、年龄、入院时间、原因、诊断、阳性症状体征。

2)手术后患者回病房时间、生命体征、观察及治疗、护理重点;当日准备手术患者的手术名称、麻醉方式、术前准备情况等。

3)危重症患者的生命体征、病情变化、与护理相关的异常指标、特殊用药情况、管路及皮肤状况。

4)死亡患者的抢救经过、死亡时间。

(2)特殊检查、治疗:交清已完成特殊检查、治疗后患者的病情;当日准备进行特殊检查、治疗患者的姓名、检查或治疗名称及准备情况。

(3)护理要点:针对患者的主要问题,交清观察重点及实施治疗、护理的效果。

(4)物品清点:交班护士与接班护士当面清点必查药品和物品,如毒麻药、贵重药、急救药和仪器设备等。若数量不符应及时与交班护士核对。

(5)床旁交接班:查看新患者、危重、抢救、昏迷、大手术、瘫痪患者的意识、生命体征、输液、皮肤、各种管路、特殊治疗及专科护理的执行情况。

(6)交接班护士共同巡视、检查病房清洁、整齐、安静、安全的情况。

(7)早交班结束时护士长应对交接班内容、工作情况进行综合评价,评价前一日护理措施的效果,提出当日护理工作重点及注意事项;针对交接班中发现的问题,提出改进措施,达到持续改进的目的。护士长不定期就交班内容进行提问。

(8)医护共同早交班时间原则上不超过 20 分钟。如需传达会议或小讲课,也应在 8:30Am 之前完成。

## 四、危重患者抢救制度

1. 值班护士按照分级护理要求对危重症患者或病情不稳定患者进行病情观察及巡视。

2. 遇有抢救患者,充分利用现有人力,当班护士应沉着、冷静、分秒必争,首先进行初步紧急处理,同时通知值班医生。

3. 准确记录患者病情、抢救过程、时间及所用的各种抢救药物。

4. 原则上不执行口头医嘱,紧急情况下若执行口头医嘱,需两人核对,经医生核实无误,方可执行,并保留空安瓿留做记录。

5. 为保证抢救工作顺利进行,一切以患者为中心,发扬团结协作精神。

6. 做好抢救后的清理、补充、检查和患者家属的安抚工作。

7. 抢救物品、仪器、设备定期检查,保持完好状态。

8. 抢救车内的药品、用物统一规范放置,定期清点记录。

9. 定期进行各种急救知识的培训,包括理论知识和实际操作。

10. 依照医院"关于重大抢救及特殊病例报告制度的规定",逐级上报护士长、总护士长和护理部。

## 五、健康教育制度

为患者和家属提供健康教育,有助于患者更好地参与治疗和护理,有助于患者提高自我护理能力。护理人员定期以多种形式向患者及家属进行健康教育。

## （一）健康教育形式

1. 个别指导　内容包括一般卫生知识如个人卫生、公共卫生、饮食卫生，常见病、多发病、季节性传染病的防治知识，简单的急救知识、妇幼卫生保健、婴儿保健、计划生育等。可在护理患者时，结合病情、家庭情况和生活条件随时进行具体指导。

2. 集体讲解　确定主题。病房根据工作情况及患者作息制度选择时间进行集体讲解。讲解同时可配合幻灯、模型、图片等，以加深印象。

3. 文字宣传　利用宣传栏编写短文、图画或诗词等，标题要醒目，内容要通俗易懂。

4. 座谈会　在患者病情允许的情况下，护理人员组织患者对主题进行讨论并回答患者提出的问题。

5. 展览　可展览一些图片或实物，内容应定期更换。

6. 视听教材　利用幻灯、投影、录像、广播等视听设备在住院患者活动区域内进行疾病相关知识的宣教。

## （二）健康教育内容

住院患者健康教育内容主要包括：

1. 医院规章制度　如查房时间、探视制度、陪护制度、膳食制度等。

2. 病室环境　作息时间、卫生间使用、贵重物品的保管及安全注意事项、预防跌倒知识、呼叫器的使用等。

3. 相关疾病知识宣教　消化内科相关检查，如胃镜、肠镜、ERCP、ESD等术前术后注意事项及术中配合。各种引流管如腹腔引流、胸腔引流、胃液引流、PTCD、ENBD、鼻饲营养管的护理。相关用药知识介绍指导、治疗、疼痛护理、康复技术指导、安全有效使用医疗设备等。

4. 出院指导　药物方面、饮食方面、生活习惯方面、复诊时间等。

## （三）健康教育流程

1. 评估健康教育对象的学习需要及接受能力。

2. 制订相适应的教育目标。患者/家属与护士的教育目标是一致的。

3. 拟定适宜的健康教育内容。

4. 根据教育对象选择健康教育的形式。

5. 实施健康教育计划。

6. 对健康教育结果进行评价。

7. 记录对患者的健康教育。

# 六、消毒隔离制度

1. 护理人员进行无菌操作时必须严格执行无菌操作规程，戴好帽子、口罩,执行七步洗手法。

2. 保持治疗室清洁。

3. 定期做空气培养监测及医务人员手卫生监测,检测结果存档保留。

4. 病室基本消毒隔离措施

(1)病室各房间应每日定时通风2~3次。晨晚间护理用湿布套扫床,一床一套,统一使用一次性扫床套,用后扔至医用垃圾中;每日擦小桌,一桌一布,小桌布使用后送洗衣房集中清洗消毒。

(2)每周至少更换1次被服,并根据情况随时更换。脏被服应放在污衣桶中,禁止放在地面、楼道的扶手上等。隔离患者用过的被服单独放入双层黄塑料袋并注明"隔离"字样。

(3)对转科、出院及死亡患者的床单位物体表面进行清洁消毒。

5. 公共护理用具消毒

(1)采集血标本时,实行一人一针、一巾、一止血带、一持针器,使用过的棉签、棉球集中回收处理,以免污染环境。用过的止血带用500mg/L含氯消毒液浸泡消毒30分钟后清洗干净,晾干备用。

(2)体温表(腋温表)一人一支,专用盒保存浸泡体温表:白色——"已消毒"、黄色——"未消毒"、蓝色——"浸泡体温表"。使用后的体温表浸泡于盛有75%酒精的蓝色盒中,浸泡半小时后捞出并擦拭干净,放于白色盒内备用。浸泡体温表的酒精每日更换,盒子每周用酒精擦拭清洁。专人负责体温表检测校对并登记。

(3)血压计、听诊器、手电筒每周清洁消毒1次。血压计袖带若被污染应在清洁的基础上使用500mg/L含氯消毒液浸泡消毒30分钟后清洗干净,晾干备用。听诊器、手电筒在清洁的基础上用75%酒精擦拭消毒。

(4)发放临时口服药时使用一次性口服药袋或药杯;服用水剂患者采取专人专用药杯。

(5)氧气湿化瓶一人一瓶,氧气表头用后在清洁的基础上用75%酒精擦拭消毒。统一使用一次性湿化瓶,用后扔至医疗垃圾桶。

(6)呼吸气囊用后用500mg/L含氯消毒液擦拭消毒,球囊内有可疑污染时应拆开浸泡消毒30分钟后清洗干净,晾干备用。金属气管套管、牙垫、舌钳、开口器、压舌板等应高压蒸汽灭菌处理后备用。

(7)便器保持清洁,每天用1000mg/L含氯消毒液浸泡30分钟消毒处理。患者出院、转院或死亡进行终末消毒。

(8)公共餐具为一次性使用。

(9)可重复使用的各种医疗器械经初步处理,由消毒供应中心统一回收处理。

（10）墩布要有标记,按规定在不同区域内使用。用后消毒、洗净、悬挂晾干备用。

6. 单位隔离措施

（1）隔离患者有条件时住单间或相对独立区域,床头或床尾张贴隔离标识。

（2）隔离单位须备一次性医用手套、速干手消毒剂,加强手卫生。

（3）隔离患者专用体温表、血压计、听诊器。不能专用的器具,用后用500mg/L 含氯消毒液 30 分钟浸泡消毒或擦拭消毒处理。

（4）隔离患者使用一次性药杯、餐具和便器,使用后集中回收处理。

（5）若使用重复性器械,放入双层黄色垃圾袋,注明"隔离"字样,由消毒供应中心统一处理。

（6）隔离的被服单独放入双层黄色垃圾袋并注明"隔离"字样,由洗衣房统一处理。

（7）对转出、出院或死亡的传染病患者进行床单位终末消毒。

7. 医用垃圾处理规定

（1）医用垃圾必须放置在黄色垃圾桶或袋内。

（2）废弃的注射器针头、输液（血）器针头、各种穿刺针、采血针、玻片、安瓿及带血的注射器等均放入锐器盒内。

（3）使用后的输液（血）器管道、注射器、尿袋、一次性引流袋、引流管、一次性吸痰管、手套、肛袋、窥具、敷料、绷带、棉球、棉棍、纱条、压舌板等,均放入黄色垃圾袋内统一回收处理。

（4）隔离的传染病患者或疑似传染病患者产生的医疗废弃物,放入双层黄色垃圾袋后结扎开口处,袋外标注"隔离"二字,统一回收处理。

（5）使用呼吸机治疗时,气道湿化必须使用灭菌注射用水或灭菌蒸馏水。

8. 各种内镜使用后必须按《内镜清洗消毒技术操作规范》要求,认真清洗,彻底消毒。对乙肝患者应固定内镜,用后进行严格消毒。

# 七、不良事件上报制度

1. 按照医院要求,科室要主动上报不良事件及安全隐患,促进从中学习和吸取教训。

2. 实行非惩罚性的护理不良事件上报制度,对于主动上报好的科室,医院给予奖励;但如发现瞒报、延迟上报或由于护理不到位,给患者造成后果的事件,根据情节轻重给予惩罚。

3. 一般情况下,护理不良事件或安全隐患在 24 小时内电话报告护理部,48 小时内上交书面报告,特殊事件上报见各个报告制度的具体要求。

4. 发生护理不良事件和安全隐患,科室需填写相应的报告表,一式两份,一份交护理部,一份科室存档。

5. 科室设立"护理不良事件和安全隐患报告"文件夹(A4),保存科室存档材料,要求整齐规范。

6. 每月登记本科室"护理不良事件和安全隐患"件数,便于统计。

7. 需要科室存档的报告表格如下:

(1)护理差错(事故)报告表

(2)护理投诉记录表

(3)医疗护理风险防范(堵漏)报告表

(4)患者皮肤压疮报告表

(5)患者跌倒(坠床)报告表

(6)患者管路脱落报告表

(7)患者意外伤害报告表

(8)输血/输液反应登记表

## 护理差错(事故)预防及报告制度

1. 发生差错或事故后,要本着患者安全第一的原则,迅速采取补救措施,避免或减轻对患者身体健康的损害或将损害降到最低程度。

2. 当事人要立即向护士长汇报,护士长要逐级上报发生差错、事故的经过、原因、后果,并填写"护理给药缺陷报告单",在24小时内电话上报护理部,48小时内上交书面报告。严重护理差错或事故应在事件发生后及时电话上报护理部,24小时内上交书面报告。周末及节假日报告护理部值班人员。

3. 发生严重差错或事故的各种有关记录、检验报告及造成事故的药品、器械等均应妥善保管,不得擅自涂改、销毁,以备鉴定。

4. 差错或事故发生后,科室和病房要组织护理人员进行讨论,分析出现差错的原因,制订改进措施,提高认识,吸取教训,改进护理工作。

5. 科室护士长、大科总护士长和护理部逐级填写《护理给药缺陷追踪评价表》,要求内容真实、措施具体、评价及时。

6. 根据差错或事故的情节及对患者的影响,确定差错、事故性质,提出处理意见。

7. 发生差错、事故的科室或个人,有意隐瞒,不按规定报告,事后发现将按情节轻重给予严肃处理,并纳入科室绩效考核。

8. 护理部定期组织差错分析会,提出安全预警和防范措施,不断改进护理工作。

9. 对医疗护理安全隐患,科室可随时上报,填写"医疗护理风险防范(堵漏)报告表"。

附1　护理给药缺陷报告单
附2　护理给药缺陷追踪评价表
附3　医疗护理风险防范(堵漏)报告表

## 附1

护理给药缺陷报告单

| 患者一般资料 |
| --- |
| 患者姓名：_____　病历号：_____　给药缺陷发生科室：_____ |
| 性别：□男　　□女 |
| 年龄(岁)：_____ |
| 诊断：_____(第一诊断) |
| 患者来源：□住院　　□门诊　　□急诊　　□日间病房　　□其他 |
| 入院日期：___年___月___日 |
| 护理级别：□特级　　□Ⅰ级　　□Ⅱ级　　□Ⅲ级　　□其他 |
| 文化程度：□小学　　□初中　　□高中　　□大专　　□本科及以上　　□其他 |
| **事件发生情况** |
| 给药发生日期：_____年___月___日___时 |
| 发生地点：□门诊　　□病房　　□急诊　　□手术室　　□其他 |
| 当事人职称：□护士　□护师　□主管护师　□副主任护师 |
| 当事人工作年限(年)：_____ |
| **错误类型** |
| □给药对象错误　　□给药时间错误　　□给药途径错误　　□遗漏给药<br>□输液速度错误　　□剂量错误　　　　□剂型错误<br>□药物错误　　　　□药物效期错误　　□其他_____ |
| **缺陷引起的后果** |
| □无用药反应　　□出现轻度用药反应未给予处理,观察病情<br>□出现用药反应,给予用药等措施<br>□出现严重用药反应,采取抢救等措施,患者恢复<br>□出现严重用药反应,导致患者残疾或死亡<br>□其他_____ |
| 报告单位：_____　联系电话：_____ |
| 报告日期：_____年___月___日 |
| 事件发生经过、对患者采取的处理措施及患者转归(可附页) |

## 附 2

护理给药缺陷追踪评价表

| 对患者的处置措施(由科室护士长填写) |
|---|
| 日期：　　　　　　签名： |
| 患者转归(由科室护士长填写) |
| 日期：　　　　　　签名： |
| 原因分析(由科室护士长填写) |
| 日期：　　　　　　签名： |
| 整改措施(由科室护士长填写) |
| 日期：　　　　　　签名： |
| 效果评价(由科室护士长填写) |
| 日期：　　　　　　签名： |
| 科护士长效果评价(由大科护士长填写) |
| 日期：　　　　　　签名： |
| 护理部追踪验证(由护理部填写)<br><br>差错(事故)性质：<br><br>□缺点　　　□差错　　　□严重差错　　　□事故 |

## 附 3

医疗护理风险防范(堵漏)报告表

| 病案号: | 患者姓名: | 年龄: | 性别: |
|---|---|---|---|

| 诊断: | 发生时间: 年 月 日 am/pm |
|---|---|

风险类别: □医疗风险　　　　□护理风险

过程描述:




结果:

责任人:_____医生/进修医生/医学生　　堵漏人员:_____医生/进修医生/医学生
　　　　_____护士/进修护士/护生　　　　　　　　　_____护士/进修护士/护生

报告科室:　　　　　　　　　　　　　　护士长签字:
　　　　　　　　　　　　　　　　　　　网报接收签字:

以下由护理部填写:

医疗风险分类:
　　□患者识别错误:医嘱(手术)张冠李戴、信息填错
　　□手术部位错误:
　　□医嘱错误:时间、剂量、用法、药名
　　□用药缺乏规范:用药未开过敏试验
　　□医嘱系统不熟练导致医嘱错误
　　□其他:_____

护理风险分类:
　　□医嘱处理错误:
　　□工作环节:配错药、挂错液、发错药
　　□输血错误:血型不符、张冠李戴
　　□其他:_____

讨论结果:




讨论日期:　　　　　　　　　　　　　　负责人签字:

## 患者皮肤压疮预防及报告制度

1. 发现患者皮肤压疮,无论是院内发生还是院外带来的,科室均要在 24 小时内向护理部电话报告,48 小时内上交书面报告,填写"皮肤压疮护理报告单"。周末及节假日报告时间顺延。

2. 密切观察皮肤变化,积极采取护理措施,促进压疮早期恢复,并准确记录。

3. 经评估者属于压疮危险人群,应按要求填写"防范患者压疮记录表"。患者已经发生压疮,但为了预防其他部位继续发生压疮,除填写"皮肤压疮护理报告单"外,仍需填写"防范患者压疮记录表"。

4. 患者转科时"防范患者压疮记录表"交接到新科室继续记录。

5. 科室护士长、大科总护士长和护理部逐级填写《皮肤压疮追踪评价表》,要求内容真实、措施具体、评价及时。

6. 发生患者皮肤压疮的科室,有意隐瞒不报,事后发现将按情节轻重给予严肃处理,并纳入科室绩效考核。

7. 护士长要组织科室人员认真讨论,不断改进护理工作。

附4　皮肤压疮护理报告单

附5　皮肤压疮追踪评价表

附6　防范患者压疮记录表

## 皮肤压疮护理报告单

**患者一般资料**

患者姓名：_____　病历号：_____　压疮发生科室：_____

性别：□男　　□女

年龄(岁)：_____

诊断：_____(第一诊断)

患者来源：□住院　　□门诊　　□急诊　　□日间病房　　□其他

入院日期：___年___月___日

入院时 ADL 得分：_____分　　自我照顾能力：□自理　□部分依赖　□完全依赖

陪护人员：□有　　□无

使用压疮风险评分表：□Braden　　□Norton　　□Waterlow　　□其他_____

发生压疮时风险评分：_____分　压疮风险等级：□极高危　□高　□中　□低

护理级别：□特级　　□Ⅰ级　　□Ⅱ级　　□Ⅲ级　　□其他

---

**部位 1　发现日期_____**

来源：□院内发生　□院外带入

部位：□枕部　　　　□耳廓(□左 □右)　　　□肩胛部(□左 □右)

　　　□肘部(□左 □右)　　　　　　　　□髂前上棘(□左 □右)

　　　□髋部(□左 □右)　□骶尾部　　　□膝部(□左 □右)

　　　□踝部(□左 □右)　□足跟部(□左 □右)　□其他_____

分期：□Ⅰ期　□Ⅱ期　□Ⅲ期　□Ⅳ期　□可疑深度组织损伤　□难以分期

面积(cm×cm)：_____

---

**部位 2　发现日期_____**

来源：□院内发生　□院外带入

部位：□枕部　　　　□耳廓(□左 □右)　　　□肩胛部(□左 □右)

　　　□肘部(□左 □右)　　　　　　　　□髂前上棘(□左 □右)

　　　□髋部(□左 □右)　□骶尾部　　　□膝部(□左 □右)

　　　□踝部(□左 □右)　□足跟部(□左 □右)　□其他_____

分期：□Ⅰ期　□Ⅱ期　□Ⅲ期　□Ⅳ期　□可疑深度组织损伤　□难以分期

面积(cm×cm)：_____

部位3　发现日期＿＿＿＿＿＿

来源：□院内发生　□院外带入

部位：□枕部　　　□耳廓(□左 □右)　　　　□肩胛部(□左 □右)

　　　□肘部(□左 □右)　　　　　　□髂前上棘(□左 □右)

　　　□髋部(□左 □右)　□骶尾部　　□膝部(□左 □右)

　　　□踝部(□左 □右)　□足跟部(□左 □右)　□其他＿＿＿＿＿

分期：□Ⅰ期　□Ⅱ期　□Ⅲ期　□Ⅳ期　□可疑深度组织损伤　□难以分期

面积(cm×cm)：＿＿＿＿＿＿

---

部位4　发现日期＿＿＿＿＿＿

来源：□院内发生　□院外带入

部位：□枕部　　　□耳廓(□左 □右)　　　　□肩胛部(□左 □右)

　　　□肘部(□左 □右)　　　　　　□髂前上棘(□左 □右)

　　　□髋部(□左 □右)　□骶尾部　　□膝部(□左 □右)

　　　□踝部(□左 □右)　□足跟部(□左 □右)　□其他＿＿＿＿＿

分期：□Ⅰ期　□Ⅱ期　□Ⅲ期　□Ⅳ期　□可疑深度组织损伤　□难以分期

面积(cm×cm)：＿＿＿＿＿＿

---

压疮发生原因(可多选)

□患者因素：□卧床　□制动　□强迫体位　□肥胖　□消瘦　□大小便失禁

　　　　　　□水肿　□其他＿＿＿＿＿

□病情因素：□低蛋白血症　□贫血　□昏迷　□感觉受损　□其他＿＿＿＿

□护理人员因素：□未按时翻身　□未及时清洁、擦洗皮肤　□床单位潮湿、不洁、褶皱

　　　　　　　　□管路较长时间受压　□管路固定不当　□护理操作不当,拖、拉、扯、

　　　　　　　　拽等　□护理人员评估不当　□器具使用不当　□其他＿＿＿＿＿

□其他因素：□护理人员配备不足　□其他＿＿＿＿＿

---

已采取护理措施(可多选)

□增加翻身频次　□保持皮肤清洁　□保持床单位清洁、干燥、平整

□使用防压疮气垫　□使用软垫垫于骨隆突部位　□应用医疗仪器治疗创面

□贴膜保护受压部位皮肤　□伤口换药　□其他＿＿＿＿＿＿＿＿＿

---

报告单位：＿＿＿＿＿　联系电话：＿＿＿＿＿

报告日期：＿＿＿＿年＿＿月＿＿日

---

事件发生经过、对患者采取的处理措施及患者转归(可附页)

皮肤压疮追踪评价表

| 转归（由科室填写） |
| --- |
| □痊愈　　　　□未愈合：□出院　　□死亡　　　　□收住院（限于急诊） |
| 日期：　　　　　签名： |
| 整改措施（医疗或护理原因导致的压疮，科室护士长填写整改措施） |
| 日期：　　　　　签名： |
| 效果评价（由科室护士长填写） |
| 日期：　　　　　签名： |
| 科护士长效果评价（由大科护士长填写） |
| 日期：　　　　　签名： |
| 护理部追踪验证（由护理部填写） |
| 压疮性质：<br>　□可避免压疮　　　　□不可避免压疮 |

附6

## 防范患者压疮记录表

| 科室 | | 姓名 | | 年龄 | | 性别 | | 诊断 | | | |
|---|---|---|---|---|---|---|---|---|---|---|---|
| 入院日期 | | | 转入科室 | | | 转入日期 | | | 出院日期 | | |

| 评估内容 | 分值 | | | | 评估日期 | | | | | |
|---|---|---|---|---|---|---|---|---|---|---|
| | 1分 | 2分 | 3分 | 4分 | | | | | | |
| 对压迫的感知能力 | 完全丧失 | 严重丧失 | 轻度丧失 | 未受损害 | | | | | | |
| 皮肤潮湿度 | 持久潮湿 | 十分潮湿 | 偶尔潮湿 | 很少发生 | | | | | | |
| 身体活动程度 | 卧床不起 | 局限椅上 | 偶可步行 | 经常步行 | | | | | | |
| 改变体位能力 | 完全不能 | 严重受限 | 轻度受限 | 不受限 | | | | | | |
| 营养状态 | 差(禁食或补液≥5天或少量流食) | 不足(鼻饲或TPN) | 适当 | 良好 | | | | | | |
| 摩擦力和剪切力 | 有 | 潜在危险 | 无 | | | | | | | |
| 总评分 | | | | | | | | | | |
| 预防措施 | 告知患者及家属可能出现压疮的危险性,讲解注意事项 | | | | | | | | | |
| | 定时翻身更换体位、减轻皮肤受压、避免摩擦 | | | | | | | | | |
| | 使用气垫、气圈、棉垫、保护膜等工具 | | | | | | | | | |
| | 保持皮肤及床单位清洁、干燥 | | | | | | | | | |
| | 指导及协助患者移位时,避免牵拉及摩擦皮肤 | | | | | | | | | |
| | 指导患者及家属合理膳食,增强营养 | | | | | | | | | |
| 预防效果 | 皮肤无异常 | | | | | | | | | |
| | 皮肤局部出现红肿热痛 | | | | | | | | | |
| | 皮肤出现水疱、破溃 | | | | | | | | | |
| 护士签字 | | | | | | | | | | |

填表说明:

1. 评分范围6~23分,分值越低,患者器官功能越差,发生压疮的危险性越高。

2. 分值≤6分的患者每班评估1次,分值7~12分的患者每24小时评估1次,其他患者每周评估1~2次或病情变化随时评估。

3. 如果患者出现局部红肿热痛、水疱、表皮破溃,护士长应在24小时内书面上报护理部。

4. 患者转科时此表随护理记录一并移交新病房继续填写,出院后于每月5日前交护理部

## 患者跌倒(坠床)预防及报告制度

1. 护理人员应本着预防为主的原则,认真评估患者是否存在跌倒(坠床)危险因素,填写"防范患者跌倒(坠床)评估记录表"。

2. 对存在上述危险因素的患者,要及时制订防范计划与措施,并告知科室保洁人员、后勤负责转运患者的人员、配膳员,做好交接班。

3. 及时告知患者及家属,使其充分了解预防跌倒(坠床)的重要意义,并积极配合。

4. 加强巡视,随时了解患者情况并记好护理记录,根据情况安排家属陪伴。

5. 如果患者发生跌倒(坠床),应按如下内容进行。

(1)本着患者安全第一的原则,迅速采取救助措施,避免或减轻对患者身体健康的损害或将损害降至最低。

(2)值班护士要立即向护士长汇报。科室按规定填写"跌倒(坠床)事件报告单",在24小时内电话报告护理部,48小时内上交书面报告。周末及节假日报告护理部值班人员。

(3)护士长要组织科室人员(医生、护士)认真讨论,分析原因、制订改进措施,并落实整改。

6. 科室护士长、大科总护士长和护理部逐级填写《跌倒(坠床)事件追踪评价表》,要求内容真实、措施具体、评价及时。

7. 患者转科时"防范患者跌倒(坠床)评估记录表"交接到新科室继续记录。

8. 发生患者跌倒(坠床)的科室有意隐瞒不报,事后发现将按情节轻重给予严肃处理,并纳入科室绩效考核。

9. 护理部定期进行分析及预警,制订防范措施,不断改进护理工作。

附7 跌倒(坠床)事件报告单

附8 跌倒(坠床)事件追踪评价表

附9 防范患者跌倒(坠床)评估记录表

**附 7**

跌倒（坠床）事件报告单

**患者一般资料**

患者姓名：_____ 病历号：_____ 跌倒（坠床）发生科室：_____

性别：□男　　□女

年龄（岁）：_____

诊断：_____（第一诊断）

患者来源：□住院　　□门诊　　□急诊　　□日间病房　　□其他

入院日期：___年___月___日

入院时 ADL 得分：___分　患者自我照顾能力：□自理　　□部分依赖　　□完全依赖

陪护人员：□有　　□无

护理级别：□特级　　□Ⅰ级　　□Ⅱ级　　□Ⅲ级　　□其他

---

**事件发生情况**

事件发生时间：_____年___月___日_____时

发生地点：□病室　　□走廊　　□卫生间　　□浴室　　□护士站　　□治疗室

　　　　　□手术室　　□诊室　　□户外　　□其他_____

跌倒/坠床［指患者身体的任何部位（不包括双脚）意外触及地面］时患者的状态：

　　□行走中　□站立　□上下病床　□上下诊床　□上下平车　□躺卧病床

　　□坐床旁椅　□坐轮椅　□沐浴中　□如厕中　□其他_____

受伤部位：_____

发生原因：（可多选）

□患者因素：（□意识障碍　□视力、听力障碍　□活动障碍　□有跌倒史　□疾病
　　　　　　　□其他____）

□药物因素：（□散瞳剂　□镇静安眠剂　□降压利尿药　□降糖药　□镇挛抗癫剂
　　　　　　　□麻醉止痛剂　□泻药　□其他_____）

□管理因素：（□环境因素　□设备设施缺陷或故障　□宣教不到位　□管理不到位
　　　　　　　□培训不到位　□其他_____）

□其他因素：_____

发现人：□护士　□医生　□家属　□其他人员_____

事件发生当班护士职称：□护士　□护师　□主管护师　□副主任护师

　工作年限（年）：_____

---

**跌倒/坠床事件造成的结果**

□无　　□病情加重　　□其他_____

---

报告单位：_____　　联系电话：_____

报告日期：_____年___月___日

---

事件发生经过、对患者采取的处理措施及患者转归（可附页）

**附 8**

跌倒（坠床）事件追踪评价表

| 对患者的处置措施（由科室护士长填写） |
| --- |
| 日期：　　　　　签名： |
| 患者转归（由科室护士长填写） |
| 日期：　　　　　签名： |
| 原因分析（由科室护士长填写） |
| 日期：　　　　　签名： |
| 整改措施（由科室护士长填写） |
| 日期：　　　　　签名： |
| 效果评价（由科室护士长填写） |
| 日期：　　　　　签名： |
| 科护士长效果评价（由大科护士长填写） |
| 日期：　　　　　签名： |
| 护理部追踪验证（由护理部填写） |

附9

防范患者跌倒(坠床)评估记录表

病案号

| 姓名 | | 性别 | | 年龄 | | 科室 | | | | |
|---|---|---|---|---|---|---|---|---|---|---|
| 诊断 | | | | 入院日期 | | 出院日期 | | | | |
| 评估内容 | 评估级别 | | | | 评估日期 | | | | | |
| | A | B | C | D | | | | | | |
| 一般情况 | 年龄≥65岁 | 1年内有跌倒史 | 合作意愿差 | | | | | | | |
| 意识状态 | 躁动 | 精神恍惚 | 间断意识障碍 | 持续意识障碍 | | | | | | |
| 身体状况 | 需用助行器 | 眩晕或低血压 | 步态不稳 | 视觉障碍 | | | | | | |
| 近期用药 | 利尿药 | 降糖药 | 降压药 | 镇静安眠类 | | | | | | |
| 排泄问题 | 需协助如厕 | 尿频 | 尿急 | 腹泻 | | | | | | |
| 其他因素 | | | | | | | | | | |
| 预防措施 | 保持地面无水渍、障碍物,病室及活动区域灯光充足 | | | | | | | | | |
| | 悬挂预防跌倒标识,必要时班班交接 | | | | | | | | | |
| | 告知患者及家属可能导致跌倒的原因,并采取相应防范措施 | | | | | | | | | |
| | 患者日常用物放于可及处 | | | | | | | | | |
| | 指导患者穿长短合适的衣裤及防滑鞋 | | | | | | | | | |
| | 将呼叫器放于可及处,提醒患者下床时若有必要寻求帮助 | | | | | | | | | |
| | 适当使用床档或约束 | | | | | | | | | |
| | 依据风险程度,必要时专人陪住 | | | | | | | | | |
| 预防效果 | 未发生跌倒 | | | | | | | | | |
| | 发生跌倒 | | | | | | | | | |
| 护士签字 | | | | | | | | | | |

填表说明:

1. 对于年老体弱、有跌倒史、生活不能完全自理、不能正常行走、合作意愿差、神志不正常、视觉障碍、尿频尿急、腹泻、近期服用利尿药、降压药、降糖药、镇静安眠药等任意一种情况的高危患者,需进行跌倒(坠床)风险评估。

2. 此表初始评估后,每周至少评估1次。患者如有病情、用药等情况变化,需再评估。转科时,接收科室需要再评估。此评估记录表可连续使用。

3. 表中未涉及的跌倒(坠床)危险因素及重点护理措施应记入护理记录

# 患者管路滑脱预防及报告制度

1. 管路滑脱主要是指胃管、尿管、引流管、气管插管、气管切开、中心静脉导管和 PICC 导管等管路的脱落。

2. 护理人员应认真评估患者意识状态及合作程度，确定患者是否存在管路滑脱的危险。

3. 对存在管路滑脱危险的患者，告知本人及家属，使其充分了解预防管路滑脱的重要性，取得配合。

4. 护理人员应制定防范措施，必要时在家属同意情况下采取适当的约束，并做好交接班。

5. 加强巡视，随时了解患者情况及检查约束部位，并记好护理记录，根据情况安排家属陪伴。

6. 如果患者发生管路滑脱，应按如下内容进行：

(1) 立即报告医生迅速采取措施，避免或减轻对患者身体的损害或将损害降至最低。

(2) 值班护士要立即向护士长汇报。科室按规定填写"管路滑脱报告单"，在 24 小时内电话报告护理部，48 小时内上交书面报告。周末及节假日报告护理部值班人员。

(3) 护士长要组织科室人员认真讨论，不断改进护理工作。

7. 科室护士长、大科总护士长和护理部逐级填写《管路滑脱追踪评价表》，要求内容真实、措施具体、评价及时。

8. 发生患者管路滑脱的科室有意隐瞒不报，事后发现将按情节轻重给予严肃处理，并纳入科室绩效考核。

9. 护理部定期进行分析及预警，制订防范措施，不断改进护理工作。

附 10  管路滑脱报告单

附 11  管路滑脱追踪评价表

## 附 10

管路滑脱报告单

**患者一般资料**

患者姓名：_____　病历号：_____　管路滑脱发生科室：_____

性别：□男　　□女

年龄(岁)：_____

诊断：_____(第一诊断)

患者来源：□住院　　□门诊　　□急诊　　□日间病房　　□其他

入院日期：____年____月____日

入院时 ADL 得分：____分　自我照顾能力：□自理　　□部分依赖　　□完全依赖

陪护人员：□有　　□无

护理级别：□特级　　□Ⅰ级　　□Ⅱ级　　□Ⅲ级　　□其他

文化程度：□小学　　□初中　　□高中　　□大专　　□本科及以上　　□其他

**事件发生情况**

脱管发现时间：_____年____月____日____时

置管日期：_____年____月____日

发现人：□护士　　□医生　　□家属　　□其他人员_____

事件发生当班护士职称：□护士　□护师　□主管护师　□副主任护师

工作年限(年)：_____

**导管类型**

□胃管　　□尿管　　□透析管路　　□气管插管　　□气管切开套管　　□鼻饲管

□动脉置管　　□深静脉置管　　□PICC　　□胸腔闭式引流管　□腹腔引流管

□伤口引流管　□心包引流管　　□脑室引流管　　□其他_____

**患者身体状况**

意识状态：□清醒　　□意识模糊　　□嗜睡　　□昏睡　　□昏迷

□精神状态：□平静　　□烦躁　　□焦虑　　□恐惧　　□其他

□活动能力：□行动正常　□使用助行器　□残肢　□无法行动　□其他_____

**脱管原因**

□患者自拔　　□医护人员操作　　□家属协助时　　□其他_____

**固定方法**

□缝合　　□贴膜固定　　□气囊　　□水囊　　□其他_____

其他

健康教育： □已做 □未做

约束带使用： □有 □无

事件发生前患者是否使用镇静药物： □是 □否

管路滑脱时工作人员： □在患者身边 □未在患者身边

患者既往是否发生过管路滑脱事件： □首次 □第_____次

---

**采取措施**(可多选)

□重新置管 □脱管部位处理 □诊断性检查 □其他_____

---

**并发症**

□无

有(□出血_____ml □气栓 □血栓 □窒息 □感染 □气胸

□吻合口瘘 □其他_____)

---

报告单位：_____ 联系电话：_____

报告日期：_____年____月____日

---

**事件发生经过、对患者采取的处理措施及患者转归**(可附页)

## 附 11

管路滑脱追踪评价表

| 患者转归(由科室护士长填写) |
| --- |
| 日期： 签名： |
| 原因分析(由科室护士长填写) |
| 日期： 签名： |
| 整改措施(由科室护士长填写) |
| 日期： 签名： |

续表

| 效果评价(由科室护士长填写) | | |
| --- | --- | --- |
| | 日期: | 签名: |
| 科护士长效果评价(由大科护士长填写) | | |
| | 日期: | 签名: |
| 护理部追踪验证(由护理部填写) | | |

## 患者意外伤害预防及报告制度

1. 患者意外伤害主要包括药物外渗、自杀、走失、误吸、烫伤及其他意外受伤等。

2. 护理人员应认真评估患者意识状态、生活自理能力和合作程度,确定患者是否存在意外伤害的危险。

3. 对精神异常、抑郁、烦躁及自杀倾向的患者,了解患者是否正在接受药物治疗,并要求家属 24 小时陪伴,提醒家属患者可能存在自杀隐患。

4. 对存在意外伤害危险的患者要提高警惕,加强医护沟通,及时制订防范措施,做好护理记录。

5. 加强巡视,多关心患者,了解患者的心理状态,重点交接班。

6. 如果患者发生意外伤害,应按如下内容进行。

(1)立即通知医生,迅速采取急救措施挽救患者生命,并保护现场。

(2)值班护士要立即报告护士长,必要时向保卫处或总值班报告。护士长及时了解情况、发生经过、患者状况及后果,填写"意外伤害事件报告单",24 小时内电话报告护理部,48 小时内上交书面报告。发生严重意外事件要及时电话报告护理部,周末及节假日报告护理部值班人员。

(3)护士长要组织科室人员认真讨论,不断改进护理工作。

7. 科室护士长、大科总护士长和护理部逐级填写《意外伤害事件追踪评价表》,要求内容真实、措施具体、评价及时。

8. 发生患者意外事件的科室有意隐瞒不报,事后发现将按情节轻重给予严肃处理,并纳入科室绩效考核。

9. 护理部定期进行分析及预警,制订防范措施,不断改进护理工作。

附 12　意外伤害事件报告单

附 13　意外伤害事件追踪评价表

## 附 12

意外伤害事件报告单

| 患者一般资料 |
| --- |
| 患者姓名：_____　病历号：_____　意外事件发生科室：_____<br>性别：□男　　□女<br>年龄(岁)：_____<br>诊断：_____(第一诊断)<br>患者来源：□住院　□门诊　□急诊　□日间病房　□其他<br>入院日期：___年___月___日<br>入院时 ADL 得分：___分　患者自我照顾能力：□自理　□部分依赖　□完全依赖<br>陪护人员：□有　　□无<br>护理级别：□特级　　□Ⅰ级　　□Ⅱ级　　□Ⅲ级　　□其他<br>文化程度：□小学　□初中　□高中　□大专　□本科及以上　□其他 |
| **事件发生情况**<br>意外事件发生类型：□药物外渗　□烫伤　□误吸　□其他_____<br>发生时间：_____年___月___日_____时<br>发生地点：□病室　　□走廊　　□卫生间　　□浴室　　□护士站　　□治疗室<br>　　　　　□手术室　□诊室　　□户外　　□其他_____<br>发现人：□护士　□医生　□家属　□其他人员_____<br>事件发生当班护士职称：□护士　□护师　□主管护师　□副主任护师<br>工作年限(年)：_____ |
| **事件造成的结果**<br>□无　□延长住院天数　□其他_____ |
| 报告单位：_____　　联系电话：_____<br>报告日期：_____年___月___日 |
| **事件发生经过、对患者采取的处理措施及患者转归**(可附页) |

**附 13**

意外伤害事件追踪评价表

| 对患者的处置措施（由科室护士长填写） |
| --- |
| 日期：　　　　　　签名： |
| 患者转归（由科室护士长填写） |
| 日期：　　　　　　签名： |
| 原因分析（由科室护士长填写） |
| 日期：　　　　　　签名： |
| 整改措施（由科室护士长填写） |
| 日期：　　　　　　签名： |
| 效果评价（由科室护士长填写） |
| 日期：　　　　　　签名： |
| 科护士长效果评价（由大科护士长填写） |
| 日期：　　　　　　签名： |
| 护理部追踪验证（由护理部填写） |

## 护理投诉管理制度

1. 凡是医疗护理工作中，因服务态度、服务质量及自身原因或技术而发生的护理工作缺陷，引起患者或家属的不满，并以书面或口头方式反映到护理部或有关部门转至护理部的意见，均为护理投诉。

2. 护理部设专人接待护理投诉，认真倾听投诉者意见，并耐心安抚投诉者,做好解释说明工作,避免引发新的冲突,同时填写"护理投诉记录表"。

3. 护理部接到护理投诉后,及时与相关科室反馈,并调查核实。科内应认真分析事发原因,总结经验,接受教训,提出整改措施。

4. 投诉经核实后,护理部可根据事件严重程度,给予当事人相应处理。

(1)给予当事人批评教育。

(2)当事人作出书面检查,并在护理部备案。

(3)向投诉患者诚意道歉,取得患者谅解。

(4)按照护理投诉扣分标准扣科室月质控成绩。

5. 护理部定期组织投诉分析会,分析、总结和预警,不断改进护理工作。

附 14　护理投诉记录表

**附 14**

护理投诉记录表

| 投诉科室: | | 病房: | | 当事人: | |
|---|---|---|---|---|---|
| 患者姓名: | | 性别: | | 年龄: | |
| 病案号: | | 诊断: | | | |
| 投诉人: | | | | 与患者关系: | |
| 投诉者工作单位: | | | | 联系电话: | |
| 投诉内容: | | | | | |
| 接待人: | | | | 投诉日期: | |
| 科室核实情况:(可附页) | | | | | |
| | | 负责人签字: | | 日期: | |
| 科室处理意见: | | | | | |
| | | 负责人签字: | | 日期: | |

续表

| 护理部处理意见： | | |
|---|---|---|
| | 负责人签字： | 日期： |

## 医疗护理纠纷或事故处理程序

1. 当发生医疗护理纠纷或事故后，护理人员应在积极参与抢救与护理的同时，及时向科主任、护士长汇报。

2. 科室应与患者加强沟通，积极协调解决纠纷，无效情况下应向院内医患关系办公室或医务处、护理部汇报（如情节严重应及时向院领导汇报）。

3. 如发生医疗护理事故，应立即向医务处和护理部汇报。

## 纠纷病历的管理

发生纠纷的病历，医院应按国家有关规定进行管理。护理人员应了解有关规定及病历保存办法，以免增加纠纷的解决难度。

### （一）《医疗事故处理条例》中有关医疗机构病历管理规定

医疗机构应当由负责医疗服务质量监控的部门或者专（兼）职人员负责受理复印或者复制病历资料的申请。受理申请时，申请人应按照下列要求提供有关证明材料：

1. 申请人为患者本人的，应当提供其有效身份证明。

2. 申请人为患者代理人的，应当提供患者及其代理人的有效身份证明、申请人与患者代理人关系的法定证明材料。

3. 申请人为死亡患者近亲属的，应当提供患者死亡证明及其近亲属的有效身份证明。申请人是死亡患者近亲属的法定证明材料。

4. 申请人为死亡患者近亲属代理人的，应当提供患者死亡证明。死亡患者近亲属及其代理人的有效身份证明，死亡患者与其近亲属关系的法定证明材料，申请人与死亡患者近亲属代理关系的法定证明材料。

5. 申请人为保险机构的，应当提供保险合同复印件，承办人员的有效身份证明，患者本人或者其他代理人同意的法定证明材料；患者死亡的，应当提供保险合同复印件，承办人员的有效身份证明，死亡患者近亲属或者其代理人同意的法定证明材料。合同或者法律另有规定的除外。

## （二）紧急封存病历程序

1. 患者家属提出申请后,护理人员应及时向科主任、护士长汇报,同时向医务处、医患关系办公室汇报。若发生在节假日或夜间,直接通知院总值班。

2. 在各种证件齐全的情况下,由医院专职管理人员(病案室人员)、患者家属双方在场的情况下封存病历(可封存复印件)。

3. 特殊情况时需要由医务人员将原始病历送至病案室。护理人员不可直接将病历交予患者或家属。

## （三）封存病历前护士应完善的工作

1. 完善护理记录,要求护理记录要完整、准确、及时;护理记录相关内容与医疗记录一致,如患者病情变化及死亡时间等。

2. 检查体温单、护理病历首页(评估单)、护理记录单、医嘱单是否完整,包括医生的口头医嘱是否及时记录。

3. 病历封存后,由医务处指定专职人员保管。

## （四）可复印病历资料

门(急)诊病历和住院病历中的住院志(即入院记录)、体温单、医嘱单、化验单(检验报告)、医学影像检查资料、特殊检查(治疗)同意书、手术同意书、手术及麻醉记录单、病理报告、护理记录、出院记录。

### 护理安全教育、管理制度

1. 各类护理人员每年必须接受护理安全相关内容的教育及培训,从思想上重视护理安全。

(1)新护士及进修护士入院教育内容必须包含护理安全教育。

(2)其他人员每年接受 1~2 次院内或科内组织的相关内容的教育或培训。

2. 护士长要重视安全管理工作的落实,对新业务、新技术的开展必须遵守相关的准入制度,并在科内护理人员中进行广泛培训后方可实施。

3. 各级护理管理人员应深入了解一线护理人员的工作状况,及时发现、消除护理工作中的不安全隐患;对违反护理工作要求、操作规程的现象及行为,要及时进行教育及纠正,情节严重者从重处理。

4. 护理管理部门要及时将科室存在的质量安全问题进行反馈,督促整改,并追踪改进效果。定期进行护理缺陷分析,通过案例进行安全教育。

5. 各级护理管理人员对护理工作环境及护理用具,深入考查及论证,从患者安全角度出发,为不断完善环境建设、更新护理用具提出建议,为护患提供安全的工作环境和治疗休养环境。

（关玉霞　付　超）

# 八、消化内镜中心管理制度

消化内镜中心岗位设置是根据实际工作任务而设定的,它是人力资源管理的基础和核心,是建立科学绩效和薪酬管理体系的必要条件。消化内镜中心开展各种内镜检查。因此,为保障患者的内镜治疗和护理,在护理部人力配置要求的基础上,结合消化内镜的工作特点设置了护理人员岗位。内镜检查前护士与患者比例为1:(2~4)。内镜检查中,护士与医生比例为1:1。内镜治疗中护士与医生比例为2:1。恢复室护士与患者比例为1:6。

## （一）护士工作制度

1. 听从消化内镜中心的安排,认真学习和遵守中心的规章制度,不得迟到早退,若遇特殊情况需请假。

2. 精心爱护仪器设备,杜绝人为的仪器损坏(如不慎将消化内镜镜头、镜身掉地上损坏,未加防水盖放入水中损坏仪器等)。

3. 由护士长负责检查每日情况,检查内容包括护士工作质量、专业知识和技能、工作责任心、工作主动性、教学能力、协同合作和人际关系、服务态度、资源应用等。

4. 按照工作计划定期组织护理人员进行业务学习(每周不少于一次)及专题讲座,以提高理论水平。

5. 每周进行一次工作汇报,遇到技术难度大的治疗,共同讨论、学习,不断提高操作能力。

6. 择优选送人员外出参加各类学习班和学术活动,不断进行知识更新。

7. 每年进行理论考试、技术操作考核各一次。

8. 在工作期间,不允许接听手机,不在患者面前大声议论病情。

## （二）护士值班制度

1. 每日固定专人负责日间、夜间的急诊内镜工作,保证患者及时就诊。

2. 认真执行交接班制度,内容包括仪器、药品及水电安全等情况,并做好登记。

3. 值班护士接到急诊内镜任务,迅速到岗,准备内镜用具,与值班医生沟通,共同制订治疗方案。

4. 急诊内镜执行中,灵活应变,积极配合医生,安抚患者,监测生命体征,保证患者安全。

5. 急诊内镜结束后,负责洗消内镜及配件。

6. 每班护士下班前,必须关好水电,锁好门窗。

### （三）仪器管理制度

1. 专人管理,所有仪器必须造册登记。所有仪器使用后须认真保养,未使用仪器每周检查保养一次。

2. 仪器使用必须按操作规程,如有违反,有权随时终止使用。

3. 各种仪器出入、维修、升级及报废必须做好登记,内容包括日期、型号、维修原因及签名等,以保证检查、治疗顺利进行。

4. 每次仪器损坏后,应及时报告主管领导,迅速采取措施,将损坏降至最低,同时立即联系厂家专职修理人员,送修。

5. 分析内镜损坏原因,组织内镜中心工作人员开会,广泛告知,提出改进措施,杜绝再犯。

6. 仪器损坏后,及时上报,不得隐瞒,否则按相应政策给予严肃处理。

7. 定期请厂家技术人员讲课,提高工作人员对内镜的保护意识。

8. 内镜护士由内镜护理专家培训后,通过考核后,上岗工作。

9. 内镜中心所有仪器、物品未经允许,进修医师一律不得动用。

10. 进修医师所带仪器、器材,进出都必须由内镜中心技师验收清点。

### （四）信息管理制度

1. 内镜中心计算机网络为储存内镜资料专用,不得使用其他应用软件,以防病毒感染,保障网络安全。

2. 内镜中心必须有专人管理网络,上岗前需经培训。

3. 内镜资料入库前需保证其各项信息的准确性。

4. 当资料录入错误时,应及时报告,请专人修改。

5. 信息预约系统为每名工作人员设立专有密码。

6. 每月专人负责设置内镜分类工作量。

7. 封死内镜工作站的外接设备接口,禁止患者资料外传,保护患者隐私。

## 九、消化内镜中心消毒隔离制度

消化内镜技术在临床上得到了广泛应用,有效提高了诊疗和治疗水平。感染控制是消化内镜中心的重要工作,是保证患者安全、医疗质量的基本保障。消化内镜中心的感染控制工作主要分为环境和器具两部分。

### （一）环境规划及要求

1. **整体规划**　感染区与清洁区分开,医护人员通道与患者通道分开。

2. **检查室**　检查室内大部分的区域设定为清洁区,放置标本及用过的配件的污染区域应与清洁区分开。为避免交叉感染,一名患者检查后应对所有的污染区域进行消毒。

3. **消毒室**　消毒室应与检查室分开。消毒室要求空间大、空气流通、充足照明、有工作流程图、电器设备、水、干燥设备、储镜空间。

**（二）器具的消毒灭菌**

消化内镜的器具消毒分为三个层次：清洁、高水平消毒、灭菌。

1. 清洁　针对已接触患者完整皮肤的物品，比如血压计袖带、听诊器，采用肥皂水或中水平消毒剂。

2. 灭菌　针对刺破黏膜屏障的配件，比如活检钳，采用高温高压灭菌。

3. 高水平消毒　接触黏膜或不完整的皮肤，比如消化内镜，采用醛类消毒剂全浸泡式消毒。

4. 消化内镜手工消毒步骤

（1）预洗：使用消化内镜以后，立刻使用蘸取多酶溶液的纱布擦拭表面的污渍，在床边反复送气送水、吸引管道十秒，到流出清水时为止。

（2）测漏：卸下吸引送气送水的按钮和活检帽，连接测漏器，浸泡内镜至清水中，观察水面是否有气泡逸出。

（3）水洗：在水洗池中，用毛刷刷洗按钮、内镜各孔道、活瓣，用无菌纱布清洗镜身外表面，用清水灌流各管道（送气、送水管道、吸引管道、附送水管道）至少30秒，注气至少10秒，擦净镜身表面水。

（4）酶洗：浸泡池内盛1:270多酶洗液，将各按钮、内镜浸泡至多酶洗液中，按水洗法刷洗孔道按钮，用酶洗液灌流各管道至少5分钟，后吹净，擦干，捞出。

（5）消毒：完全浸泡内镜及各附件至醛类消毒剂中，内镜管道灌流入消毒剂并持续灌浸泡10分钟。

（6）水洗：完全浸泡内镜及各附件至清水中，内镜各管道灌流清水，吹干，无菌纱布清洗内镜表面，擦干，捞出。

（7）干燥：内镜置于干燥台上，气枪吹干各部位。

（8）储存：内镜挂于储镜房内，垂直悬挂，每日紫外线灯照射至少一次。

5. 消化内镜洗消机消毒步骤　在实行预洗、水洗、酶洗后，放入全自动内镜洗消机清洗，再进行手工干燥、内镜储存。

以上提到的多洗酶液、醛类消毒剂，依据内镜清洗消毒技术操作规范（2004年版）的要求，消毒浸泡时间根据该种消毒液厂家提供的经卫生部审核的正式文件。

**（三）消化内镜中心消毒隔离登记制度**

1. 消毒剂浓度必须每日定时监测并做记录，保证消毒效果，消毒剂使用时间不得超过产品说明书规定的使用期限。

2. 消毒后的内镜应每季度进行生物学监测并记录。

3. 高水平消毒后的内镜应当每月进行生物学检测，消毒后的内镜合格标准为:细菌总数 <20cfu/件,不能检出致病菌;灭菌后内镜合格标准为:无菌检测合格。

(刘逢辰)

# 第五节 消化内科护理内容

## 一、基础护理

1. 患者入病室后,根据病情指定床位。危重者应安置在抢救室或监护室,并及时通知医生。新入院患者,应立即测量血压、心率或脉搏、体温、呼吸、体重。

2. 病室应当保持清洁、整齐、安静、舒适,室内空气应当保持新鲜。

3. 危重患者、施行特殊检查和治疗的患者需绝对卧床休息,根据病情需要可分别采取不同体位。病情轻者可适当活动。急性上消化道出血期间患者取平卧位,头偏向一侧,以免呕吐物误入气管引起窒息,必要时电动吸痰;缓解期应注意劳逸结合。

4. 严密观察患者的生命体征,病情变化,注意评估有无恶心、呕吐、腹痛、腹胀、腹泻、呕血、黑粪、黄疸、吞咽困难等症状;重点评估呕血和黑粪的量、颜色及性状,皮肤的色泽、温度、弹性和静脉充盈等情况。肝硬化患者还应观察有无肝掌和蜘蛛痣。

5. 饮食按医嘱执行,向患者宣传饮食在治疗疾病、恢复健康过程中的作用。根据病情合理安排饮食,保持营养均衡。定时进餐,少食多餐,饮食宜清淡消化,避免过冷、过热、过酸等刺激性食物。肝功能显著损害并有血氨偏高或肝性脑病先兆者,应限制或禁止蛋白质摄入;食管胃底静脉曲张者宜以无渣的软食为宜;消化道急性活动性出血期间禁食,戒烟、戒酒。

6. 及时准确地执行医嘱。

7. 入院 24 小时内留取大、小便标本,并做好其他标本的采集并及时送验。

8. 认真执行交接班制度。

9. 按病情要求做好生活护理、基础护理及各类专科护理。

10. 对于长期卧床、消瘦、脱水、营养不良以及昏迷者应当做好皮肤的护理,防止压疮的发生。

11. 根据病情需要,准确记录出入量。

12. 根据内科各专科特点备好抢救物品,并积极参加抢救工作。

13. 了解患者心理需求,给予心理支持,做好耐心细致的解释工作,严格执行保护性医疗制度。

# 二、危重患者的管理

## （一）消化科护士的配备、素质和培养

护士必须训练有素,有为护理事业奋斗的献身精神和开拓精神。要有消化科专科的医疗护理和急救基础知识。掌握各种精密仪器的使用和管理,并了解监测参数和图像分析及其临床意义。护士要相对专业化、固定化,且实际工作和接受新鲜事物的能力要强。

护士应具备:获取知识的能力,敏锐精细的观察力,突发事件的应变能力,语言交流能力,情绪的调节与自控能力,扎实的基础操作能力。

## （二）接诊的护理程序

接收患者的准备,完成患者的入院评估,介绍患者的主管医生和责任护士,介绍科室环境,正确执行医嘱,完善护理记录,制订护理计划,做好家属工作。

## （三）消化科危重患者的基础护理

1. 将患者安置于抢救室或监护室,保持室内空气新鲜、安静、整洁,温、湿度适宜。

2. 卧位与安全　根据病情酌情给予卧位,使患者舒适,便于休息,对昏迷神志不清,烦躁不安的患者,应采用保护性措施,给予床档、约束带、压疮防治垫等。

3. 严密观察病情　做好生命体征监测,心电监护及神志、瞳孔等的观察,及时发现问题,报告医师,给予及时处置。

4. 保持静脉通道通畅,遵医嘱给药,保证治疗。

5. 加强基础护理　做到患者卫生"三短九洁",即头发、胡须、指甲短,眼、口、鼻、手、足、会阴、肛门、皮肤、头发洁。

6. 视病情给予饮食指导,摄入高蛋白、低脂肪、含维生素高的易消化食物。

7. 保持大小便通畅　有尿潴留者,行诱导排尿无效可行导尿术,需保留尿管,并做好保留尿管护理,大便干燥者给予灌肠,腹泻患者保护好肛周皮肤。

8. 保持各管道通畅　妥善固定,防脱落、扭曲、受压、堵塞,同时注意无菌技术操作,防逆行感染。

9. 心理护理　勤巡视,关心患者,多与患者交流沟通,消除患者恐惧、焦虑等不良情绪,以树立患者战胜疾病的信心。

## （四）消化科危重患者的各种管路的护理

消化科管路较多,包括胃管、尿管、腹腔引流管、胸腔引流管,空肠营养管、PTCD、PTBD、ENBD,小肠减压管,中心静脉置管等。作为鼻饲管路,我们要给

予明确标识,妥善固定,防止管路滑脱,鼻饲过程中定时温水冲洗管路,防止管路堵塞。作为引流管路,我们要给予明确标识,妥善固定,防止管路滑脱,观察引流液的颜色、性状、量,定期更换引流袋,防止感染。告知患者活动时避免拖拽管路,防止管路打折,避免引流袋高于穿刺处,防止引流液倒流引起感染。保留胃管和尿管的患者,要每天给予口腔护理和会阴冲洗。留置中心静脉置管的患者,观察管路位置是否良好,回血是否良好,定期更换敷料,预防感染。

### (五)消化科危重患者的心理护理

1. 减少不良刺激,减轻或消除恐惧心理。
2. 密切观察患者言行,掌握心理发展规律。
3. 融洽护患关系,取得信任和配合。
4. 改善病室环境,消除孤独和寂寞感。

### (六)消化科院内感染的控制

患者因病情危重,机体免疫功能抑制,抗体生成减少,屏障功能丧失,无力抵御外来病原的侵袭。其次,患者需要进行较多侵入性治疗和监测,增加了感染的机会。再者,危重患者选用抗生素应用周期长,容易产生耐药菌,必须积极采取各种防御措施。

### (七)消化科的仪器配备管理和安全措施

所有仪器使用前,必须认真仔细阅读使用说明书,严格按照程序操作。由专业人员定期对各种仪器进行校正和维护。

### (八)消化科危重患者抢救工作的组织管理

1. 遇到患者病情突变,立即有专人负责抢救。
2. 制订抢救方案。
3. 制订抢救护理计划。
4. 做好抢救过程中的查对工作和抢救记录。
5. 做好交接班工作,保证抢救和护理措施的落实。
6. 抢救物品使用后要及时清理,消毒,归还原处和补充。
7. 平时抢救物品配备齐全。

### (九)消化科危重患者的转运安全护理管理

危重患者转运之前充分评估,对转运途中的风险做出预测,并与转运科室取得联系,做好患者接收准备。转运过程中避免患者坠地,全程使用监护仪监测患者生命体征变化,根据病情需要带好抢救用药。到达接收科室,认真做好交接工作。

### (十)消化科危重患者家属的接待

医生对危重患者家属应充分交代病情,护士应对家属做好安抚工作。

# 三、 患者的安全管理

随着世界范围内人口老龄化的压力、社会健康需求的变化、医学模式的转变、卫生保健制度改革以及新的疾病出现,医院所面临的医疗风险日益加大,患者在接受治疗和护理的过程中,受到意外伤害的可能性也日益增多,因此,患者安全也越来越受到世界各国的广泛重视。护理工作质量作为医院工作的重要组成部分,与患者安全息息相关。从临床护理工作角度出发,探讨消化内科临床护理工作中影响患者安全的相关因素,并从环境、人文、管理等方面寻找应对措施。以保证患者安全、杜绝不良事件的发生。

安全是住院患者的基本需要之一。对于住院患者来说,由于自身生理、心理状态的改变,以及所处环境的变化,使得患者抵御各种危险的能力明显降低,因此,保证患者在住院期间的安全是广大医护人员重要的工作职责之一。在护理过程中,由于患者身心的易损性与护理的许多不确定因素,造成了相当比例的护理不良事件发生。各医院应通过建立预防性的评估体系,寻找缺陷点,采取应对措施来杜绝不良事件。

近几年,我科在医院总方针的指导下,结合本科的临床护理特点,从患者角度出发积极采取预防措施,给住院患者提供了一个舒适、安全的就医环境。

## (一)影响患者安全的相关因素

1. 人文因素

(1)老龄患者的增多:随着目前我国人口老龄化的加速,我科老年患者的收治率在进一步攀升。老年患者除患有专科疾病外,常常合并其他慢性病,如心脑血管疾病、糖尿病、呼吸系统疾病等等,给我们的护理工作增加了许多风险因素。同时由于老年患者卧床概率的增加以及思维能力的下降,故我们应更加关注这部分人群的住院安全问题。

(2)肝性脑病高危患者的增多:肝性脑病是严重肝病引起的、以代谢紊乱为基础的中枢神经系统功能失调的综合病征,其主要临床表现是意识障碍、行为失常和昏迷。随着各型肝硬化疾病患病率的增高,肝性脑病的发生率也有所增加。因此,相对于其他病种患者,我们需要为此类患者提供更多的安全措施。

(3)一线医护人员职业风险增加:我科作为国内知名的消化疾病中心,承担着对基层医院、大专院校的教学及培养任务。进修、实习医师以及低年资护理人员数量的逐年递增,给临床工作带来了更多的风险,影响着患者安全。研究表明:良好的护理队伍素质是安全护理的基础。当护士的素质不符合护理工作要求时,就会引发一系列威胁患者安全的问题。

2. 环境因素

（1）临床护理工作繁重：由于消化系统疾病患者需禁食较长时间，需给予足量补液，因此输液量较多。同时各种小治疗、口服给药的工作量也较大，造成护理工作繁忙。杂乱的环境容易导致人的行为出现失误，因此能在繁忙的工作中保证准确无误的措施显得尤为重要。

（2）静脉置管技术的广泛应用：为了快速补充液体和营养，减少患者反复穿刺的痛苦，静脉留置针以及中心静脉穿刺技术已在临床广泛应用。但在使用过程中，由于后期护理措施不当很可能引发血管内气泡进入、血栓形成、留置针脱出、感染、血气胸等现象的发生，威胁着患者的生命及健康。

（3）各种管路增多：随着医疗新技术、新材料的出现，消化疾病的诊疗手段不断革新，治疗中的患者根据各自疾病特点常需留置各种管道，如胃管、尿管、腹腔引流管、胸腔引流管，空肠营养管、PTCD、ENBD、小肠减压管等。护理工作如若不当，较易发生管路混淆、脱出事件，给患者的生命安全造成隐患。

3. 管理因素　护理管理体制是临床护理工作中保证患者安全的核心。管理措施不当，会直接威胁到患者的安全。分析临床护理工作中影响患者安全的护理管理因素可归纳为以下几方面：①各部门之间管理的无缝隙性；②安全文化建设的深入性；③人才培养机制的健全性；④护理人力资源安排的合理性；⑤各种医疗仪器设备的维护与保养的持续性。

**（二）防范措施**

1. 加强基础护理，重视护理评估　我科在总方针的指导下开展了优质护理病房责任制护理的模式，将住院患者的基本生活需求放在工作首位。对所有护理人员进行基础护理操作技能的强化培训，如卧位患者床上翻身技术、会阴冲洗、口腔护理等等。开展责任制护理，帮助并指导患者进行生活护理。对刚住院的高危患者建立一系列评估体系及评价表，如：生活能力评定量表、压疮风险评估量表、跌倒风险评估量表等。加强了对患者基础情况的动态观察，以杜绝压疮、坠床等事件的发生。

2. 合理规划轮班制度　强化医护合作的观念，医护排班按照低年资临床医师与高年资护理人员、高年资医师与低年资护理人员搭班的模式进行。加强互相监督的理念，护理人员在执行任何医嘱前，都要对医嘱的合理性进行评价，确认无误需经二人核对后方可执行。同时病房每日均有高年资二线医师值班，保证了医护工作准确有效的实施。护士的认知、记忆力影响着护理人员能否安全实施护理措施，保证患者安全，采用手册、记事本的方法可以减少护理人员由于忘却而发生的失误。护理人员的交接班由原来的口头交接班发展为目前书面记事与口头相结合的交接班模式。病房内单设一本交接班记事本,各班次护士将需要交接的事宜落实到笔头上,保证了护理工作的连续性和完整性。

3. 规范护理操作技术及工作流程,建立监督机制　护理人员具备过硬的护理操作技术和丰富的理论知识是保证患者安全的基础。

4. 建立警示标识,确保环境安全　医疗环境与患者安全息息相关。我科在保证病区环境整洁、舒适,照明设施方便患者使用,地面防滑、扶手牢固的基础上,更加注重医院内警示标识的使用。消化科患者由于治疗要求,需要较长时间带多条管路,护理人员要通过不同的管路进行治疗及给药,因此标明各条管路的名称及置管时间和更换时间,可以有效地避免因粗心、疏忽而出现的护理差错,定时更换,可预防导管相关性感染的发生。根据病区内患者的不同护理级别,床头卡都挂贴上不同颜色的标识,以告知其他工作人员患者的病情严重程度、生活自理情况、有无传染病和药物过敏,是否需要陪伴等情况。病区内物品的放置及垃圾处理均配有明显标识,可以大大减少护理人员在工作中因寻找药物及物品而浪费的时间。

5. 加强临床护理的全方位管理　护理管理者是临床护理与其他各部门的沟通桥梁,护理工作准确有效的完成依赖于各部门之间的协作。遇到问题及时与医务处、检验科、药剂室、配餐室、后勤等相关部门沟通,最大限度地满足了患者的治疗需求、生活需求。

# 四、健　康　教　育

健康教育是整体护理中的一项重要内容。通过向患者传授所患疾病的有关医学、护理方面的知识,调动患者积极参与护理活动,达到促进康复的目的。目前,我国临床护理工作正向集治疗、预防、康复和促进健康为一体的多元护理模式转化,健康教育已成为护理工作的重要组成部分。

消化系统疾病是人类常见的、多发的一组疾病,其预后除与疾病的种类、诊断治疗是否及时、方法是否正确等有关外,患者或家属是否掌握有关的健康教育内容,在预防疾病发生、发展及治疗过程中具有重要的作用。特别是各种慢性疾病,治疗休养过程的大部分是在院外或家庭中,故掌握正确的健康教育内容和执行健康行为更为重要。

## (一)进行健康宣教时护士应具备的素质

随着医学模式的转变及整体护理模式的推广,以"病人为中心"的护理观已在一定程度上被护士接受,各级护理人员逐步形成了正确的健康教育观念。调查显示,有 96.43% 的护理人员认为健康教育对患者的康复非常重要,有 85.71% 的人认为健康教育是护理人员的重要工作,97.62% 的人认为教育对象不仅包括患者,还包括家属。认同了一个完整、有效的健康教育活动要通过护理人员和患者、家属间的互动,才能取得良好效果。

护士应该具备牢固的护理理论基础和扎实的基本功,努力实践,积累丰富的临床经验,同时还应努力学习相关学科的知识,如临床医学、心理学、病理学、社会学及预防保健知识,学会实施健康教育的方法,掌握健康教育的内容。

我们的护理对象来自不同的环境、职业,有不同年龄、性别、性格、习惯和文化层次。因此个体差异很大,或因文化素质偏低而理解能力不强,或因心理承受能力差而思想包袱过重,或因脾气暴躁而难以配合,或因口音差异过大、年老听力差而造成交流困难等,都给健康教育增加了不少的难度。这就要求护理人员必须要有足够的耐心和爱心。

护理人员要有良好的沟通技巧。对文化层次高的可采取书面交流,详细讲解病情的发病机制、治疗护理措施及预防保健知识,治疗用药的名称、作用及不良反应。对文化低的患者,多用通俗易懂的语言,采用讲解与示范教育形式,以教会自我护理方法,对治疗用药可以告知其用药方法及注意事项,出现药物副作用应及时告知医护人员。急性消化道出血的患者须于入院时给患者反复讲解预防再次出血的各项护理知识,并督促协助患者执行。慢性患者可以逐渐授予患者相关知识,并适时地有机地贯穿于护理活动中,以便患者记忆。

对性格开朗者多讲道理,对自己疾病不在乎者,重点讲明疾病的危害性及预防的重要性。对性格抑郁内向者,语言要适度,要尊重患者的生活习惯,注意保护患者的隐私,对患者提出的问题要耐心解释。

### (二)健康教育的内容

健康宣教分为入院、住院、出院 3 个阶段。入院时以基础信息为主,内容以介绍医院、科室环境、陪伴制度、卫生制度、作息时间、主管医师及主管护士等为主,使患者尽快熟悉环境。住院阶段以及患者疾病不同阶段,介绍与疾病有关的医疗护理、饮食、休息与活动各方面的注意事项,以提高患者住院适应能力及自我护理保健能力。出院时根据住院情况提供相应的出院指导,纠正患者的不良生活习惯及行为,达到健康教育的目的。健康教育要做到持之以恒,根据患者住院的不同时期、不同病情进行全方面的教育。实施护理操作时,将躯体护理与教育融为一体。

### (三)加强辅助教育措施

建立健康与保健宣传栏,普及相关疾病的医学保健知识,如吸烟及过量饮酒的危害,肺癌患者的早期发现,鲜为人知的家庭致癌物,哮喘的预防与治疗等,增加患者与家属的阅读兴趣,增强健康教育效果。在实践中,我们运用了系统的方法将同一种疾病普遍的、共性的问题加以罗列,制成小册子,供患者阅读,并加以指导。或将患者的详细药物名称打印出来给患者,便于记忆。

### (四)消化科常见疾病的健康教育

1. 急性胰腺炎

(1)急性胰腺炎概述:急性胰腺炎是胰酶在胰腺内被激活而发生自身消化的化学炎症,通常有腹痛和胰酶升高,常见的病因有胆道疾病、酗酒、暴饮暴食、外伤和手术等,其他各种病因较少见。未能找到病因的称之为特发性胰腺炎。临床上可分为轻型和重型,前者多见,占80%左右,预后良好;后者少见,但病情严重,可有器官功能衰竭和(或)局部并发症(坏死、脓肿、假性囊肿等),死亡率高。随着人们生活水平的提高,饮食习惯与生活规律的改变,现代生活节奏的加快,急性胰腺炎的发病率越来越高,因此对急性胰腺炎的健康教育尤为重要,可激励患者积极参加健康维护,主动改变不良生活方式,从而有效帮助患者预防该病,提高自我保健能力,控制疾病的发生发展。

(2)健康教育内容

1)患者应卧床休息,保证睡眠,以减轻胰腺负担,促进组织修复。

2)伴休克患者取平卧位,头偏向一侧,未休克者取半卧位。

3)勤翻身,勤更换衣物,保持清洁,衣裤宜松软。

4)轻症者可酌情给少量清淡流质如米汤等,不进食蛋白质和脂肪及硬质食物。

5)中度患者可禁食1~3天,后逐步恢复饮食。如从流质过渡到半流质等。

6)重度患者除禁食外应进行胃肠减压,至腹痛基本消失,可酌情进食少量低脂流质,以后逐步增加。

7)恢复后也要重视饮食护养,需少吃多餐,不食油煎、辛辣刺激食品,避免暴饮暴食。

8)帮助患者及家属了解本病的诱因,及时治疗胆道及十二指肠疾病。

9)治疗以抗炎、解痉镇痛、抑制胰酶活性为原则。

2. 消化性溃疡

(1)消化性溃疡概述:消化性溃疡指由于胃酸/胃蛋白酶的消化作用而发生在食管下段、胃、十二指肠、胃空肠吻合口术后的肠侧及具有异位胃黏膜的Meckel憩室的溃疡,其中以胃和十二指肠溃疡多见。引起的因素包括胃酸分泌过多、Hp感染、NSAID、遗传、应激和心理因素,同时也与黏膜的防御力下降有关。病程有慢性、反复发作的特点,常合并消化道大出血、穿孔、幽门梗阻及癌变等严重并发症,单纯依赖药物治疗消化性溃疡其疗效和远期效果都不令人满意,消化性溃疡的健康教育作为一种有效的干预手段已在临床中广泛应用。

(2)健康教育内容

1)环境要舒适,安静。避免情绪激动、精神紧张等不良精神因素刺激。

2)规律饮食,少量多餐,避免刺激性食物,忌烟酒、浓茶、辛辣食物。

3)注意休息,劳逸结合。

4)遵医嘱按时服药。

5)病情轻者可适当减少工作,活动期疼痛发作时则完全休息1～6周。

6)按时复诊,及时就诊。

7)积极消除幽门螺杆菌。

8)治疗以抑酸剂、组胺 $H_2$ 受体拮抗剂、胃黏膜保护剂、抗生素为原则。

3. 上消化道出血

(1)上消化出血的概述:上消化道出血指屈氏韧带以上的消化道疾病引起的出血,是消化内科临床常见的急症之一,病死率高,随着健康观念的改变以及整体护理的深入开展,上消化道出血健康教育越来越受到重视,其根本目的是帮助患者或家属自愿地接纳有利于健康的行为和方式,消除或减少影响上消化道出血危险因素,促进健康,提高生活质量。

(2)健康教育内容

1)出血期应严格卧床休息,可取半卧位,头偏向一侧,并嘱床上大小便。

2)保持环境安静,注意保暖。

3)有活动出血者应暂禁食8～24小时,如出血已停止可摄少量流质饮食。

4)待出血停止病情稳定,可适当起床活动,给予高热量、高蛋白、高维生素、易消化食物。

5)忌食刺激性食物:如酸辣、生冷、油炸及多纤维食物。

6)定时进食,少量多餐,宜进柔软食物。如面食、软饭、米粥等。

7)肝硬化引起出血者,如伴有腹水宜进低钠、低蛋白、高热量饮食。

8)生活要有规律,避免精神过度紧张,饭后休息30分钟至1小时。

9)慎用或禁用诱发出血的药物,如:阿司匹林、咖啡因、保泰松、利血平等。

10)坚持按医嘱服药,以预防复发,尤其在季节转换时更应注意门诊随访。

11)如发现上腹部不适,压迫感,有呕血、黑便应及时就医。

12)治疗以止血药、制酸剂、$H_2$ 受体拮抗剂、抗生素为原则。

4. 肝硬化

(1)肝硬化的概述:肝硬化是一种由不同病因长期损害肝脏引起肝脏慢性、进行性、弥漫性病变,是在肝细胞广泛变性和坏死基础上产生肝脏纤维组织弥漫性增生,并形成再生结节和假小叶,导致正常肝小叶结构和血管解剖的破坏,病变逐渐进展,晚期出现肝功能衰竭、门脉高压和多种并发症。病程长,治疗效果不明显且易反复发作,对肝硬化患者及家属进行健康教育是预防并发症、提高其生活质量并预防肝硬化复发的有效措施。

(2)健康教育内容

1)注意休息,禁烟酒,生活规律。

2)低盐饮食,适当补充蛋白。

3)合并其他疾病时,注意避免服用肝损药物。

4)定期(3个月至半年)行肝功能、B超等检查,了解病情变化。

5)如发现腹水、水肿、鼻出血、牙龈出血、消化道出血等情况及早就医。

6)平时可适当服用保肝药物。

5. 脂肪肝

(1)脂肪肝的概述:脂肪肝是一种脂代谢紊乱性疾病,由于各种原因引起肝细胞内脂肪过度堆积形成,肝内脂肪聚集超过5%时称为脂肪肝,与单纯肥胖、饮酒、营养失调、糖尿病等有关。随着人们生活水平的提高、饮食结构的改变、不良生活方式的影响以及预防保健措施的滞后,使脂肪肝的发病率持续上升,且发病有低龄化趋势。因此,对脂肪肝患者进行相关知识调查,有针对性地进行健康教育,对预防和降低脂肪肝患病率具有重要意义。

(2)健康教育内容

1)避免疲劳,适当进行休息锻炼,控制体重。

2)清淡饮食,减少油脂饮食摄入,避免烟酒。

3)合并其他疾病时,注意避免服用损肝药物。

4)定期(3个月至半年)行血脂、肝功能、B超等检查。

5)平时在医生的指导下可适当服用保肝、利胆、降脂药物。

(王　玮　李宾宾)

# 五、 消化科常见并发症及预防

【消化道出血的预防及护理】

消化道出血为消化科最常见的并发症,多突然发生。当患者消化道出血时,应立即通知医生,配合医生做好抢救工作;消化道大量出血时,一般出血量较大,多在1000ml以上,很难自行止血。除呕鲜血及血块外,常伴有柏油便。引起出血的原因以食管胃底曲张静脉破裂出血多见,其他出血原因如急性出血性糜烂性胃炎、贲门黏膜撕裂综合征等。对怀疑静脉曲张出血者应尽早使用生长抑素或特利加压素,疗程常需5天以上。必要时行内镜或外科手术治疗。

（一）预防措施

1. 积极治疗原发疾病　如食管炎症、胃溃疡、慢性肝炎，减少出血的机会。

2. 应时刻保持足够的警惕性　慢性肝病患者要了解和掌握目前自己的肝病状态，比如有无肝硬化，有无食管或胃底静脉曲张等。患者一定要听从医生的劝告与指导，避免诱发上消化道出血的因素，切忌侥幸心理。

3. 合理休息，不可过劳　慢性肝病患者由于肝脏功能缺失，已不能满足全负荷工作的需要。因此，应注意休息，做到力所能及、劳逸结合。提倡散步、练气功、打太极拳等较为舒缓的运动，不适合做快跑、急走等剧烈的活动。

4. 软化饮食，禁忌粗糙　进食粗糙的食物有可能划破食管或胃底曲张的静脉而引起出血。饮食要注意少食多餐，不可过饱。进食最好细嚼慢咽。食物以稀软易消化、富含营养及少渣为宜。患者还应禁辛辣、油煎食品。

5. 情绪轻松，不要紧张　文献报道，不良情绪同样可诱发上消化道出血。

6. 禁忌饮酒，合理用药　避免接触和进食对肝脏有损害的毒性物质，如酒、某些药物及化学品等。阿司匹林应谨慎使用，以免诱发消化道黏膜出血。

（二）护理措施

1. 及时补充血容量　迅速建立两条静脉通道，及时补充血容量，抢救治疗开始滴速要快，但也要避免因过多、过快输液、输血引起肺水肿或诱发再出血，从而加重病情。

2. 体位护理　出血期间绝对卧床休息，采取平卧位，头偏向一侧，防止因呕血引起窒息。

3. 饮食护理　严重呕血或明显出血时，必须禁食，24小时后如不继续出血，可给少量温凉流质易消化的饮食，病情稳定后，指导患者饮食宜定时定量，少食多餐，避免进食粗糙、生冷、辛辣等刺激性食物，同时要禁烟、酒、浓茶和咖啡。

4. 口腔护理　每次呕血后，及时做好口腔护理，减少口腔中的血腥味，以免再次引起恶心、呕吐，同时能增加患者舒适感。

5. 皮肤护理　保持皮肤清洁及床铺清洁、干燥，呕血、便后及时清洁用物。

6. 心理护理　心理护理是指在护理全过程中，由护士通过各种方式和途径积极影响患者的心理状态，以达到其自身的最佳身心状态，其必要条件是护士要与患者建立良好的互相信任的治疗性人际关系，并对存在的心理问题有较深的了解和准确的评估。患者对疾病缺乏正确认识的前提下，易产生紧张恐惧的情绪而加重出血，尤其反复出血者因反复住院给家庭带来沉重的经济负担,感到前途暗淡,消极悲观,对治疗失去信心。因此做好有效的心理护理尤为重要。医护人员从容的态度、亲切的语言、认真的答疑、果断的决策、沉着、冷静、熟练的操作,可给患者以安全感,解除患者精神紧张及恐惧心理,有益于良好护患关系的建立和进一步治疗的配合。

7. 用药指导  严格遵医嘱用药,熟练掌握所用药物的药理作用、注意事项及不良反应,如滴注垂体后叶素止血时速度不宜过快,以免引起腹痛、心律失常和诱发心肌梗死等,遵医嘱补钾、输血及其他血液制品。

8. 对症护理  发绀者应吸氧,休克者注意保暖,精神紧张者给予地西泮,肝病者禁用巴比妥类、吩噻嗪类及吗啡。

9. 健康指导  向家属宣教一些本病的常识,使之对治疗过程有一定的了解,取得家属配合,并协助医生解决一些实际问题;教会患者及家属识别早期出血征象及应急措施,出现呕血或黑便时应卧床休息,保持安静,减少身体活动;帮助掌握有关病症的病因、预防、治疗知识,以减少再度出血的危险;保持良好的心态和乐观精神,正确对待疾病,合理安排生活,增强体质,应戒烟戒酒,在医生指导下用药,勿自行使用处方,慎重服用某些药物。总之,上消化道出血,起病急、来势凶险、变化快、易造成失血性休克和循环衰竭而危及生命,如能正确诊断,进行有效的止血治疗及认真细致的护理,可使患者转危为安,提高治愈率,降低病死率,从而达到康复的目的。

【穿孔的预防及护理】

(一)缓解疼痛

1. 禁食水,持续胃肠减压  减少胃肠内容物继续流入腹腔。

2. 体位  术后麻醉清醒后取低半卧位,减少切口缝合处张力,以减轻患者的疼痛和不适。

3. 对切口疼痛不能忍受者,必要时可遵医嘱给予镇痛药。

4. 营造良好舒适安静的环境,保证患者充足的休息和睡眠,同时护士可采取有效措施分散患者的注意力。

(二)维持体液平衡

观察病情变化:严密监测血压、脉搏、呼吸,监测并记录尿量及引流情况,如引流液的量、颜色及性质。

【感染的预防及护理】

1. 加强观察和基础护理  监测患者体温和血白细胞计数;协助并鼓励患者定时翻身、深呼吸,有效咳嗽及排痰;加强口腔和尿道口护理。

2. 维持有效引流  如急性胰腺炎患者术后多留置多根引流管,包括胃管、腹腔双套管、T型管、空肠造瘘管、胰引流管、导尿管等。应分清每根导管的名称和部位,贴上标签后与相应引流装置正确连接固定。防止引流管扭曲、堵塞和受压。定期更换引流瓶或袋,注意无菌操作,分别观察记录各引流液的颜色、性质和引流量。

**【腹水的预防及护理】**

1. 保持舒适的体位  平卧位利于增加肝肾血流量,可抬高下肢,减轻水肿;阴囊水肿者,托带托起,利于水肿消退;大量腹水者,采取半卧位。

2. 避免腹内压骤增或骤减。

3. 限制水、钠摄入,准确记录 24 小时出入量。

4. 饮食护理  高热量、高蛋白质、高维生素、易消化饮食,禁烟酒,适当脂肪。

5. 监测生化指标,遇危急值及时通知医生及时处理。

6. 长期卧床患者,及时协助翻身,保护皮肤。

7. 留置引流管患者注意预防不良事件的发生。

**【肝性脑病的预防及护理】**

**(一)预防**

肝性脑病是肝病最常见的死亡原因。除人体循环性脑病所述原因外,在肝脏严重受损时,若存在以下诱因,也易导致肝性脑病:①上消化道出血,是最常见的诱因;②摄入过多的含氮物质,如饮食中蛋白质过多、口服铵盐、蛋氨酸等;③水、电解质紊乱及酸碱平衡失调;④缺氧与感染;⑤低血糖;⑥便秘;⑦催眠、镇静剂及手术。及早识别并去除诱因是预防和治疗肝性脑病的基础和前提,治疗措施包括低蛋白饮食和应用降低血氨的药物。乳果糖曾作为一线治疗措施,但其确切疗效目前仍不清楚。抗生素包括新霉素、甲硝唑及万古霉素,可作为不能耐受乳果糖患者的选择。长期使用新霉素会引起听力丧失及肾脏毒性,而甲硝唑则会引起神经毒性,万古霉素亦可引起肠道菌群紊乱。利福昔明是一种新的抗菌谱较广的肠道不吸收抗生素,治疗效果与传统的乳果糖相当。

**(二)护理措施**

1. 病情观察  严密观察患者思维、认知的变化,以判断意识障碍的程度。加强对患者生命体征及瞳孔的监测并记录。

2. 加强护理  如有烦躁者应加床栏,必要时使用约束带,防止发生坠床及撞伤等意外。

3. 保持大便通畅  便秘使氨等有毒物质在肠道内停留时间过长,促进毒物吸收,可用生理盐水加食醋保留灌肠。忌用肥皂水灌肠,因其为碱性,可增加氨的吸收。

4. 昏迷患者的护理  ①患者取仰卧位,头略偏向一侧以防止舌后坠。②保持呼吸道通畅,保证氧气的供给。③做好口腔、眼的护理,对眼睑闭合不全者可用生理盐水纱布覆盖。④尿潴留者留置导尿管并详细记录尿的量、性状、气味等。⑤预防压疮：定时翻身，保持床铺干燥、平整。⑥给患者做肢体的被动运动，防止静脉血栓形成及肌肉萎缩。

5. 饮食护理　以碳水化合物为主要食物，每日供给热量 1200～1600kcal和足量的维生素。昏迷者鼻饲 25% 葡萄糖液供给热量。胃不能排空时应停止鼻饲，改用静脉滴注。全日蛋白质小于 30～40g，给予支链氨基酸为主的豆制品（即植物性蛋白）最好，不用动物性蛋白，昏迷时禁用蛋白质。水入量一般为尿量加 1000ml/d。脂肪尽量少用。

6. 认真执行医嘱进行药物治疗　准确而迅速给予降氨等有关药物，了解药物的作用、注意事项及药物不良反应等。禁止给患者应用安眠药和镇静药物。防止大量输液。

（李宾宾　王　玮）

## 第六节　消化内科常见风险评估和防范

### 一、压疮的风险评估与防范

1. 对患者进行压疮评估的内容　主要包括对压迫的感知能力；皮肤潮湿度；身体活动程度；改变体位能力；营养状况；摩擦力和剪切力等。

2. 对高危人群的预防措施　告知患者及家属可能出现压疮的危险性，讲解主要事项；定时翻身，更换体位，减轻皮肤受压，避免摩擦；使用保护膜等工具；保持皮肤及床单位清洁、干燥；指导及协助患者移动时，避免牵拉及摩擦皮肤；指导患者及家属合理膳食，增强营养。

3. 发现患者皮肤压疮，及时上报。

4. 密切观察皮肤变化，积极采取护理措施，促进压疮早期恢复，并准确记录。

5. 经评估患者属于压疮危险人群，应按要求填写"防范患者压疮记录表"。患者已经发生压疮，但为了预防其他部位继续发生压疮，除填写"皮肤压疮护理报告单"外，仍需填写"防范患者压疮记录表"。

6. 组织科室人员认真讨论，不断改进护理工作。

附 15　防范患者压疮记录表

## 附 15

防范患者压疮记录表

| 科室 | | 姓名 | | 年龄 | | 性别 | | 诊断 | | | |
|---|---|---|---|---|---|---|---|---|---|---|---|
| 入院日期 | | | 转入科室 | | | 转入日期 | | | 出院日期 | | |
| 评估内容 | 分值 | | | | 评估日期 | | | | | | |
| | 1 分 | 2 分 | 3 分 | 4 分 | | | | | | | |
| 对压迫的感知能力 | 完全丧失 | 严重丧失 | 轻度丧失 | 未受损害 | | | | | | | |
| 皮肤潮湿度 | 持久潮湿 | 十分潮湿 | 偶尔潮湿 | 很少发生 | | | | | | | |
| 身体活动程度 | 卧床不起 | 局限椅上 | 偶可步行 | 经常步行 | | | | | | | |
| 改变体位能力 | 完全不能 | 严重受限 | 轻度受限 | 不受限 | | | | | | | |
| 营养状态 | 差(禁食或补液≥5 天或少量流食) | 不足(鼻饲或 TPN) | 适当 | 良好 | | | | | | | |
| 摩擦力和剪切力 | 有 | 潜在危险 | 无 | | | | | | | | |
| 总评分 | | | | | | | | | | | |
| 预防措施 | 告知患者及家属可能出现压疮的危险性,讲解注意事项 | | | | | | | | | | |
| | 定时翻身,更换体位,减轻皮肤受压,避免摩擦 | | | | | | | | | | |
| | 使用气垫、气圈、棉垫、保护膜等工具 | | | | | | | | | | |
| | 保持皮肤及床单位清洁、干燥 | | | | | | | | | | |
| | 指导及协助患者移位时,避免牵拉及摩擦皮肤 | | | | | | | | | | |
| | 指导患者及家属合理膳食,增强营养 | | | | | | | | | | |
| 预防效果 | 皮肤无异常 | | | | | | | | | | |
| | 皮肤局部出现红肿热痛 | | | | | | | | | | |
| | 皮肤出现水疱、破溃 | | | | | | | | | | |
| 护士签字 | | | | | | | | | | | |

填表说明:

1. 评分范围 6~23 分,分值越低,患者器官功能越差,发生压疮的危险性越高。

2. 分值≤6 分的患者每班评估 1 次,分值 7~12 分的患者每 24 小时评估 1 次,其他患者每周评估 1~2次或病情变化随时评估。

3. 如果患者出现局部红肿热痛、水疱、表皮破溃,护士长应在 24 小时内书面上报护理部。

4. 患者转科时此表随护理记录一并移交新病房继续填写,出院后于每月 5 日前交护理部

## 二、跌倒（坠床）的风险评估与防范

1. 护理人员应本着预防为主的原则，认真评估患者是否存在跌倒（坠床）危险因素，填写"防范患者跌倒（坠床）评估记录表"。评估内容包括：一般情况，意识状态，身体状况，近期用药和排泄问题等。

2. 对存在上述危险因素的患者，要及时制订防范计划与措施，并告知科室保洁人员、后勤负责转运患者的人员、配膳员，做好交接班。具体措施：保持地面无水渍、障碍物，病室及活动区域灯光充足；悬挂预防跌倒标识，必要时班班交接；告知患者及家属可能导致跌倒原因，并采取相应防范措施；患者日常用物放于可及处；指导患者穿长短合适的衣裤及防滑鞋；将呼叫器放于可及处，提醒患者下床时若有必要，可寻求帮助；适当使用床档或约束；依据风险程度，必要时专人陪住。

3. 及时告知患者及家属，使其充分了解预防跌倒（坠床）的重要意义，并积极配合。

4. 加强巡视，随时了解患者情况并记好护理记录，根据情况安排家属陪伴。

5. 如果患者发生跌倒（坠床），应按如下内容进行：

（1）本着患者安全第一的原则，迅速采取救助措施，避免或减轻对患者身体健康的损害或将损害降至最低。

（2）值班护士要立即向护士长汇报。科室按规定填写"跌倒（坠床）事件报告单"，在 24 小时内电话报告护理部，48 小时内上交书面报告。周末及节假日报告护理部值班人员。

（3）护士长要组织科室人员（医生、护士）认真讨论，分析原因，制订改进措施，并落实整改。

附 16　防范患者跌倒（坠床）评估记录表

## 附 16

防范患者跌倒(坠床)评估记录表
病案号

| 姓名 | | 性别 | | 年龄 | | 科室 | | | |
|---|---|---|---|---|---|---|---|---|---|
| 诊断 | | | | 入院日期 | | | 出院日期 | | |
| 评估<br>内容 | 评估级别 | | | | 评估日期 | | | | |
| | A | B | C | D | | | | | |
| 一般情况 | 年龄≥65 岁 | 1 年内有<br>跌倒史 | 合作意愿差 | | | | | | |
| 意识状态 | 躁动 | 精神恍惚 | 间断意识<br>障碍 | 持续意识<br>障碍 | | | | | |
| 身体状况 | 需用助行器 | 眩晕或<br>低血压 | 步态不稳 | 视觉障碍 | | | | | |
| 近期用药 | 利尿药 | 降糖药 | 降压药 | 镇静安眠类 | | | | | |
| 排泄问题 | 需协助如厕 | 尿频 | 尿急 | 腹泻 | | | | | |
| 其他因素 | | | | | | | | | |
| 预防<br>措施 | 保持地面无水渍、障碍物,病室及活动区域灯光充足 | | | | | | | | |
| | 悬挂预防跌倒标识,必要时班班交接 | | | | | | | | |
| | 告知患者及家属可能导致跌倒原因,并采取相应防范措施 | | | | | | | | |
| | 患者日常用物放于可及处 | | | | | | | | |
| | 指导患者穿长短合适的衣裤及防滑鞋 | | | | | | | | |
| | 将呼叫器放于可及处,提醒患者下床时若有必要可寻求帮助 | | | | | | | | |
| | 适当使用床档或约束 | | | | | | | | |
| | 依据风险程度,必要时专人陪住 | | | | | | | | |
| 预防效果 | 未发生跌倒 | | | | | | | | |
| | 发生跌倒 | | | | | | | | |
| 护士签字 | | | | | | | | | |

填表说明:

1. 对于年老体弱、有跌倒史、生活不能完全自理、不能正常行走、合作意愿差、神志不正常、视觉障碍、尿频尿急、腹泻,近期服用利尿药、降压药、降糖药、镇静安眠药等任意一种情况的高危患者,需进行跌倒(坠床)风险评估。

2. 此表初始评估后,每周至少评估 1 次。患者如有病情、用药等情况变化,需再评估。转科时,接收科室需要再评估。此评估记录表可连续使用。

3. 表中未涉及的跌倒(坠床)危险因素及重点护理措施应记入护理记录

# 三、 管路滑脱的风险评估与防范

1. 管路滑脱主要是指胃管、尿管、引流管、气管插管、气管切开、中心静脉导管和 PICC 导管等管路的脱落。

2. 护理人员应认真评估患者意识状态及合作程度,确定患者是否存在管路滑脱的危险。

3. 对存在管路滑脱危险的患者,告知本人及家属,使其充分了解预防管路滑脱的重要性,取得配合。

4. 护理人员应制订防范措施,必要时在家属同意情况下采取适当的约束,并做好交接班。

5. 加强巡视,随时了解患者情况及检查约束部位,并记好护理记录,根据情况安排家属陪伴。

6. 加强患者和家属的宣教。

7. 如果患者发生管路滑脱,应按如下内容进行:

(1)立即报告医生迅速采取措施,避免或减轻对患者身体的损害或将损害降至最低。

(2)向上级及时汇报。

(3)组织科室人员认真讨论,探讨管路滑脱的原因。不断改进护理工作。

**(李宾宾　杨迎冬)**

# 第二章 消化内科护理技术与操作配合

## 第一节 肠内营养管路的护理

【概念】

肠内营养是经胃肠道提供代谢需要的营养物质及其他各种营养素的营养支持方式。肠内营养的途径有口服和经导管输入两种。其中经导管输入包括鼻胃管、鼻十二指肠管、鼻空肠管和胃空肠造瘘管。

【目的】

肠内营养的目的有营养支持和营养治疗之分。营养支持的目的是提高临床疾病治愈率,降低死亡率,纠正营养不良和代谢紊乱,维持机体免疫功能;而营养治疗的目的更侧重于器官功能的保护,减轻高分解代谢,防止细胞损伤,调节免疫和炎症反应等。

【适应证】

各种原因不能经口进食者的营养补充或给药,患者消化和吸收功能应基本正常。

【禁忌证】

食管严重狭窄或阻塞、食管手术后。

【评估】

手术步骤:

1. 患者取半卧位,头后仰,或平卧位,头稍向一侧偏,颌下铺治疗巾,有义齿应取下,清洁鼻腔。

2. 测定胃管自鼻尖经耳垂到剑突的长度(成人 45～55cm;婴幼儿 14～18cm),用胶布作出标记。

3. 用液状石蜡润滑胃管前半部,左手用纱布托住胃管,右手用镊子夹住胃管前端送入鼻孔,并缓慢使胃管向前推进,达会咽部时,嘱患者做吞咽动作,并随吞咽将胃管继续往下插入达 45～55cm。经证实胃管在胃内后,用胶布固定。

4. 给予患者肠内营养时,先确定胃管位置,胃管开口端接注射器,先注入少量温开水,证实是否通畅。如无异常,再给予肠内营养。

5. 鼻饲毕,注入少量温开水以清洁管腔,再将胃管末端盖好。

**【护理】**

**(一)操作前护理**

1. 患者准备  健康宣教,告知患者营养的目的、过程及注意事项,消除其疑虑,使其能充分配合。

2. 物品准备  治疗盘、胃管、纱布、液状石蜡、止血钳、镊子、棉签、弯盘、胶布、治疗巾、50ml 注射器、温开水、听诊器。

3. 环境准备  环境干净整洁,无人员走动,注意保护患者隐私。

**(二)操作中护理**

1. 正确核对患者床号、姓名、相关检查、操作部位。

2. 六步洗手法洗手。

3. 协助患者排尿后,摆合适体位。

4. 熟练操作过程,及时供给操作所需的物品及药品等。

5. 随时观察患者的病情变化,注意患者不适主诉。

**(三)操作后护理**

1. 保证营养液及输注用具清洁无菌。

2. 喂养管护理  ①妥善固定;②防止扭曲、折叠、受压;③保持清洁无菌;④定时冲洗。

3. 保护黏膜、皮肤  长期留置鼻胃管或鼻肠管的患者,由于鼻、咽黏膜持续受压易出现溃疡,要每日涂拭油膏,保持鼻腔润滑,定期更换胃管胶布,对造瘘口周围皮肤保持清洁、干燥。

4. 预防误吸。

5. 防治胃肠道并发症。

## 第二节  结肠造瘘的护理

**【概念】**

结肠造瘘术是将结肠一段由腹壁取出,做一个永久性或暂时性的粪便排出口。常见于结肠肿瘤梗阻急腹症、直肠外伤、直肠肿瘤等疾病。

**【适应证】**

什么情况下才会实施结肠造瘘术? 直肠癌或肛管癌切除术后,或不能切除的直肠、肛管癌,做永久性人工肛门;外伤性直肠破裂,做暂时性人工肛门;

用于直肠的感染、狭窄及梗阻。

【护理】

（一）操作前护理

1. 心理护理　结肠造口患者必须面对的最常见问题就是周围的人如何看待他们，顾虑周围的人可能会"听到或嗅到"他们。许多患者术前存在焦虑、恐惧、自信缺失，不能接受该手术方式，因此，术前访问非常重要。应根据患者的个人情况、经济状况、心理环境、宗教信仰和社会交往提供其所关注的、易懂的、现实性的信息。让患者减少焦虑，提高适应性，建立自信平和的心态，树立生活的信心，积极配合医护人员的治疗和护理。

2. 饮食护理及肠道准备　术前给予高热量、高蛋白质、少渣饮食，术前2~3天进流质，酌情补液，有肠梗阻症状的应禁食。肠道准备工作在直肠癌手术中占有重要地位，是预防污染、减少术后感染的重要措施，术前1周开始进低渣饮食，术前3天进流质饮食，口服肠道杀菌剂、导泻剂，清除肠内积便，术前一晚及手术当天清晨清肠。

3. 皮肤护理及造口定位　术前除常规备皮外，如有皮肤破损者应及时消毒保护，促进愈合，防止感染。特别是老年人皮下脂肪少，皮肤松弛，皮肤皱褶多、弹性差，术前清洁污垢时，忌用碱性肥皂，以免造成皮肤瘙痒。术前1~2天，患者、护士、外科医生共同选择并标记造口的位置，告知患者标记造口位置的目的和重要性，最好让患者的妻子或丈夫或其他近亲属在旁倾听。造口位置要根据疾病类型、手术方式、个体差异而定，同时也要考虑到一些独立因素，如视力、工作、文化背景等方面。让患者选择一个理想的、护理方便的位置，也可以让患者先试戴造口袋，让其心理上适应。

（二）操作中的配合

按手术室配合常规。

（三）操作后护理

1. 一般护理　术后早期观察和评估。随时观察患者的生命体征、切口敷料、腹腔引流管、骶前引流管、造瘘口等情况，并给予健康指导。

2. 饮食护理　术后3~4天，患者的肠蠕动恢复，如肠造瘘口有气泡逸出或排出大便，可指导患者进流质饮食，少食多餐，逐步过渡到正常饮食。要选择高热量、高蛋白、高维生素、易消化的食物，避免进食辛辣刺激性、易胀气、不易消化或易产生臭味的食物，如避免进食蛋类、豆类、萝卜、洋葱、大蒜、卷心菜、辣椒、芹菜等，忌烟酒，多饮水。指导患者多样化规律饮食，更好地咀嚼。通过尝试来认识可能引起问题的食物并避免食用，防止腹泻或便秘。

3. 造瘘口周围皮肤护理　注意观察造口皮肤周围是否红润，有无缺血。造口周围皮肤由于受粪便、消化液的腐蚀刺激，易引起皮肤湿疹。要注意保持造口周围皮肤清洁干燥,每日排便后要先用清水擦洗,再用棉球擦洗,然后涂上防漏膏,以免大便浸润皮肤。

4. 造口并发症的护理 ①造口肠管出血:出血多发生在术后 24～48 小时内,表现为肠管近端或腹壁与腹壁之间出血。少量出血者,可用云南白药外敷,如合并肠管水肿,多为局部淋巴回流受阻所致,可用高渗盐水湿敷数日。②造口肠管缺血坏死:是术后 72 小时出现的较严重的并发症,主要原因是血液供应不足,多为对造口肠管的血管分离过多、过净,或从造口洞拉出肠管时肠管及其系膜扭曲,造口洞过小,或因造口肠管缝合时,缝扎了肠管的主要血管。术后加强观察是预防坏死的关键。理想的造口部肠黏膜应红润,有光泽,富有弹性,摩擦不见出血。如发现黏膜颜色发暗,浆膜下有紫斑,表示有坏死,及时报告医生做进一步处理。③造口狭窄:多发生于术后 8 天到数年不等,有报道发生率达 2%～10%。多因造口血运障碍、感染或隧道过窄所致。表现为大便变细、排便困难、排便时间延长、腹胀、腹痛。出现此种情况应加强造口扩张护理。④造口回缩或脱出:造口回缩指肠管黏膜平面低于皮肤,可导致急性腹膜炎,局部或全身感染,患者多以腹痛就诊,后期可因周围组织皮肤或肉芽组织增生,导致造口狭窄、梗阻。主要原因为肠游离不充分,吻合口扩张过大所致,此种情况应由医师再次造口处理。

5. 出院指导

(1)定期复诊:一般 1 个月左右来医院复诊。当造瘘口有狭窄的趋势,应定时扩肛,戴上手套,用手指涂液状石蜡,缓慢插入 2 指或 3 指的关节处,在造口内停留 3～5 分钟,直至造口定形。病情允许闭瘘手术,交代患者 3～6 个月来做闭瘘术。

(2)饮食指导:一般不需忌口,只要生活有规律、平衡饮食就可以。应多吃新鲜蔬菜、水果,尽量少进食产气或气味较大的食物,如洋葱、芹菜、蒜、啤酒、豆类、汽水及香料太浓的食物等。

(3)鼓励患者参加适量活动,恢复体力后可参加工作,恢复正常生活。

(4)鼓励患者接受造瘘口存在的现实,让其充分了解人工肛门、人工肛门袋的各种信息,使其有信心护理自己的人工肛门造口。

# 第三节 胆道引流的护理

经皮肝胆管引流,是指经皮肝穿刺途径放置胆道引流导管,达到胆道引流的作用,用于胆道梗阻的减黄治疗。

【目的】

1. 引流胆汁迅速解除胆道急性梗阻和降低胆道内高压。

2. 改善肝功能,纠正凝血机制障碍,减少毒素的吸收。

【评估】

1. 评估患者是否适合应用经皮肝穿刺胆道引流术,如阻塞性黄疸、胆石症并发结石嵌顿或急性感染等。

2. 评估环境是否安全、安静,可采取适当遮蔽。

【计划】

1. 护士准备　衣帽整齐,洗手,戴口罩。

2. 患者准备　术前禁食 8～12 小时;术前常规检查血常规、血胆红素、凝血功能等。

3. 物品准备(图 2-1)

(1)镇静药物:阿托品、地西泮、止血药。

(2)0.9% 生理盐水,引流袋。

(3)备好特护记录单。

(4)备好其他抢救物品:急救车、呼吸机、临时起搏器。

4. 环境准备　关闭门窗,调室温,必要时屏风遮挡,请无关人员回避等。

5. 核对医嘱,携用物至患者床旁。

6. 辨识患者,向患者及家属解释技术执行的目的及过程,并取得同意。

【实施】

1. 局麻药麻痹局部。

2. 在 B 超监视下,经皮经肝胆管引流(图 2-2)。

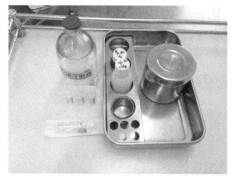

图 2-1　物品准备

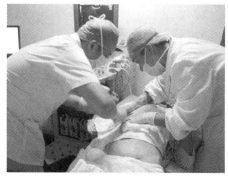

图 2-2　B 超引导下穿刺

3. 固定导管,接袋引流(图 2-3)。

4. 术后卧床 24 小时,禁食水 8 小时。

5. 术后监测生命体征;观察患者有无腹痛、发热等不适。

6. 术后引流管的护理,妥善固定,观察引流液(图 2-4)。

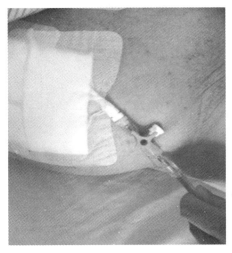

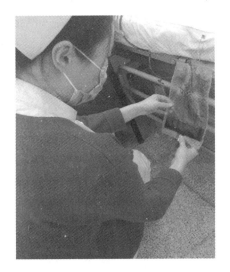

图 2-3　接袋引流　　　　　　　　　　图 2-4　观察引流液

【评价】

1. 患者是否经皮经肝胆管引流成功。

2. 患者引流液是否通畅。

3. 患者是否发生感染、堵管等。

【健康教育】

1. 向患者解释经皮经肝胆管引流的目的。

2. 向患者介绍经皮经肝胆管引流的常规体位及术后并发症。

3. 指导患者术前进行呼气末屏气练习。

4. 指导患者使用床旁呼叫装置,一旦发生头晕等不适,立即呼叫医护人员。

【重点提示】

1. 对于严重的凝血功能障碍、严重的心肺功能衰竭等不能应用经皮经肝胆管引流。

2. 穿刺部位的选择根据实际情况,左肝管的穿刺点在剑突下,右肝管的穿刺点在腋前线至腋中线范围的相应肋间。

3. 防止逆行性感染,尽量采取半坐或斜坡卧位,以利于引流,平卧时引流管的远端不可高于腋中线,坐位、站立或行走时不可高于穿刺口,以防止胆汁逆流而引起感染。

【护理】

**(一)操作前护理**

1. 术前常规检查血常规、血胆红素、凝血功能。

2. 术前禁食 8~12 小时。术前肌注阿托品 0.5mg、地西泮 10mg。术前测定血压、心率。

3. 应详细了解患者病情,结合超声检查资料选择相应穿刺部位及进针径路。

4. 心理护理　耐心做好患者及家属的心理辅导工作,解释行 PTCD 穿刺的目的、意义、方法,介绍同种治愈好转或成功的病例,增强患者战胜疾病的信心。如患者情绪紧张可用小量镇静剂。术前签知情同意书。

5. 术前掌握患者的情况,针对预见性常见护理诊断/问题提出护理措施。例如肝功能差,有否出血倾向,配合医生使用止血药,做好护肝处理,严重黄疸患者术前 3 天注射维生素 K,术前 2 天静脉滴注胆道排泄性抗生素。感染严重者,应用抗生素,嘱患者注意休息。

6. 告知患者手术时间,嘱患者术前禁食禁水。

（二）操作中的配合

密切与术者配合,严格执行医嘱,及时准确传递手术所需用物。严密观察患者生命体征,发现患者有胸闷、气短、腹痛等症状时,及时通知医生,并主动积极配合医生做好必要的治疗与护理。

（三）操作后护理

1. 心理护理　接受 PTCD 治疗的患者因为体外引流管和引流袋的存在及引流出血液、胆汁等引流物而较为紧张恐惧,此时向他们进一步说明治疗的目的和意义,取得他们治疗和护理上的配合。并说明引流出胆汁是为了减轻胆汁阻塞造成的毒性,术后短时间内引流出少量的血液是正常现象。鼓励患者,将病情好转的信息及时向患者反馈,树立患者战胜疾病的信心。

2. 一般护理　术后患者平卧位休息及禁饮水 6 小时,监测生命体征 6 小时,密切观察患者腹部体征、症状、引流液颜色,警惕胆道出血、胆汁性腹膜炎及胆道感染等并发症。如有异常及时通知医生。若患者出现穿刺口疼痛时,协助患者采取舒适的体位,指导患者进行节律性的深呼吸,必要时可遵医嘱予药物止痛对症治疗。

3. 引流管的护理

（1）保持引流管通畅,避免扭曲、折叠、受压和滑脱,定期从引流管的近端向远端挤捏,每天更换引流袋,保持引流管始终低于伤口,以防胆汁逆流。

（2）妥善固定引流管,胆道引流管应用缝线或弹力胶布将其妥善固定于腹壁,做好患者自我保护引流管的健康教育,如从引流管侧上下床,翻身时动作不宜过大,避免将引流液管拉脱。在引流管出皮肤处与皮肤间垫一条形棉垫让其弧行转弯,使皮内与皮外管呈最大钝角,防止管道打折。对躁动及不合作的患者,应采取相应的防护措施,防止脱出。

（3）防止逆行性感染,尽量采取半坐或斜坡卧位,以利于引流,平卧时引流管的远端不可高于腋中线,坐位、站立或行走时不可高于穿刺口,以防止胆汁逆流而引起感染。

(4)每周更换抗反流引流袋,并严格执行无菌技术操作。

(5)引流管口周围皮肤覆盖无菌纱布,并保持局部的清洁干燥,如有渗液应及时更换,防止胆汁浸润皮肤而引起炎症反应和引起穿刺点的感染。

(6)观察引流情况,定期观察并记录引流管引出胆汁的量、颜色及性质。正常成人每日分泌胆汁量约为 800~1200ml,呈黄绿色、清亮,无沉渣,有一定的黏性。若胆汁量突然减少甚至无胆汁引出,提示引流管阻塞、受压、扭曲、折叠或脱出,应及时查找原因和处理,若管道阻塞或脱出,应及时通知医生,并配合医生及时处理。若引流量每日超过 1200ml,应密切观察电解质情况,防止电解质紊乱,并且严密记录 24 小时出入量,做好饮食指导。术后 24 小时内引出少许的血性液体是正常情况,若引出大量的血性液体,说明可能出现了出血,应及时通知医生,按医嘱给予相应的止血对症治疗,并密切观察患者的生命体征、腹部症状和体征的变化。

4. 饮食护理　因胆汁引流后,患者对脂肪的消化能力明显减低,应指导患者低脂饮食,告知饮食治疗的重要性及目的性,提高患者的依从性。在早期,应遵循少量多餐的原则,饮食以清淡易消化的低脂流质为主,第 1 天先进食米汤、菜汁等,进食后密切观察患者有无腹胀、腹痛、恶心等不适,如无不适,第 2天起可进食鱼汤、肉汤、稀饭、新鲜果汁等,告知家属及患者食物中少放油,观察 2~3 天,若患者仍无腹胀、腹痛等不适,可逐步过渡到低脂软食;3 周以后,再逐渐恢复到每日三餐的正常饮食习惯(低脂普食)。指导患者多进食富含维生素及优质蛋白的食物,避免高脂饮食,以免引起消化不良,嘱其多饮水,以利于冲洗尿中过量的胆盐淤积。

5. 并发症的观察与护理

(1)胆道出血:胆道出血发生率约为 6.8% 。胆道出血的主要原因是穿刺时损伤肝内血管,同时,肝脏在穿刺点处裂伤所致,另外,长期胆道阻塞的患者,肝功能受损导致凝血功能障碍。术后应密切观察生命体征及腹部体征的变化,观察穿刺口有无渗血及引流液的颜色。

(2)胆道感染:其发生率约 10% 。原因有:胆汁中细菌经造影剂注入肝内或 PTCD 操作器械消毒不严;内外引流后,肠内容物在腹压增加时逆行至胆。

(3)长期梗阻性黄疸患者,其机体免疫力较弱,肝内 Kupffer 细胞功能及 T细胞淋巴功能受到抑制,容易导致感染。术后应严密监测体温的变化及引流液的性质,保持引流管的通畅。

(4)胆汁性腹膜炎常见于引流管脱落或穿刺置管失败、反复穿刺,大量胆汁漏至腹腔所致。患者一旦出现持续性右上腹疼痛并阵发性加强、寒战高热,并伴有压痛、反跳痛、烦躁不安、肠鸣音消失、白细胞明显升高,应及时报告医生,同时密切观察患者神志及生命体征变化。术后嘱患者及家属固定好引流管,防止牵拉脱落。

(5)导管堵塞:导管堵塞是造成引流失败和继发胆道感染的重要原因。与长期引流致胆汁盐沉积或胆道出血致血凝块阻塞引流管有关,因此,每隔两个小时应往离心方向挤压引流管。

## 第四节　生物制剂输注的护理

【概述】

英夫利西单抗是一种生物制剂,在国外已经广泛应用,且显示出显著的临床疗效,在国内的应用刚刚起步。英夫利西单抗是人鼠嵌合的 IgGlk 型 TNF-$\alpha$ 的单克隆抗体,为促炎性细胞因子的拮抗剂,由人体恒定区和鼠类可变区组成,其中 75% 为人源化,25% 为鼠源化,通过结合具有生物学活性的可溶性和膜结合型 TNF-$\alpha$,抑制 TNF-$\alpha$ 与受体的结合,从而阻断 TNF-$\alpha$ 的信号传导以及随后的病理作用,研究显示炎症性肠病患者血液、结肠黏膜组织中,TNF-$\alpha$ 明显增加,抗 TNF-$\alpha$ 抗体通过与 TNF 的特异性结合,促进黏附分子下调,同时可使表达 TNF 的炎细胞凋亡,从而使炎症消退,因此该药的出现可视为炎症性肠病治疗领域的新突破。

【适应证】

英夫利西单抗对于溃疡性结肠炎、难治性克罗恩病以及克罗恩病伴瘘管的诱导缓解和维持治疗效果明显。我国在 2008 年炎症性肠病诊治共识意见中推荐英夫利西单抗用于激素和免疫抑制剂治疗无效的重度克罗恩病和溃疡性结肠炎。

【护理】

### (一)操作前护理

1. 药物保存　英夫利西单抗每瓶 100mg,为白色固体,生物制剂,需 2 ~ 8℃ 避光保存。一旦溶解,药液必须立即使用,未用完的液体不能再储存使用。

2. 药物配制　配制药物时,使用配有 21 号或更小针头的注射器,将药品用 10ml 无菌注射用水溶解。轻轻旋转药瓶,使药粉溶解。溶药过程中可能出现泡沫,静置 5 分钟后,从 250ml 0.9% 氯化钠注射液袋中抽出与本品稀释后溶液相同的液体量丢弃,再将本品稀释后溶液全部注入该输液袋中,轻轻混合。避免长时间或用力摇晃,严禁振荡。如药瓶内的真空状态已被破坏,则该瓶药品不能使用。配制好的溶液应为无色或淡黄色,泛乳白色光。配制过程中严格无菌操作。由于英夫利西单抗是一种蛋白质,溶液中可能会有一些半透明微粒。如果溶液中出现不透明颗粒、变色或其他物质,则不能继续使用。本品不宜与其他药物同时使用。

## (二)操作后护理

1. 严格控制药物输注速度  用药过程中严格控制药物输注速度。首先用0.9%氯化钠注射液100ml排气,输液器使用统一的带有恒速调节器的输液管,然后选择相对粗、直的血管建立静脉通道,滴注10分钟后换上英夫利西单抗药物,初始输注速度为10ml/h,15分钟后调至20ml/h,30分钟后调至40ml/h,45分钟后调至80ml/h,60分钟后调至150ml/h,90分钟后调至250ml/h,直到英夫利西单抗液体输注完毕,最后用0.9%氯化钠注射液冲管,减少浪费。输液时间不得少于2小时。

2. 观察和护理  输液过程中除了观察穿刺处有无红肿、外渗以外,还应严密观察患者出现的不良反应,听取患者主诉,细心观察患者皮肤、生命体征,如果患者出现过敏反应,要立即停止药物输入,改换生理盐水并通知医生,在没有严重过敏反应时,可以给予抗过敏药物(如地塞米松、盐酸异丙嗪)。在观察的同时要稳定患者情绪,注重患者心理护理,医生镇定的态度和护士娴熟的技术及医护默契的配合是对患者最大的安慰。症状减轻后继续输入药液,滴速调至初始速度,观察患者没有反应时再调整速度,治疗过程中与医生多交流,对于有过敏史或易过敏患者建议用药前使用激素预防过敏反应。输液结束后患者接受观察1小时,观察有无迟发的输液反应,无不适后方可离开医院。

3. 心理护理  英夫利西单抗作为一种生物制剂,价格较贵,经济负担较大,而且患者担心疗效和不良反应。向患者解释选用英夫利西单抗的原因、主要药理作用、优点、治疗的过程、不良反应及其应对方法,并请既往使用过英夫利西单抗的患者现身说法,减轻患者的心理压力,增强治疗的信心,使患者顺利完成治疗。

4. 出院指导  告知患者药物使用时间及可能出现的不适反应、日常注意事项,避免接触上呼吸道感染患者,保持空气流通,避免到人多拥挤、空气混浊的地方,必要时佩戴口罩。教会患者如何监测感染征象,每日测量体温,及时发现发热、咳嗽、咳痰等症状,并观察腹痛、腹胀情况、大便次数、体质量情况等。如无腹痛、腹胀,大便次数减少,体质量增加则为好的征兆。告知患者在接受手术或疫苗注射前应向医生咨询。使用氨基水杨酸类制剂、肾上腺皮质激素治疗的患者,严格随诊,切勿自行加减药或停药,以免影响疾病复发或恶化。告知患者戒烟,注意饮食调理和营养补充,一般供给高热量、优质蛋白质、低脂、少渣饮食,少量多餐,适当给予叶酸、维生素 $B_{12}$ 等多种维生素及微量元素。注意保暖,适当运动,保证充足的睡眠、均衡的饮食及保持乐观的心态,认真记录下一次接受治疗的日期,告知连续治疗对疾病恢复的重要性,医生提前电话通知患者,定期来院治疗。

# 第五节　胃镜检查的护理配合

电子胃镜是借助一条纤细、柔软的管子伸入胃中，可以直接观察食管、胃和十二指肠内微小病变的手段。

【适应证】

1. 凡是有上腹部不适怀疑有食管及胃、十二指肠疾病，经过检查不能确诊者。

2. X线检查发现溃疡、肿物及其他病变不能明确者。

3. 急性上消化道出血及慢性原因不明的失血。

4. 各种食管、胃等疾病的随诊，如 Barrett 食管、慢性萎缩性胃炎、胃大部切除术后、消化性溃疡病的药物治疗后等。

5. 胃内异物的取出，如胃石、义齿或其他异物。

【禁忌证】

1. 严重的心脏病　如严重的心律失常、急性心肌梗死及心肌梗死后恢复期、重度心力衰竭、未控制的严重高血压(血压≥180/120mmHg)。

2. 严重的肺部疾病　哮喘、呼吸衰竭不能平卧者。

3. 有精神疾患不能配合者。

4. 食管、胃、十二指肠穿孔的急性期。

5. 急性重症咽喉部疾患内镜不能插入者。

6. 腐蚀性食管损伤的急性期。

【评估】

1. 评估患者是否适合应用电子胃镜，是否出现食管、胃、十二指肠病变。

2. 评估患者的心理状态，消除紧张的情绪。

3. 评估环境是否安全、安静，可采取适当遮蔽。

【护理】

## (一)操作前护理

1. 环境准备　关闭门窗，调室温，必要时屏风遮挡，请无关人员回避等。

2. 物品准备(图 2-5)

(1)药物：利多卡因胶浆。

(2)物品准备：口含嘴、弯盘、电子胃镜，备好护理记录单。

(3)备好其他抢救物品：急救车、呼吸机等。

3. 向患者宣教胃镜的术前准备　胃镜检查前 1 周停用抗凝药物，前 1 天嘱患者禁烟，术前禁食水 8 小时并练习检查体位。

4. 核对医嘱，携用物至患者床旁。辨识患者，向患者及家属解释技术执行的目的及过程，并取得同意。

（二）操作中的配合

1. 协助患者侧卧位,弯曲腿部。嘱患者含上口垫,轻轻咬住,放弯盘于口旁(图2-6)。

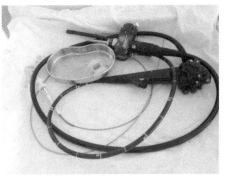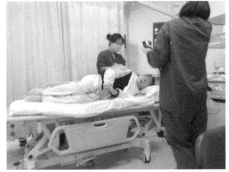

图2-5　物品准备　　　　　　　　　　图2-6　摆放体位

2. 嘱患者以鼻深呼吸,头不能动,全身放松,胃镜经过口垫进入口腔,当插入舌根部至食管入口时,嘱患者做吞咽动作,胃镜可顺利通过咽部(图2-7)。

3. 在插镜过程中密切观察患者的呼吸、面色等情况,同时不断向患者做简单解释,指导其做深呼吸,不能吞下口水,让其自然流到弯盘内。

4. 需做活检者,使用活检钳要稳、准、轻巧、小心地钳取病灶组织,放入10%甲醛溶液中固定,及时送检。

5. 了解术中患者的情况(图2-8),术后禁食水2小时,取活检者禁食水4小时;注意观察有无活动性出血,如呕血、便血,有无腹痛、腹胀,有无重要生命体征改变,如心率、血压等。

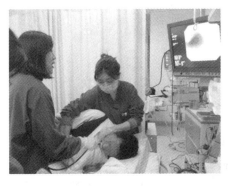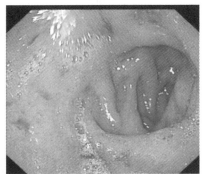

图2-7　胃镜检查　　　　　　　　　　图2-8　胃镜图片

（三）操作后护理

1. 向患者介绍胃镜的并发症。

2. 向患者介绍术后饮食及注意事项。

3. 指导患者使用床旁呼叫装置,一旦发生不适,立即呼叫医护人员。

【重点提示】

1. 严重心肺疾患、休克、消化道穿孔等患者禁忌做胃镜。

2. 对于幽门梗阻的患者前一天晚上可进行洗胃。

3. 对于禁食时间较长、体弱患者可以静脉补液,防止低血糖的发生。

# 第六节　肠镜检查的护理配合

肠镜是经由肛门插入电子肠镜,根据镜中拍摄到的图像来诊断和治疗大肠病变的一种手段。

【适应证】

1. 原因不明的下消化道出血、便血。

2. 原因不明的慢性腹泻、黏液便、脓血便。

3. 顽固性便秘、排便不畅感、排便习惯改变和不明原因的大便形状改变。

4. 疑为大肠病变引起的腹痛和腹部包块。

5. 钡灌肠检查怀疑有异常需要进一步确诊。

6. 对已确诊的大肠病变和结肠手术后要随诊观察。

7. 在术中行结肠镜检查有助于确定病变的范围和部位,从而有助于决定手术的方式。

8. 结肠镜下的治疗,如息肉摘除,止血,早期肿瘤的治疗,结肠扭转和肠套叠的复位等。

【禁忌证】

1. 严重的心肺功能不全。

2. 严重的高血压,脑供血不足,冠状动脉功能不全,明显的心律失常者。

3. 腹膜炎和中毒性急性消化道炎症,如中毒性痢疾、重型溃疡性结肠炎,尤其是严重的低蛋白血症者,易引起肠穿孔。

4. 急性消化道大出血、肠道积血过多,妨碍观察者。

5. 近期内胃肠道或盆腔做手术及放射治疗者。

6. 由于手术及炎症,致使腹腔内粘连或形成硬性扭曲时,不勉强检查。

7. 肠道有狭窄时,对狭窄以上的肠管不勉强进镜。肛门狭窄及肛门急性炎症时不宜检查。

8. 精神病患者或者不愿进行检查者。

9. 女性妊娠或者在月经期。

【评估】

1. 评估患者是否适合应用肠镜,是否有腹泻、腹痛、消化道出血等。

2. 评估环境是否安全、安静,可采取适当遮蔽。

【护理】

### (一)操作前护理

1. 环境准备  关闭门窗,调室温,必要时屏风遮挡,请无关人员回避。

2. 物品准备

(1)药物:肠道准备药物。

(2)物品:肠镜系统、润滑剂、蒸馏水

(3)备好特护记录单。

(4)备好其他抢救物品:急救车、呼吸机等。

3. 指导患者肠道准备。

4. 核对医嘱,携用物至患者床旁。辨识患者,向患者及家属解释技术执行的目的及过程,并取得同意。

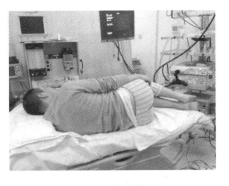

图 2-9  摆放体位

### (二)操作中的配合

1. 经口者摘除义齿,经肛者换好内镜检查专用裤。

2. 患者取左侧卧位,润滑肛门及内镜(图 2-9)。

3. 经肛进镜(图 2-10),反复拉送(图 2-11)。

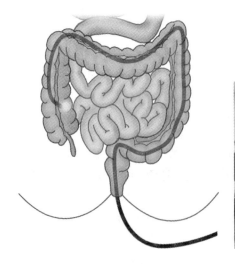

图 2-10  经肛进镜

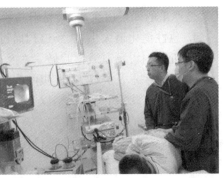

图 2-11  反复拉送

4. 必要时可用 X 线透视帮助定位。

**（三）操作后护理**

1. 术后严密观察病情　有无腹痛、腹胀,有无重要生命体征改变,如心率、血压等。

2. 告知患者肠镜的并发症。

3. 向患者介绍术前、术后饮食及注意事项。

4. 指导患者使用床旁呼叫装置,一旦发生不适,立即呼叫医护人员。

【重点提示】

1. 检查前应充分清洁肠道,以免漏诊可能的病变,尤其是早期的息肉或早期的肿瘤;

2. 检查前应进行肛诊,因结肠镜检查有可能漏诊肛诊的病变;

3. 对于全麻结肠镜患者,禁食时间较长、体弱患者可以静脉补液,防止低血糖的发生。

# 第七节　胶囊内镜检查的护理配合

胶囊内镜目前可分为三种:食管胶囊内镜、小肠胶囊内镜及大肠胶囊内镜。应用最多的是小肠胶囊内镜。

【适应证】

1. 主要用于小肠疾病的诊断,如不明原因消化道出血、腹痛、腹泻、消瘦,经胃镜和结肠镜检查无阳性发现者。

2. 慢性腹痛疑为小肠器质性疾病者。

3. 临床疑为克罗恩病、肠结核、小肠肿瘤者。

4. 其他影像学检查怀疑小肠病变者。

【禁忌证】

1. 已知或可疑有胃肠道梗阻、狭窄、憩室及瘘管者。

2. 存在或可疑消化道畸形、消化道穿孔患者。

3. 体内置有心脏起搏器或置入其他电子医学仪器者。

4. 严重吞咽困难,不能吞咽胶囊内镜者。

5. 妊娠妇女及婴幼儿。

【评估】

1. 评估患者是否适合应用胶囊内镜,是否有胃肠道梗阻、狭窄、憩室及瘘管等。

2. 评估环境是否安全、安静,可采取适当遮蔽。

【护理】

## （一）操作前护理

1. 环境准备　关闭门窗，调室温，必要时屏风遮挡，请无关人员回避。

2. 物品准备

（1）药物：肠道准备药物。

（2）物品准备：胶囊内镜（图2-12）、数据记录仪（图2-13）。

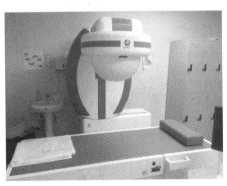
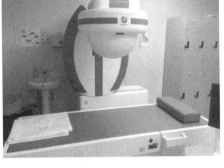

图2-12　胶囊内镜　　　　　　　　图2-13　数据记录仪

3. 检查前两天应进少渣饮食，检查前一天按照结肠镜检查要求严格进行肠道准备，检查当日空腹。

4. 核对医嘱，携用物至患者检查床旁。辨识患者，向患者及家属解释技术执行的目的及过程，并取得同意。

## （二）操作中护理

1. 将阵列传感器粘贴于患者腹部，并与数据记录仪连接，记录仪挂在包绕患者腰部的腰带上，然后嘱患者吞下胶囊内镜，并嘱患者适当运动，以利于胶囊尽快进入小肠。

2. 吞服胶囊内镜后至少2小时内不能进食和饮水，4小时后可进少量饮食，检查全部结束后即可正常饮食。

3. 对于有体外观察胶囊位置设备的胶囊内镜，在吞服胶囊后2小时内应定时观察胶囊位置，保证胶囊尽快进入小肠。

4. 从服用胶囊内镜到排出前，患者应避免在任何强力电磁源区域，并保证记录仪上部的绿灯闪烁，以确保系统正常运行。如果绿灯停止闪烁，嘱患者记录下当下时间，并与医生联系。

5. 待检查结束后将数据记录仪和记录仪电池包一起卸下，下载储存在数据记录仪中的图像资料，工作站观看、诊断并打印报告（图2-14）。

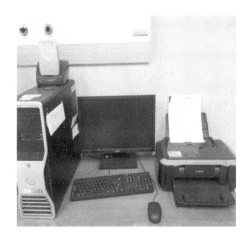

图 2-14 诊断并打印报告

### (三) 操作后护理

1. 检查过程中,患者可正常活动,但不要从事剧烈的活动,应避免撞击腰带上的数据记录仪。

2. 一般情况下,胶囊内镜在 1~3 天排出体外。嘱患者大便解在便盆内,以便观察胶囊内镜的排出情况。

【重点提示】

1. 对于胃和结肠疾病的诊断,尚不能以胶囊内镜代替胃镜或结肠检查。

2. 胶囊内镜的工作时间为 8~10 小时。

3. 对于肠道准备较差的患者,肠道内容物过多可影响病变部位的观察。

4. 嘱患者注意胶囊的排出,如检查后可疑胶囊未排出,可行腹部平片明确胶囊是否排出。

## 第八节　内镜下黏膜切除术的护理配合

内镜下黏膜切除术(endoscopy mucosal resection,EMR)是对扁平隆起性病变经内镜下注射和吸引,使病变与其固有层分离,然后圈套电切的技术。本章节主要介绍胃镜下的黏膜切除术。

【适应证】

1. 常规内镜下活检不易作出诊断的某些病变。

2. 癌前病变的切除。如高级别上皮内瘤变病灶、Barrett 食管、扁平隆起型腺瘤、大肠侧向生长型腺瘤等。

3. 治疗局限于黏膜层及黏膜下层浅层的胃肠道肿瘤,尤其是早期胃癌,也可用于早期食管癌及大肠癌的治疗。

【禁忌证】

同胃镜检查。

【评估】

1. 评估患者是否适合应用胃镜下黏膜切除术,如早期胃癌及癌前病变。

2. 评估环境是否安全、安静,可采取适当遮蔽。

【护理】

**(一) 操作前护理**

1. 环境准备　关闭门窗,调室温,必要时屏风遮挡,请无关人员回避。

2. 物品准备

(1)药物:利多卡因胶浆、0.9%氯化钠、肾上腺素、甘油果糖、亚甲蓝。

(2)物品准备:口含嘴、弯盘、电子纤维内镜、针式电刀、高频电发生器等;备好护理记录单。

(3)备好其他抢救物品:简易呼吸器、急救车等。

3. 指导患者胃镜检查前1周停用抗凝药物,前1天嘱患者禁烟,术前禁食水8小时;向患者宣教胃镜下黏膜切除术的术前注意事项及检查体位。

4. 核对医嘱,携用物至患者检查床旁。辨识患者,向患者及家属解释技术执行的目的及过程,并取得同意。

**(二) 操作中配合**

1. 协助患者侧卧位,腿部弯曲。嘱患者含上口垫,轻轻咬住,放弯盘于口旁(参见图2-6)。

2. 嘱患者以鼻深呼吸,头不能动,全身放松,胃镜经过口垫进入口腔,当插入舌根部至食管入口时,嘱患者做吞咽动作,胃镜可顺利通过咽部。(参见图2-7)

3. 在插镜过程中密切观察患者的呼吸、面色等情况,同时不断向患者做简单解释,指导其做深呼吸,不能吞下口水,让其自然流至弯盘内。

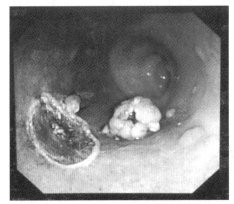

图2-15　EMR

4. EMR　黏膜下染色、黏膜下注射、圈套电切(图2-15)。

5. 需做活检者,使用活检钳要稳、准、轻巧、小心地钳取病灶组织,放入10%甲醛溶液中固定,及时送检。

### （三）操作后护理

1. 术后注意观察有无出血及穿孔,如呕血、便血,有无腹痛、腹胀,有无重要生命体征改变,如心率、血压等。

2. 术后禁食 1～2 天,48 小时后进食流食,72 小时后进食无渣饮食。

3. 向患者介绍胃镜下黏膜切除术的并发症。

4. 向患者介绍术后饮食及注意事项。

5. 指导患者使用床旁呼叫装置,一旦发生不适,立即呼叫医护人员。

【重点提示】

1. 严重心肺疾患、休克、消化道穿孔等患者禁忌胃镜。

2. 对于幽门梗阻的患者前一天晚上可进行洗胃。

3. 对于禁食时间较长、体弱患者可以静脉补液,防止低血糖的发生。

## 第九节 逆行性胰胆管造影术的护理配合

逆行性胰胆管造影术( endoscopic retrograde cholangio- pancreatography, ERCP),是在内镜下经十二指肠乳头插管注入造影剂,从而逆行显示胰胆管的造影技术。

【适应证】

凡属胰胆疾病及疑似有胰胆疾病者皆为适应证。

1. 原因不明的梗阻性黄疸。

2. 上腹部疼痛怀疑慢性胰腺炎、胰腺癌或胆石症者。

3. 上腹部肿块怀疑胰胆系统肿瘤者。

4. 复发性胆道疾病,疑有结石、炎症或畸形者;或胆道、胆囊术后症状反复、常规检查不能确诊者。

5. 不明原因的上腹痛,疑诊有 Oddi 括约肌功能障碍者,可行 Oddi 括约肌测压。

【禁忌证】

1. 不适宜行胃镜检查者。

2. 急性胰腺炎或慢性胰腺急性发作者,但经超声等证实为结石嵌顿引起,且可以解除梗阻者则不为禁忌证。

3. 上消化道梗阻者,如溃疡引起的幽门梗阻者。

4. 严重的心、肺、肾、肝功能不全者。

5. 急性或严重的胆道感染,或者胆道狭窄、梗阻者,但又不具备胆道引流条件者。

【评估】

1. 评估患者是否适合应用逆行性胰胆管造影术，是否是梗阻性黄疸、肝外胆道梗阻、胆道疾病或胰腺疾病。

2. 评估环境是否安全、安静，可采取适当遮蔽。

【护理】

**（一）操作前护理**

1. 环境准备　关闭门窗，调室温，必要时屏风遮挡，请无关人员回避等。

2. 物品准备

（1）药物：利多卡因胶浆、造影剂、地西泮、阿托品、丁溴东莨菪碱、0.9% 氯化钠。

（2）物品准备：口垫、弯盘、电子纤维内镜，备好护理记录单。备好其他抢救物品：简易呼吸器、急救车等（图2-16）。

3. 向患者宣教逆行性胰胆管造影术的术前准备，禁食水 8~12 小时，碘过敏试验，体位等；

4. 核对医嘱，携用物至患者检查床旁。辨识患者，向患者及家属解释技术执行的目的及过程，并取得同意。

**（二）操作中护理**

1. 建立静脉通路补液，给予解痉镇静药物，咽喉部麻醉。

2. 协助患者左侧卧位，腿部弯曲。嘱患者含上口垫，轻轻咬住，放弯盘于口旁。（图2-17）

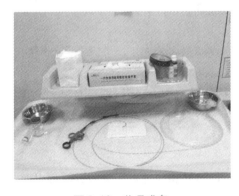

图2-16　物品准备

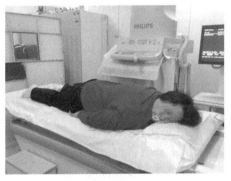

图2-17　摆放体位

3. 嘱患者以鼻深呼吸，头不能动，全身放松，内镜经过口垫进入口腔，当插入舌根部至食管入口时，嘱患者做吞咽动作，胃镜可顺利通过咽部，而后通过胃腔、幽门，进入十二指肠降段找准乳头，插入导管打造影剂，转动患者体位为俯卧位，摄片后根据情况治疗。（图2-18）

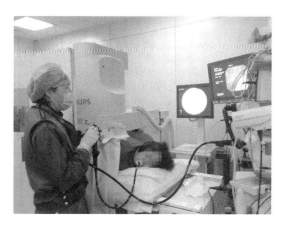

图 2-18　ERCP

4. 在插镜过程中密切观察患者的呼吸、面色等情况,同时不断向患者做简单解释,指导其做深呼吸,不能吞下口水,让其自然流至弯盘内。

5. 在 ERCP 的基础上可以进行十二指肠乳头括约肌切开术(EST)、内镜下鼻胆引流术(ENBD)、胆管网篮取石术等介入治疗。

**(三)操作后护理**

1. 术后评估患者神志、腹部体征、生命体征,有无恶心、呕吐等症状。

2. 术后 2 小时、6 小时、次日清晨查血胰腺功能,常规应用抗生素。(图 2-19)

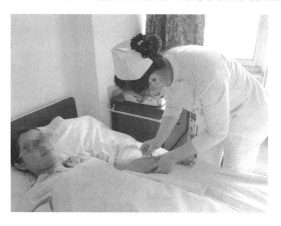

图 2-19　抽取胰功

3. 对于有鼻胆引流管的患者,定时观察其性、状、量;妥善固定,防止脱出。

4. 向患者介绍逆行性胰胆管造影术的并发症;

5. 向患者介绍术后禁食及抽取血查胰腺功能的重要性;

6. 指导患者出院后应注意休息,保持良好的饮食习惯。

【重点提示】

1. 应用含碘造影剂时做碘过敏,碘过敏试验先做结膜试验,结膜试验阴性后,再做静脉注射;

2. 对于严重心、肺、肾、肝及精神病患者,严重的胆道感染及胆管梗阻无引流条件以及严重碘过敏患者禁止使用逆行性胰胆管造影术;

3. 逆行性胰胆管造影术后常规心电监护 24 小时;

4. 逆行性胰胆管造影术中体位为俯卧位,头偏向右侧,双手放于身体两侧或右手放于胸右侧;

5. 患者在禁食期间做好口腔护理。

# 第十节　肝脏穿刺活检术的护理配合

肝穿刺活检术是根据负压吸引的原理,采用快速穿刺方法,从肝内抽取少量的肝组织,直接在显微镜下观察其组织形态的改变,以诊断肝脏疾患。

【适应证】

1. 不明原因的肝大;无肝外梗阻的不明原因黄疸;除外血液系统的恶性肿瘤。

2. 对各种肝病的诊断、鉴别诊断、分类,如病毒性肝炎、肝癌、自身免疫性肝炎等。

3. 对各种肝病疗效及预后的判断。

4. 研究肝脏的生理、生化及代谢功能。

5. 不明原因的发热。

6. 肝移植术后肝功能异常或有无排异反应。

【禁忌证】

1. 严重的肝病,PT 明显延长,PT 的活动度低于 60%。

2. 血小板明显减低,或有明显的出血倾向,一般在无脾功能亢进的患者血小板低于 $80 \times 10^9/L$,或脾功能亢进患者的血小板低于 $60 \times 10^9/L$。

3. 肝脏淤血状态,如缩窄性心包炎、右心衰等。

4. 大量腹水的患者。

5. 不能配合的患者,如不能憋气的患者。

【评估】

1. 评估患者肝功能是否适合应用肝脏穿刺活检。

2. 评估患者合作程度。

3. 评估环境是否安全、安静,可采取适当遮蔽。

【护理】

## （一）操作前护理

1. 环境准备　关闭门窗，调室温，必要时屏风遮挡，请无关人员回避等。

2. 物品准备

（1）药物：局麻药、止血药、0.9% 氯化钠、固定标本液。

（2）物品：无菌穿刺包、腹带。

（3）备好特护记录单。

（4）备好其他抢救物品：急救车、呼吸机及输血用物等。

3. 教会患者肝脏穿刺的体位，术前进行憋气练习。

4. 核对医嘱，携用物至患者检查床旁。辨识患者，向患者及家属解释技术执行的目的及过程，并取得同意。

## （二）操作中护理

1. 选择穿刺点　经 CT 定位选择右侧腋前线至锁骨中线第 7、8、9 肋间。

2. 患者取仰卧位，身体右侧靠床沿，先铺好腹带，并将右手置于枕后。

3. 消毒、麻醉　严格无菌操作，常规消毒穿刺局部皮肤。

4. 经皮穿刺　嘱患者屏住呼吸，术者进行穿刺，抽吸的组织活检用甲醛进行固定。（图 2-20）

5. 拔针后立即以无菌纱布按压创面 5 ～ 10 分钟，并用腹带加压（沙袋压迫）包扎。（图 2-21）

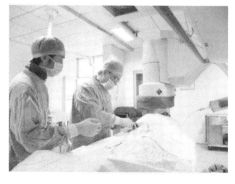

图 2-20　肝脏穿刺

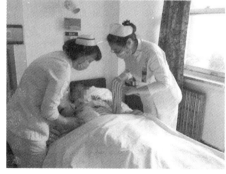

图 2-21　腹带加压

## （三）操作后护理

1. 术后沙袋压迫 6 小时，卧床、腹带包扎 24 小时。

2. 监测生命体征，观察穿刺点出血情况；局部疼痛可遵医嘱给予止痛药物。

3. 向患者讲解肝脏穿刺的目的和并发症。

4. 告知患者如出现腹痛、头晕等不适，立即通知医护人员。

【重点提示】

1. 有些人不适合做肝脏穿刺,如儿童、老年人、不能合作的患者,常规的检查就能达到目的患者,有出血倾向、严重贫血的患者,肝病症状比较明显如肝性脑病、腹水、重症黄疸,肝功能衰竭者,严重高血压患者等。

2. 为了使肝脏穿刺术更安全,建议在肝脏穿刺术前 1～2 天,患者行凝血功能、血常规检测,以及胸透、腹部超声等。

3. 在做肝脏穿刺手术前半小时测血压、脉搏,排空小便,术后绝对卧床 24 小时等。

4. 肝穿刺大多数的并发症会在活检后的 3 个小时内发生,如活检部位不适、放射至右肩的疼痛和短暂的上腹痛等,这些都是正常的状况,可以适当进行镇痛治疗。

(李宾宾)

# 第十一节　腹腔穿刺活检术的护理配合

【定义】

腹腔穿刺术是使用穿刺针直接从腹前壁刺入腹膜腔的一项诊疗技术,也称为腹膜腔穿刺术。

【适应证】

1. 诊断性　确定腹腔积液病因。

2. 治疗性　缓解腹胀。

【禁忌证】

1. 凝血功能异常。

2. 穿刺部位疝气/瘢痕。

3. 脐周静脉曲张。

【评估】

1. 评估环境是否安全、安静,可采取适当遮蔽。

2. 评估患者心理状态　患者多数病程较长,多次接受各种检查未明确病因,对腹腔穿刺检查常表现紧张恐惧,心理压力大,不能轻松配合。检查前访视患者,全面了解患者病情,解释检查基本操作过程,告知配合方法和预计持续时间,消除患者恐惧心理,取得信任,使患者以最佳状态接受检查。

3. 评估患者是否排空膀胱,必要时导尿。

4. 测量患者生命体征及腹围。

【护理】

（一）操作前护理

1. 环境准备　环境清洁,光线充足,注意保护患者的隐私。

2. 护士准备　洗手、戴口罩、帽子。

3. 用物准备　腹腔穿刺包、基础治疗盘一套、无菌手套、注射器(5ml、20ml、50ml 各一支)、输液器、无菌培养瓶、试管、量杯、腹带及中单、皮尺等,2% 普鲁卡因或 2% 利多卡因等。

4. 穿刺前嘱患者排空膀胱,必要时导尿。

5. 进行操作前测量血压、脉搏,测量腹围。

（二）操作中护理

1. 查对床号、姓名,向患者解释操作目的,以取得合作。

2. 垫中单,患者取半卧位或平卧位,腹水少量者取左侧卧位或半卧位 10 分钟后再进行穿刺。腹背部铺好腹带,测腹围并记录。

3. 协助术者配合定位,常规消毒皮肤,铺无菌洞巾,配合局部麻醉。

4. 术中协助留取标本或放液,注意观察患者生命体征。

5. 操作完毕,术者取出穿刺针,按压穿刺点,用无菌纱布覆盖后固定,测腹围,束腹带。

6. 整理用物,医疗垃圾分类处理,标本及时送检。

（三）操作后护理

1. 穿刺完成后嘱患者卧床休息 2~4 小时,观察 4~8 小时,注意观察患者术后反应。

2. 严格准确记录腹水颜色、性状、量。

3. 妥善固定引流管。

【重点提示】

1. 术中密切观察患者,如有头晕、心悸、恶心、气短、脉搏增快及面色苍白等,应立即停止操作,并进行适当处理。

2. 放液不宜过快、过多,肝硬化患者一次放液一般不超过 3000~6000ml,过多放液可诱发肝性脑病和电解质紊乱。

3. 术后嘱患者平卧,并使穿刺部位于上方,以免腹水继续漏出;对腹水量较多者,为防止漏出,在穿刺点即应注意勿使自皮肤到腹膜壁层的针眼位于一条直线上,方法是当针尖通过皮肤到达皮下后,即在另一手协助下,稍向周围移动一下穿刺针头后再向腹腔刺入。如遇穿刺部位继续有腹水渗漏时,可用蝶形胶布粘贴。大量放液后,需给患者使用多头腹带,以防腹压骤降,内脏血管扩张引起血压下降或休克。

4. 放液前后均应测量腹围、脉搏、血压,检查腹部体征,以观察病情变化。

# 第十二节　双气囊小肠镜的护理配合

【定义】

双气囊小肠镜是在原先的推进式小肠镜外加上一个顶端带气囊的外套管,同时也在小肠镜顶端加装一个气囊。主要原理是借助气囊对肠壁的支撑力作为着力点,顺序将肠管套在镜身外的外套管上,进入小肠腔的深度可用X线定位,如需要可顺序经口＋经肛进镜联合检查全小肠,可用黏膜注射针注射染料标记定位。在通常情况下可抵达回肠中下段,部分可达末端回肠,检查范围大大扩展,如果经口或经肛门侧进镜的方式相结合就可能使整个小肠得到全面、彻底的检查。电子小肠镜具有视野广、图像清晰,并可行内镜下活检及相关治疗的特点。

【适应证】

1. 不明原因的消化道(小肠)出血。

2. 疑似小肠占位性病变。

3. 不明原因小肠梗阻,如克罗恩病、小肠套叠。

4. 小肠炎症、糜烂、溃疡性病变,取活检病理组织学检查。

5. 弥漫性小肠黏膜病变,取活检病理组织学检查。

6. 不明原因腹泻或蛋白丢失。

7. 肠道病变后的疾病诊断。

8. 部分小肠异物取出,如嵌顿的胶囊内镜。

9. 已确诊的小肠病变治疗后复查。

【禁忌证】

1. 严重的心脏病,如严重的心律失常、心肌梗死后恢复期、中毒性心力衰竭、未控制的严重高血压(血压≥180/120mmHg)。

2. 严重的肺部疾病,哮喘、呼吸衰竭不能平卧者。

3. 全身一般情况差、严重贫血(血红蛋白Hb<60g/L)、低蛋白血症(白蛋白ALB<30g/L)者。

4. 中度食管胃底静脉曲张以上者;大量腹腔积液者。

5. 凝血功能障碍者。

6. 多次腹部手术史,有严重肠粘连者。

7. 麻醉高风险者。

8. 肠梗阻未解除,无法完成必要的肠道准备者。

9. 有精神疾患不能配合者;无法耐受内镜检查者。

10. 孕妇及低龄儿童。

【评估】

1. 评估周围环境　环境清洁,光线充足,保护患者的隐私。

2. 评估患者心理状态,做必要的宣教解释工作。患者多数病程较长,多次接受各种检查未明确病因,对小肠镜检查常表现紧张恐惧,心理压力大,不能轻松配合。检查前访视患者,全面了解患者病情,解释基本操作过程,告知配合方法和预计持续时间,介绍成功案例,消除患者恐惧心理,取得信任,使患者以最佳状态接受检查。

3. 经口腔进镜的患者,应将义齿者取下。

【护理】

### (一)操作前护理

1. 确定进镜的方式　完善相关检查,根据消化道造影、腹部 CT、胶囊内镜、核素扫描等检查,结合患者临床表现,初步确定小肠病变的大致位置,据此确定经口或经肛插入双气囊小肠镜。另外,患者应完善常规生化及相关感染指标的检查。

2. 患者的准备　术前两天进流质或半流质饮食,术前禁食 12 小时以上,禁水 6 小时以上(因麻醉需要),必要时静脉补液。检查前提前一天进行清洁肠道准备;对于经肛小肠镜检查,肠道清洁度要求高,可以参照结肠镜肠道准备方法进行,但要求更高,如果不满意,可以加量服用清肠剂,并大量饮水;对于经口小肠镜检查,可参照结肠镜检查肠道准备方法进行,酌情可将清肠剂量减半。经口检查的患者,应摘去活动性义齿、眼镜等;经肛检查的患者,检查前换好肠镜检查专用裤。

3. 麻醉准备　术前麻醉专科医师决定并实施麻醉。麻醉及检查操作过程中,持续心电、血压、血氧监测。对于预计操作时间长于 2 小时者或经口检查者,应给予静脉全身麻醉并行气管插管管理气道。对于部分近回肠末段病变者进行经肛小肠镜时,可给予静脉全身麻醉,但需要密切监测观察,随时准备气管插管。对于个别十二指肠水平部或空肠上段病变的患者,可以在心电、血压、血氧监测条件下,经咽部局部麻醉后检查,必要时可以给予镇静剂。

4. 等麻醉准备完成后,患者在左侧卧位接受检查。经口检查者,需安放口垫并妥善固定。

5. 术前安装好内镜气囊(图 2-22)。检查内镜的注气、注水按钮,内镜的控制旋钮,调试好图像;检查内镜与气泵的连接(图 2-23),测试内镜气囊及外套管气囊的工作状态。

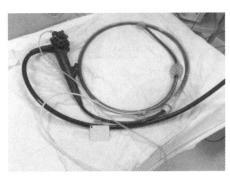
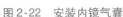

图 2-22　安装内镜气囊

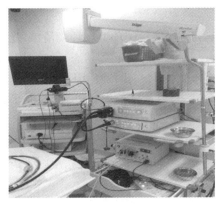

图 2-23　连接气泵

**（二）操作中护理**

1. 检查时由医生负责内镜的旋钮，护士一般站在医生的左侧，扶持镜身，协助医生进行插镜。在插镜和抹镜的过程中要注意观察患者的反应，口腔分泌物多时要及时吸除，严密观察患者血压、脉搏、呼吸频率及血氧饱和度等监测指标，如有异常及时报告术者及麻醉师，随时保持呼吸道通畅。

2. 协助麻醉医生为患者进行血压、心电图、血氧饱和度监测，同时准备好吸痰管、吸引器、急救药物等。

**（三）操作后护理**

1. 检查结束后必须继续监测生命体征直至患者苏醒，部分患者清醒后会主诉有轻微的头昏及咽痛，要做好解释工作，嘱其卧床休息，告知因小肠镜检查时间较长，而且套管反复进出口咽部，摩擦引起咽部疼痛。

2. 严密监测术后并发症的发生。

【重点提示】

1. 术前与患者及家属进行充分讨论，了解双气囊小肠镜的作用、局限性及可能并发症，签署知情同意书，另需签署麻醉知情同意书。

2. 由于小肠解剖的特殊性及小肠镜检查的技术限制，单侧进镜很难完成全小肠检查，所以术前应详细了解分析病史及相关检查，选择恰当的进镜途径，个别情况下，可能需要经口＋经肛进镜联合检查。

3. 做好内镜本身的消毒工作，术前应查 HBsAg、HIV-Ab、血清蛋白等。

4. 术后需观察麻醉恢复情况，密切观察生命体征及腹部体征，观察排便情况，必要时进行相关检查，尽早发现并处理可能的并发症。

5. 由于小肠壁要薄于胃壁及结肠壁，对于小肠息肉切除、小肠良性狭窄的扩张治疗风险要高于胃镜及结肠镜的治疗，操作要小心。

6. 目前小肠镜的检查费用较高，注意掌握好适应证。

# 第十三节 $^{13}C$ 呼气试验的护理配合

【定义】

$^{13}C$ 是碳的稳定同位素之一,呼气试验是一种简单的呼气方法,$^{13}C$-尿素呼气试验可用于幽门螺杆菌感染的检测,其原理:患者摄入一粒$^{13}C$ 标记的尿素胶囊,当其在胃内遇到幽门螺杆菌时,被幽门螺杆菌的尿素酶分解成$^{13}CO_2$,$^{13}CO_2$ 经胃肠道吸收经血液循环到达肺后随呼气排出,然后收集呼出的气体,测定其中的$^{13}C$ 标记的$^{13}CO_2$,即可准确地证明有无幽门螺杆菌感染。

【适应证】

1. 消化不良初诊者(病史不长,年龄小于 45 岁,并无胃癌报警症状)复诊者。

2. 胃十二指肠溃疡、慢性活动溃疡、胃窦炎、胃黏膜相关的淋巴样组织、恶性淋巴瘤等需根除 Hp 患者。

3. 预防胃癌或有胃癌家族史者。

4. 拒绝胃镜检查者(除非疑诊胃癌时才进行胃镜活检)。

5. 长期使用 NSAID 类药物者。

6. Hp 根除放疗的跟踪。

【优点】

1. 诊断幽门螺旋菌(Hp)具有准确、特异、灵敏的特点。

2. 安全有效,对人体无任何副作用,对环境无影响。

3. 对患者无痛苦无损伤,检测过程及方法简便。

4. 适合所有人群,可在短期内多次重复检查。

5. 是幽门螺杆菌疗效诊断的"金标准"。

【评估】

1. 评估患者心理状态,消除紧张的情绪。

2. 评估患者,是否适合进行$^{13}C$ 呼气试验。

【护理】

## (一)操作前护理

1. 检查当天必须禁食 6 小时以上。

2. 检测前禁用抗生素,以免抑制幽门螺杆菌,影响检查结果的真实性。停止使用影响胃排空的药物,如吗丁啉、西沙必利和胃复安等,防止胃蠕动过快,出现假阴性结果。

3. 检查前 7 ~ 14 天需停用铋剂或质子泵抑制剂。

**（二）操作中护理**

1. 整个检查过程中保持安静坐位状态。

2. 受试者维持正常呼气,向底气袋吹气,此时收集气体为零时气体（图2-24）。

3. 受试者口服一粒尿素$^{13}$C胶囊后,静坐30分钟。

4. 向样气袋内吹气（图2-25）,收集30分钟气体,在仪器上进行检测（图2-26）,仪器自动给出阴阳性判定结果（图2-27）。

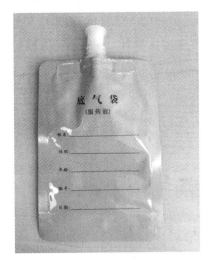

图2-24　底气袋

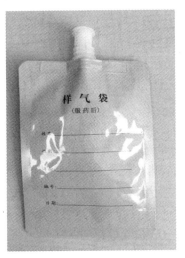

图2-25　样气袋

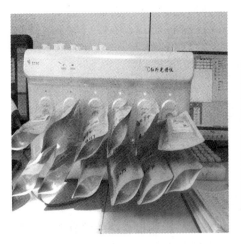

图2-26　仪器检测

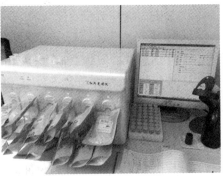

图2-27　判定结果

【诊断标准】

1. 幽门螺杆菌诊断阳性　超基准值 DOB(delta over baseline)大于 4.4。

2. 幽门螺杆菌诊断阴性　DOB 小于 3.6。

【护理要点】

1. 呼气检测的时间要正确。

2. 第一次在服胶囊前,第二次在服胶囊后 30 分钟。

【重点提示】

1. 整个过程约 60 分钟。

2. 对抗 Hp 疗效的观察,患者需在完成三联治疗后 4 周再做呼气试验,以免出现假阴性结果。

3. 检查等候期间不能喝水,不吃任何食物。

# 第十四节　肝动脉介入栓塞术的护理配合

【定义】

肝动脉化疗栓塞术(transcatheter arterial embolization,TAE)是肝癌非手术治疗方法中疗效最好的一种。原发性肝癌肿瘤大部分血供来自肝动脉,通过肝动脉化疗栓塞,可使肝癌缺血、坏死、缩小,甚至消失,甲胎蛋白(AFP)降低,而对正常肝组织影响不大。部分中晚期肝癌经 TAE 治疗后肿瘤缩小,有可能通过外科手术切除。

【适应证】

1. 中晚期原发性肝癌。

2. 较早期肝癌(直径<5cm),或特殊部位(如尾叶)肝癌的手术切除前处理。

3. 转移性肝癌。

4. 肝癌术后复发但不宜再手术者。

5. 肝癌主灶切除,肝内仍有转移灶者。

6. 对肝癌结节破裂出血,具有止血和治疗作用。

【禁忌证】

1. 肿瘤体积占肝脏 70% 以上者。

2. 肝功能严重受损、Child 分级为 C 级者。

3. 严重心、肺、肾功能不全者。

4. 有难以纠正的凝血机制障碍者。

5. 碘过敏试验阳性。

6. 门脉主干有癌栓阻塞者。

【评估】

评估患者术前心理状况,针对不同心理表现,讲解肝动脉化疗栓塞术的方法、必要性及注意事项,术后并发症,通过交流,缓解患者的心理压力,使其在良好的状态下接受治疗。

【护理】

### (一)操作前护理

1. 环境准备　操作室要保持清洁和相对无菌,防止发生感染。术前1:1000的过氧乙酸或84消毒液擦拭球管、影像增强器、造影床和墙壁,然后紫外线消毒1小时。

2. 药物准备　利多卡因、地塞米松、造影剂、止吐药、止痛药、生理盐水等。准备栓塞剂:碘化油或吸收性明胶海绵;准备化疗药物:表柔比星、顺铂、丝裂霉素、5-氟尿嘧啶。

3. 物品准备　高压灭菌手术器械包,氧气装置、负压吸引装置、吸痰管、心电监护仪、电极片、彩色多普勒B超机、合适的导管及与之相匹配的导丝、扩张导管、穿刺针以及手术剪、尖刀片、蚊式钳等。备好护理记录单。

4. 备好其他抢救物品,如急救车、呼吸机等。

5. 患者准备

(1)协助医生与患者签知情同意及手术同意书。

(2)检查:血常规、肝功能、肾功能、凝血功能、AFP定量测定,以及心肺功能。

(3)碘过敏试验,普鲁卡因皮试。

(4)备皮:双侧腹股沟、会阴部。

(5)术前禁食4小时,术前15~30分钟遵医嘱肌内注射地西泮10mg。

### (二)操作中护理

1. 协助患者平卧于导管床上,建立静脉通道。

2. 按患者体重和医嘱准备术中用药。

3. TACE治疗过程中随时询问患者主观感受,并给予心理支持。

4. 密切监测患者的生命体征、血氧分压等呼吸循环指标,及时将异常情况汇报给医生。

5. 如患者注射化疗药物后出现恶心、呕吐,帮助患者头偏向一侧,指导患者做深呼吸,胃肠道反应严重者遵医嘱给予止吐药物。

6. 如患者出现上腹部疼痛症状时,可安慰患者,转移其注意力,剧烈疼痛者,遵医嘱给予对症处理。

### (三)操作后护理

1. 术后嘱患者取平卧位,术后24~48小时卧床休息。观察并记录生命体征。

2. 术后禁食2~3天,进食初期摄入流质食物并少量多餐。

3. 穿刺部位压迫止血15分钟再加压包扎,沙袋压迫6~8小时,保持穿刺侧肢体伸直24小时,并观察穿刺部位有无血肿及渗血。

4. 观察肢体远端脉搏、皮肤颜色、温度和功能。

5. 准确记录出入量,如出汗量、尿量、呕吐物等,以作为补液的依据。

6. 妥善固定和维护导管;严格执行无菌原则,每次注药前消毒导管,注药后用无菌纱布包扎,防止逆行感染。

7. 注意观察患者栓塞后并发症,一旦发现异常,及时通知医生进行处理。

# 第十五节 射频消融术的护理配合

射频消融(radio frequency ablation,RFA)是当前世界上公认的杀伤肿瘤较多、损伤机体较轻的微创"间质疗法"。它通过插入肝肿瘤内的射频针尖发出中高频的射频波,造成组织细胞离子震荡摩擦产热,使局部温度达70~100℃,引起细胞变性坏死,并能使肿瘤周围血管凝固闭塞,阻断瘤体血供,防止发生转移。射频消融治疗方式主要包括超声引导下经皮射频消融治疗、术中射频消融治疗、腹腔镜下射频消融治疗。经皮肝穿射频消融治疗是最常采用的一种治疗方式,其优点是定位准确、实时监测,且无放射性损伤、成本低廉、操作简便。

【适应证】

通过RFA治疗可能获得局部根治性疗效的患者:

1. ≤3个癌灶,最大灶≤3.0cm。

2. 单发、乏血供肝癌直径≤5.0cm。

3. 手术切除1年后复发癌,肿瘤大小特征同上。

4. 上述肿瘤有包膜或边界清晰,肿瘤外周具有足够灭瘤安全范围者。

5. 上述肿瘤肝功能Child-Pugh A级或部分B级,无肝外转移。

【相对适应证】

1. 肿瘤大小形态及患者肝功能等条件符合适应证,但肿瘤位置进行RFA有一定难度及风险,如邻近心膈、胃肠、右肾上腺、胆囊、肝门、大血管。

2. 非手术适应证、多次经导管动脉化疗栓塞(TACE)效果不佳,血供仍较丰富的5~6cm肿瘤。

3. 对较大的肿瘤或多发肿瘤联合手术切除治疗,可择期行分次治疗。

4. 肝癌行肝移植,等待肝源期间的术前治疗。

5. 手术切除后 1 年内短期复发不适宜再次手术。

6. 肿瘤合并末梢支门静脉小癌栓。

7. 部分 Child-Pugh C 级经保肝治疗有明显改善,肿瘤 ≤ 3 个,最大灶≤3.0cm。

【禁忌证及相对禁忌证】

1. 肿瘤范围 >5cm、呈多结节浸润状并侵及大血管。

2. 肿瘤数目≥5 个。

3. 位于肝脏脏面的 >4cm 且 1/3 以上瘤体突出肝表面,肝尾状叶较大肿瘤。

4. 有门脉主干、一级分支或肝静脉癌栓,严重肝外转移。

5. 保肝治疗后无改善且 Child-Pugh C 级(顽固性大量腹水、黄疸等)。

6. 明显的重要脏器功能衰竭。

7. 活动性感染,尤其胆系合并感染者。

8. 有多次食管胃底静脉曲张破裂出血史为相对禁忌证,需谨慎。

【评估】

1. 评估患者是否适合应用射频消融治疗。

2. 评估患者的心理状态,向患者解释射频消融术的原理、方法、效果及优点,减轻其焦虑心理。

【护理】

**(一) 操作前护理**

1. 环境准备　RFA 操作室常规紫外线消毒 1 小时,术前 30 分钟空气消毒机开始消毒。

2. 药物准备　地西泮、利多卡因、盐酸肾上腺素、地塞米松、生理盐水、10% 葡萄糖等。

3. 物品准备　射频消融包(高压灭菌消毒),包中有洞巾、弯盘;备氧气装置、负压吸引装置、吸痰管、心电监护仪、电极片、彩色多普勒 B 超机、射频消融机、射频针。备好护理记录单。

4. 备好其他抢救物品,如急救车、呼吸机等。

5. 患者准备

(1)协助医生与患者签知情同意及手术同意书。

(2)协助医师嘱患者行心电图,胸部 X 线摄片,血、尿、粪常规,肝肾功能,出凝血时间检查。

(3)术前禁食 4~6 小时,术前 30 分钟遵医嘱肌内注射苯巴比妥 100mg 和哌替啶 50~100mg。

(4)备皮:双侧腹股沟、会阴部、腹部。

## （二）操作中护理

1. 根据肿瘤部位不同,协助患者取仰卧位或左侧卧位,嘱患者全身放松,力求感觉舒适,在患者臀部外上方或大腿外侧肌肉较丰满处放置 2 个回路垫(分散电极),使之平整牢固地紧贴于皮肤表面,以免灼伤。

2. 建立静脉通道。

3. RFA 术中随时询问患者的感受,可适当与患者交流,转移患者的注意力,给予患者心理支持。

4. 密切监测患者的生命体征、血氧分压等呼吸循环指标,及时设定射频功率,准确记录射频治疗时间。

5. 观察患者的表情,询问患者是否有疼痛症状。如果有不适症状,及时通知医生。

## （三）操作后护理

1. 术后 6 小时内床上活动,6 小时后可下床适当活动,术后 3 天避免剧烈运动,以防引起出血。

2. 饮食第 1 天以清淡流质饮食为主,术后第 2 天如患者无不适,可给予普食。

3. 术后应密切观察体温变化。

4. 做好生活护理,及时更换床单和衣裤等,保持皮肤清洁、干燥。

5. 遵医嘱给予补液治疗,防止发生电解质紊乱及水电失衡。

6. 注意观察患者术后并发症,一旦发现异常,及时通知医生进行处理。

7. 指导患者使用床旁呼叫装置,一旦发生不适,立即呼叫医护人员。

【健康教育】

1. 注意休息,加强营养,多食营养丰富、富含维生素的食物,以清淡、易消化的食物为宜。

2. 保持情绪稳定,心情舒畅,劳逸结合,在病情允许下适当活动。

3. 指导患者遵医嘱定期复查,按时服药。如有不适情况,及时复诊。

（尤丽丽）

# 第三章 消化内科常见症状与体征护理

## 第一节 食欲不振的护理

食欲不振(anorexia)是指对食物缺乏需求的欲望,严重的食欲不振称为厌食。

【常见病因】

| 常见病因 | |
| --- | --- |
| 消化系统疾病 | 急、慢性胃炎 |
| | 功能性消化不良 |
| | 消化性溃疡 |
| | 消化系统肿瘤 |
| | 胃大部切除术后 |
| | 急慢性肝炎、药物性肝炎 |
| | 酒精性肝病、肝硬化 |
| | 肠道疾病 |
| | 全身性疾病 |
| | 慢性心、肺、肾功能不全 |
| | 严重贫血 |
| | 消化系统外恶性肿瘤 |
| 胃肠道外疾病 | 内分泌系统疾病 |
| | 精神神经因素 |
| | 药物和毒物 |
| 其他 | |

【伴随症状及特点】

| 部位 | 伴随症状 | 病因 |
|------|---------|------|
| 消化道症状 | 吞咽困难或吞咽痛 | 食管病变 |
| | 恶心、呕吐、反酸、上腹痛 | 胃、十二指肠疾病 |
| | 厌油腻、乏力、黄疸 | 急慢性肝炎、肝硬化、 |
| | 腹痛、腹泻、便血 | 肝癌 |
| | | 肠道疾病 |
| 全身症状 | 发热、贫血、全身淋巴结肿 | 血液系统恶性肿瘤 |
| | 大、出血倾向 | |
| | 发热、寒战 | 急性感染 |
| | 长期低热、消瘦 | 结核病 |

【辅助检查】

1. 实验室常规检查　血常规、尿常规、便常规及便隐血,肝功能、肾功能、电解质、血糖,通过常规检查有助于发现有无肝肾功能不全、电解质失衡、贫血等引起的食欲不振。

2. 肝炎指标及血清肿瘤标志物检查　可明确有无病毒性肝炎;AFP升高对肝癌的诊断有较高价值,CA199、CA242升高常提示胰胆疾病,CEA升高多提示胃癌、结肠癌、肺癌等,CA125对妇科肿瘤的特异性较高,PSA是前列腺癌的特异性指标。

3. 腹水检查　对伴有腹水的患者行腹水常规、生化、肿瘤脱落细胞、细菌培养等检查,可帮助明确腹水的性质,进一步判断原发病。

4. 胸腹部CT、腹部超声　进一步确定有无肺部炎症、结核、肿瘤性病变,以及判断肝、胆、胰腺疾病的性质。

5. 消化内镜检查　对明确食管炎、食管癌、胃炎、溃疡病、胃癌、炎症性肠病、结肠癌、肠结核等有很大帮助。

6. 内分泌激素测定　包括甲状腺激素及肾上腺皮质激素测定,有助于明确是否有甲状腺功能低下和肾上腺皮质功能低下。

7. 心理测评　对疑有神经精神因素致食欲不振者,可予心理测评。

【常见护理诊断/问题】

1. 营养失调:低于机体需要量　与摄入不足有关。

2. 潜在并发症:水、电解质紊乱。

【护理措施】

1. 一般护理　评估患者食欲不振的原因,做到有针对性的护理,对于由疾病相关因素造成的食欲不振,配合医嘱治疗,以便改善症状。创造良好的进餐环境,尽量把便盆、痰盂和换药时脓痰血迹消除干净,避免恶性刺激,病室做到无异味。

2. 饮食护理　根据患者所患疾病，遵医嘱选择不同的饮食，同时要寻求患者意愿，不仅要注意营养全面，还要尽量做到色、香、味、形俱全，以增加患者的食欲。

3. 药物护理　遵医嘱使用促胃动力等药物，嘱患者饭前服用，并注意观察用药后效果及副作用。

4. 心理护理　由心理因素造成的食欲不振，加强沟通，嘱患者要保持心情愉快，严重的患者可通过专业医生对其进行心理干预，改善症状。

5. 健康指导　鼓励患者可少食多餐，适当运动，可利用具有香味的食物刺激并且提高胃液分泌及增加食欲。

## 第二节　吞咽困难的护理

吞咽困难（dysphagia）是指食物从口腔、咽部和食管到达胃的过程中受阻而产生梗阻、停滞或发噎的感觉。通常在咽下固体食物时感到困难，严重者饮水亦有困难。吞咽困难的发生可能是因局部病变所致，也可能由全身病变引起。吞咽困难根据梗阻部位可分为口咽性吞咽困难和食管性吞咽困难。

【常见病因】

| 口咽性吞咽困难 | |
| --- | --- |
| 动力性吞咽困难 | 肌萎缩性脊髓侧索硬化症 |
| | 中枢神经系统肿瘤（良性或恶性） |
| | 特发性上食管括约肌功能障碍 |
| | 咽部或上食管括约肌测压功能障碍 |
| | 多发性硬化症 |
| | 肌肉萎缩症 |
| | 重症肌无力 |
| | 帕金森病 |
| | 多发性肌炎/皮肌炎 |
| | 脊髓灰质炎后综合征 |
| | 脑卒中 |
| | 甲状腺功能障碍 |
| 机械性吞咽困难 | 癌症 |
| | 咽部或颈部感染 |
| | 骨赘或其他脊柱疾病 |
| | 手术或放疗后 |
| | 近端食管蹼 |
| | 甲状腺肿大 |
| | Zenker 憩室 |

| 食管性吞咽困难 | |
| --- | --- |
| 动力性吞咽困难 | 贲门失弛缓症 |
| | 弥漫性食管痉挛 |
| | 下食管括约肌高压症 |
| | 无效食管运动 |
| | 胡桃夹食管 |
| | 南美锥虫病 |
| | 反流相关的动力异常 |
| | 系统性硬化症或其他风湿性疾病 |
| 机械性吞咽困难 | 癌症和良性肿瘤 |
| | 憩室 |
| | 嗜酸性粒细胞性食管炎 |
| | 食管环或食管蹼 |
| | 异物 |
| | 药物引起的狭窄 |
| | 溃疡性狭窄 |
| | 纵隔肿物 |
| | 脊柱骨赘 |
| | 血管压迫 |

【病程的长短及诱发因素】

| 病程 | 诱发因素 |
| --- | --- |
| 短暂的 | 可能是炎症过程 |
| 持续几周至数月进行性加重 | 食管癌 |
| 持续多年的间断的对固体食物吞咽困难 | 食管环 |
| 持续性 | 食管癌、腐蚀性食管炎、反流性食管炎晚期 |
| 间歇性 | 贲门失弛缓症、弥漫性食管痉挛、早期反流性食管炎 |

【饮食的性质及诱发因素】

| 饮食的性质 | 诱发因素 |
| --- | --- |
| 固体食物 | 食管梗阻性疾病 |
| 固体及液体食物 | 食管运动功能障碍或食管癌 |

【伴随症状及诱发因素】

| 伴随症状 | 诱发因素 |
| --- | --- |
| 中老年伴明显体重下降 | 食管癌 |
| 伴鼻腔反流和气管支气管误吸 | 咽麻痹或食管-气管瘘 |
| 先声嘶后吞咽困难 | 病变在喉部 |
| 先吞咽困难后声嘶 | 食管癌累及喉返神经 |
| 伴哮喘、呼吸困难 | 纵隔肿物压迫食管与大气道 |
| 伴胸痛 | 弥漫性食管痉挛 |
| | 动力相关性疾病 |
| 伴咽部疼痛 | 急性扁桃体炎 |
| | 扁桃体周围脓肿 |
| | 咽喉壁脓肿 |
| | 急性咽炎 |
| | 白喉 |
| | 口腔炎 |
| | 口腔溃疡 |
| 伴呛咳、构音困难、饮水反流到鼻腔 | 脑神经疾病引起 |
| 伴咀嚼无力、发音困难、呼吸困难、全身肌无力 | 多发性肌炎 |
| | 重症肌无力 |
| | 营养不良性肌病 |
| 伴全身性阵发性抽搐 | 破伤风、狂犬病 |

【辅助检查】

1. 实验室检查　结合病史完善相关检查如免疫学及肿瘤标志物,必要时评价身体营养状态。

2. 饮水实验　将听诊器放在剑突下,让患者饮一口水,经过 8～10 秒后,在剑突下可听到气过水声。若需较长时间,则表示有食管梗阻。

3. 食管脱落细胞学检查　以食管拉网方法做食管脱落细胞检查,对诊断早期食管癌是一种简而易行的方法,可用于大量普查工作。

4. X 线钡餐食管造影　可判定病变的部位及确定大部分食管疾病的性质,同时可以观察食管运动及食管下端括约肌活动情况。

5. 电子内镜检查　目前应用最广的检查方法,不仅可以看到病变的部位、性质、结合活体组织检查对诊断食管疾病很有价值。如条件许可,患者无内镜检查的禁忌证,应作为吞咽困难的首选检查方法,检查中要特别注意对食管上端的观察,避免漏诊。超声内镜对观察食管局部病变有帮助。

【常见护理诊断/问题】

1. 营养失调:低于机体需要量  与摄入不足有关。

2. 潜在并发症:水、电解质紊乱,误吸。

【护理措施】

1. 进食前评估  正确评估患者的张口、吸吮、咀嚼能力,通过体格检查了解咽反射情况及营养状况、吞咽困难程度。同时评估患者的心理状况、家属对治疗性进食的态度。

2. 鼻饲的护理  重度吞咽困难者经口进食量太少,不足以补充营养及水分,长期吞咽困难患者易出现营养不良,而呛咳、误咽又可导致吸入性肺炎,加重病情,宜及早实施鼻饲饮食。但要注意预防鼻饲并发症,注意患者鼻饲时体位,妥善固定鼻饲管,及时清理口腔分泌物,防止误吸;每日用温开水 20ml 冲洗鼻饲管,防止堵管,注意鼻饲液的温度、速度以防止恶心、腹泻等并发症的发生。

3. 肠外营养支持  由于进食困难,有不同程度的低蛋白血症和水、电解质失调等症状,可经静脉营养支持,注意合理利用血管。

4. 心理护理  针对患者的性格特点、文化程度和社会阅历等有的放矢地进行心理疏导,以和蔼的态度、端庄的仪表、稳重的行为取得患者的信任。在进食过程中多给予安慰鼓励,切忌训斥。

5. 健康指导  根据吞咽困难的程度,进行有针对性的健康指导。程度较轻的患者尽量采用经口进食,患者取坐位,食物选择易咽、易接受的、温度适宜、能刺激食欲和刺激吞咽反射的食物,将其做成不易松散有黏性的糊状,以便能顺利通过咽部及食管,不在黏膜残留。重度患者鼻饲,每日口腔护理 1~2 次,颈部肌肉做主动或被动运动 10~15 分钟,防止肌肉挛缩影响吞咽。

# 第三节  呕吐的护理

呕吐(vomiting)是胃内容物反入食管,经口吐出的一种反射动作。可分为三个阶段,即恶心、干呕、呕吐,但有些呕吐可无恶心或干呕的先兆。呕吐可将咽入胃内的有害物质吐出,是机体的一种防御反射,有一定的保护作用。但大多数并非由此引起,且频繁剧烈的呕吐可引起脱水、电解质紊乱等并发症。

【常见病因】

| 常见病因 | |
| --- | --- |
| 反射性呕吐 | 咽部刺激 |
| | 胃、十二指肠疾病 |
| | 肠道疾病 |
| | 肝、胆、胰腺疾病 |
| | 腹膜及肠系膜疾病 |
| | 神经系统 |
| | 全身性疾病 |
| | 药物 |
| 中枢性呕吐 | 中毒 |
| | 精神因素 |

【呕吐发生的时间及诱发因素】

| 发生的时间 | 诱发因素 |
| --- | --- |
| 清晨或空腹状态 | 妊娠、药物、中毒、代谢性因素、精神性呕吐 |
| 进食中或餐后即刻呕吐 | 幽门管溃疡或精神性呕吐 |
| 餐后较久呕吐且呕吐物中含有未消化的食物或隔夜宿食 | 慢性幽门梗阻或胃轻瘫 |

【呕吐物的性状及诱发因素】

| 呕吐物性状 | 诱发因素 |
| --- | --- |
| 完全未经胃液消化的食物 | 严重的贲门失弛缓或大的食管憩室 |
| 呕吐物有发酵、腐败气味 | 胃潴留 |
| 含有大量酸性液体 | 胃泌素瘤、十二指肠溃疡 |
| 含有胆汁 | 十二指肠乳头以下梗阻 |
| 有粪臭 | 低位肠梗阻 |
| 含有未消化的食物或隔夜宿食 | 慢性幽门梗阻或胃轻瘫 |
| 咖啡样或鲜血 | 上消化道出血 |

【伴随症状及诱发因素】

| 伴随症状 | 诱发因素 |
|---|---|
| 伴右上腹痛、发热或有黄疸 | 胆道系统疾病 |
| 伴剧烈的腹痛、便血 | 缺血性肠病 |
| 伴慢性腹痛、腹胀 | 不全肠梗阻或小肠动力异常 |
| 伴眩晕 | 前庭系统、小脑疾病或晕动症 |
| 伴头痛 | 颅内压升高或青光眼 |
| 伴排气排便停止 | 肠梗阻、长期便秘者 |
| 育龄期女性停经 | 早孕 |
| 伴强迫行为或暴食 | 进食障碍 |

【辅助检查】

1. 实验室检查　重点为血常规、肝肾功能、电解质、血糖、血淀粉酶和脂肪酶,育龄妇女查尿 HCG。必要时血气分析评估酸碱状态。

2. X 线检查　主要是腹部透视和平片,注意站位有无膈下游离气体、气液平面。疑穿孔时禁忌钡餐检查。

3. CT 及其他影像学检查　急性呕吐者,CT 对于发现无痛性阑尾炎、缺血性肠病、胰腺炎、较小的消化道穿孔和高位小肠梗阻优于其他检查。CT 肠道重建对于肠道形态显示更佳。超声可作为 CT 检查的替代,但敏感性差。头颅 CT 或 MRI 可显示中枢神经系统病变。

4. 腰椎穿刺　疑中枢神经系统感染者行腰椎穿刺。

5. 心电图　警惕急性心肌梗死。

6. 根据病情可行胃镜、内镜下胰胆管造影术、结肠镜、腹腔镜检查。

7. 怀疑化学物质相关者可行血、尿毒物筛查。

8. 胃肠动力检查　慢性呕吐患者怀疑胃肠动力异常,可根据病情选择食管测压、胃排空测定、胃电图等检查。

【常见护理诊断/问题】

1. 营养失调:低于机体需要量　与呕吐有关。

2. 潜在并发症:水、电解质紊乱,误吸。

【护理措施】

1. 病情观察　监测生命体征、神志瞳孔等变化,观察呕吐物的颜色、性状、量,有无潜血,呕吐时的喷射方式等。

2. 体位护理　注意患者头偏向一侧,防止呕吐后引起的窒息。

3. 饮食护理 急性呕吐者,禁食,积极纠正水、电解质和酸解平衡紊乱。慢性呕吐者,根据营养状态及是否可以经口进食,选择肠内营养或肠外营养支持,注意观察其并发症。

4. 药物护理 频繁呕吐可酌情给予止吐剂对症,以减轻不适症状,但要注意观察药物的副反应。

5. 生活护理 呕吐严重时给予生活护理,协助患者漱口,并及时清理周围环境,更换污染的衣服和被服,保持舒适卧位,开窗通风。

## 第四节　腹痛的护理

腹痛(abdominal pain)是由腹内组织或器官受到某种强烈刺激或损伤所致,也可由胸部疾病及全身性疾病所致。腹痛的性质和强度,不仅受病变情况和刺激程度影响,而且受神经和心理等因素的影响。腹痛可分为急性与慢性两类。急性腹痛是一种常见的症状,具有起病急、病情重和变化快的特点。慢性腹痛是指起病缓慢、病程大于 6 个月,持续或反复急性发作的腹痛。

【常见病因】

| 常见病因 | |
| --- | --- |
| 腹盆脏器病变 | 腹膜炎 |
| | 腹腔脏器炎症 |
| | 空腔脏器梗阻和扩张 |
| | 脏器扭转和破裂 |
| | 腹盆脏器缺血 |
| 胸腔疾病牵引痛 | 肺炎 |
| | 胸膜炎 |
| | 急性心肌梗死 |
| 中毒与代谢障碍 | 铅中毒 |
| | 血卟啉 |
| | 糖尿病酮症酸中毒 |
| 系统性疾病腹部受累 | 腹型癫痫 |
| 免疫系统疾病腹部受累 | 过敏性紫癜 |
| | 系统性血管炎 |
| | 系统性红斑狼疮 |

【腹痛的部位及特点】

| 部位 | 腹内病变 | 腹外病变 |
|---|---|---|
| 右上腹 | 十二指肠溃疡穿孔、急性胆囊炎、胆石症、急性肝炎、急性腹膜炎、右膈下脓肿等 | 右下肺及胸膜炎症、右肾或肾盂肾炎 |
| 中上腹 | 胆道蛔虫症、溃疡病穿孔、胃痉挛、急性胰腺炎、阑尾炎早期、裂孔疝等 | 心绞痛、心肌梗死、糖尿病、酸中毒 |
| 左上腹 | 急性胰腺炎、胃穿孔、脾曲综合征、脾周围炎、脾梗死、左膈下脓肿等 | 左下肺及胸膜炎症、左肾结石或肾盂肾炎、心绞痛 |
| 脐周 | 小肠梗阻、肠蛔虫症、小肠痉挛症、阑尾炎早期、回肠憩室炎、慢性腹膜炎等 | 各种药物或毒素引起的腹痛 |
| 右下腹 | 阑尾炎、腹股沟嵌顿疝、Crohn病、肠系膜淋巴结炎、小肠穿孔、肠梗阻、肠结核、肠肿瘤等 | 右输尿管结石 |
| 下腹 | 宫外孕破裂、卵巢囊肿扭转、盆腔及盆腔脏器炎症、盆腔脓肿、痛经等妇科疾病 | 尿潴留、膀胱炎、急性前列腺炎 |
| 左下腹 | 腹股沟嵌顿疝、乙状结肠扭转、菌痢、阿米巴性结肠穿孔、结肠癌等 | 左输尿管结石 |

【急性腹痛的常见病因及特点】

| 病因 | 部位 | 性质 | 放射 |
|---|---|---|---|
| 阑尾炎 | 早期脐周晚期右下腹 | 隐痛 | 无 |
| 胆囊炎 | 中-右上腹 | 闷痛 | 肩胛部 |
| 胰腺炎 | 上腹部 | 隐痛 | 后背中部 |
| 憩室炎 | 多为左下腹 | 隐痛 | 无 |
| 消化性溃疡穿孔 | 上腹部 | 初隐痛,后刀割样剧痛 | 十二指肠后壁穿孔可向后背放射 |
| 小肠梗阻 | 脐周 | 绞痛 | 无 |
| 缺血性肠病 | 脐周 | 剧痛 | 无 |
| 腹主动脉瘤 | 腹部、背部 | 撕裂 | 无 |
| 胃肠炎 | 脐周 | 绞痛 | 无 |
| 盆腔炎 | 下腹、盆腔 | 隐痛 | 下肢近端 |
| 宫外孕破裂 | 下腹、盆腔 | 锐痛 | 无 |

【辅助检查】

1. 实验室检查 重点是血、尿、便常规。根据个体情况选择血淀粉酶、心肌酶等。

2. X线检查 腹部 X 线平片检查在腹痛的诊断中应用最广。膈下发现游离气体的、胃肠道穿孔即可确定。急性腹痛一般不宜钡餐检查,疑胃肠穿孔时禁忌钡餐检查,必要时可用碘水剂造影。

3. 超声检查 对确定有无腹腔积液、胆系和泌尿系结石、肝脾胰病变、子宫双附件病变等有意义。

4. 腹部 CT、MRI 及血管造影检查 CT、MRI 检查可显示腹腔断层扫描情况,血管造影则是血管疾病检查的金标准。

5. 腹腔穿刺 可明确腹水性质,对鉴别诊断有帮助。

6. 消化内镜检查 可用于胃肠道疾病的鉴别诊断,在慢性腹痛的患者中常有此需要。

【常见护理诊断/问题】

1. 疼痛 与多种原因所致的腹痛有关。

2. 焦虑 与长期慢性腹痛有关。

3. 知识缺乏:缺乏有关疾病病因及防治的知识。

【护理措施】

1. 病情观察 严密观察疼痛的变化,了解疼痛的特点,除重视患者主诉外,还应通过观察神志、面容、生命体征等变化,判断疼痛的严重程度。

2. 体位护理 指导并协助患者采取有利于减轻疼痛的体位,缓解疼痛,减少疲劳感。对于烦躁不安患者,应加强防护安全措施,防止坠床。

3. 饮食护理 当急性腹痛诊断未明时,最好予以禁食,必要时进行胃肠减压。

4. 药物护理 指导患者遵医嘱合理应用药物镇痛,应注意严禁在未确诊前随意使用强效镇痛药或激素,以免改变腹痛的临床表现,掩盖症状、体征而延误病情。观察药物治疗的效果及不良反应。

5. 心理护理 稳定患者情绪,减轻患者的心理负担。保持舒适安静的环境,避免环境对腹痛的刺激,可采取音乐疗法等。

6. 健康指导 针对患者发生腹痛的病因,教给患者缓解或预防腹痛的方法。如对于消化性溃疡患者,应讲解引发溃疡疼痛的诱因,使患者能够在饮食、嗜好、情绪、生活节奏等方面多加注意;对于急性胃肠炎、急性胰腺炎患者,应告诉患者如何预防疾病的再次发作。定期门诊复查,如有疼痛持续不减、疼痛规律性消失等情况应立即就诊。

# 第五节 腹泻的护理

腹泻(diarrhea)指排便次数增多,每日 3 次以上,粪质稀薄,含水量 >85%,每天粪便总量大于200g,或带有黏液、脓血或未消化的食物。根据病程,腹泻可分为急性与慢性两种,病程超过两个月者属慢性腹泻。

【常见病因】

| 常见病因 | |
| --- | --- |
| 肠道感染性疾病 | 肠结核 |
| | 细菌性痢疾 |
| | 阿米巴痢疾 |
| | 伤寒 |
| 肠道非感染性疾病 | 吸收不良综合征 |
| | 炎性肠病 |
| | 肠道良恶性肿瘤 |
| 肠道以外的消化系统疾病 | 胃大部切除术后 |
| | 胰腺炎和胰腺癌 |
| | 肝硬化 |
| | 慢性胆囊炎和胆石症 |
| 内分泌及代谢障碍性疾病 | 甲状腺功能亢进 |
| | 肾上腺皮质功能减退 |
| 其他系统疾病 | 胃泌素瘤 |
| | 系统性红斑狼疮 |
| | 硬皮病 |
| | 尿毒症 |
| 神经功能紊乱 | 肠易激综合征 |
| | 败血症 |
| 全身性感染性疾病 | 伤寒或副伤寒 |
| | 钩端螺旋体病 |
| 急性中毒 | 毒蕈、桐油、河豚、鱼胆 |
| | 砷、磷、铅、汞 |
| | 抗生素 |
| 药物副作用 | 洋地黄类药物 |
| | 甲状腺素 |
| | 某些抗肿瘤药物 |
| | 考来烯胺 |

**【病理生理特点】**

| 发生机制 | 病理生理特点 | 常见病因 |
|---|---|---|
| 分泌性腹泻 | 肠黏膜吸收抑制或净分泌增加 | 霍乱、大肠杆菌感染、胃肠道内分泌肿瘤 |
| 渗出性腹泻 | 炎症、溃疡等病变,使肠道黏膜完整性受到破坏,造成大量炎性渗出 | 各种肠道炎症疾病 |
| 渗透性腹泻 | 肠内容物渗透压增高,阻碍肠内水分与电解质吸收 | 服用盐类泻剂 |
| 动力性腹泻 | 肠蠕动亢进肠内食糜停留时间缩短,未被充分吸收 | 肠易激综合征、功能性腹泻、甲亢、糖尿病致自主神经功能紊乱 |
| 吸收不良性腹泻 | 肠黏膜的吸收面积减少或吸收障碍 | 小肠部分切除、吸收不良综合征 |

**【粪便性质及诱发因素】**

| 粪便的性质 | 诱发因素 |
|---|---|
| 果酱样便 | 阿米巴感染 |
| 大量蛋花汤样水样泻 >1000ml/d | 霍乱 |
| 黏液脓血便 | 细菌性痢疾和溃疡性结肠炎 |
| 含有坏死脱落的肠黏膜 | 伪膜性肠炎 |
| 含有未消化食物或油滴 | 吸收不良 |

**【伴随症状及诱发因素】**

| 伴随症状 | 诱发因素 |
|---|---|
| 伴发热、腹痛、里急后重 | 炎症性腹泻 |
| 慢性腹泻伴营养不良、贫血、低钙等 | 吸收不良 |
| 慢性腹泻伴发热 | 肠结核、结肠癌、小肠恶性淋巴瘤、结缔组织病等 |
| 慢性腹泻伴心悸、多汗、易饿、消瘦 | 甲亢 |
| 慢性脂肪泻伴反复腹痛、新发糖尿病 | 慢性胰腺炎 |

【辅助检查】

1. 粪便检查　是最基本的检查项目。包括:粪便常规、粪便苏丹三染色和粪便培养等。

2. 常规检查　血常规、肝肾功能和血气分析,了解有无贫血、白细胞增多、糖尿病等,了解水电解质和酸碱平衡等情况。

3. 禁食试验　禁食48～72小时,腹泻量无明显减少者见于分泌性腹泻,明显缓解者见于渗透性腹泻。

4. X线检查　主要指消化道造影,可观察全胃肠道的功能状态,有无器质性疾病。

5. 内镜检查　明确病变性质和范围,取活检做病理检查和病原学检查。

6. D-木糖吸收试验　可诊断小肠吸收不良。

7. 其他影像学检查　超声、CT 和 ERCP 等对疑为肝、胆和胰腺疾病引起的腹泻的诊断有一定帮助。

【常见护理诊断/问题】

1. 潜在并发症:穿孔、消化道出血。

2. 营养失调:低于机体需要量　与腹泻有关。

3. 有皮肤完整性受损的危险　与大量粪便刺激肛门有关。

4. 活动无耐力　与腹泻及营养不良有关。

5. 焦虑　与病情反复迁延不愈有关。

6. 知识缺乏:缺乏有关疾病病因及防治的知识。

【护理措施】

1. 重型腹泻的护理

(1)严密观察生命体征变化,包括体温、脉搏、呼吸、血压。

(2)有无水、电解质紊乱及发热等全身中毒症状,监测血生化指标,按病情做好各种护理记录,准确记录出入量及大便量。

(3)观察患者有无精神萎靡、躯干四肢乏力、腱反射减弱或消失、腹胀、肠鸣音减弱或消失等低钾血症,有异常立即通知医生。

(4)注意观察患者的神志、意识,有无体温低于正常、血压降低、脉细速、四肢厥冷、尿少或无尿等脱水休克表现,及时通知医生并积极配合抢救。

2. 轻型腹泻的护理

(1)病情观察:观察并记录每日大便的性状及量,做好动态比较,必要时留取标本送检。观察生命体征的变化及有无脱水征。观察水、电解质、酸碱平衡紊乱症状。注意观察体重、白蛋白指标,了解营养状况。

(2)一般护理:给患者提供安静、舒适的休息环境,以减少患者的胃肠蠕动及体力。注意保暖,用热水袋热敷以缓解腹泻时伴随的腹痛症状。必要时为患者提供床旁便器。嘱患者多饮水以防腹泻引起脱水。

(3)低钾血症的护理:注意观察患者的精神、意识情况,观察心电图的改变,有无 ST 段降低,T 波平坦或倒置等低钾血症的表现,注意观察出入量的情况,注意不宜过多、不宜过快、不宜过浓、不宜过早补钾的原则,口服补钾药物时要在餐后服用,避免对胃的刺激。

(4)肛周皮肤的护理:注意保护肛周皮肤,嘱其便后使用软纸擦拭,每日用温水清洗肛门,并涂凡士林油保护皮肤。

(5)预防和控制感染:严格执行无菌操作,保护易感人群,严格执行手卫生,控制传染源,对于有肠道传染病的患者要做好隔离工作。同时做好患者及家属的健康教育。

(6)用药的护理:遵医嘱给予止泻药和肠道益生菌,但因注意肠道益生菌与抗生素同服时,应间隔 2 小时以上;根据引起腹泻的病因不同,遵医嘱予对因治疗,同时注意观察药物的疗效及不良反应。

(7)饮食护理:急性发作期和爆发型患者应进食无渣流质或半流质饮食,禁食生冷食物及含纤维素多的蔬菜,病情严重者应禁食,并给予胃肠外营养,使肠道得以休息,利于减轻炎症,控制其症状。

(8)心理护理:有些腹泻病程长,症状反复出现,患者易出现抑郁或焦虑,护理人员应耐心向患者做好宣教解释工作,使其了解积极配合治疗,注意生活中的自我调节,让患者认识到不良的心理状态不利于本病的康复,从而帮助患者建立起战胜疾病的信心及勇气。

## 第六节　便秘的护理

便秘(constipation)指大便次数减少,或排便不畅、费力、困难、粪便干结且量少。便秘是很常见的症状,由多种病因引起。健康人排便习惯多为 1～2 次/天或 1～2 天/次,粪便多为成形或软便,少数健康人的排便次数可达 3 次/天或 1 次/3 天。

【常见病因】

| 常见病因 | |
| --- | --- |
| 器质性便秘 | 肠管器质性疾病 |
| | 内分泌或代谢性疾病 |
| | 免疫性疾病 |
| | 神经系统疾病 |
| | 肠管平滑肌或神经源性病 |

| 常见病因 | |
| --- | --- |
| 功能性便秘 | 结肠神经肌肉病变 |
| | 神经心理障碍 |
| | 药物性因素 |
| | 进食少,水分不足 |
| | 食物缺乏纤维素 |
| | 工作紧张,精神因素 |
| | 肠易激综合征 |
| | 腹肌及盆腔张力不足 |
| | 滥用药物,形成依赖 |

**【辅助检查】**

1. 实验室检查　血便常规和潜血试验、生化、血糖、免疫项目。

2. 内镜或钡灌肠　可疑肛门、直肠病变行肠镜、钡灌、CT。内镜可直接观察肠道情况,可行活检。

3. 肛门直肠测压　评估肛门括约肌和直肠有无动力和感觉功能障碍。了解肛门直肠有无器质性疾病,了解粪便嵌塞及肛门括约肌功能状况。

4. 胃肠通过实验　评估便秘的类型。

**【常见护理诊断/问题】**

焦虑　与长期便秘有关。

**【护理措施】**

1. 对患者进行正确排便的教育,建立合理的饮食习惯,增加膳食纤维量,增加饮水量,坚持良好的排便习惯,同时应增加运动。

2. 选用适当的通便药物,避免长期滥用刺激性泻剂。

3. 心理护理　患者常有焦虑、抑郁表现,应予以心理沟通,正确认识疾病,消除紧张情绪,积极配合治疗。

## 第七节　黄疸的护理

黄疸(jaundice)是由于胆红素代谢障碍引起的血清中胆色素升高致使皮肤、黏膜和巩膜发黄的症状和体征。正常血清总胆红素含量为 17.1μmol/L(1.0mg/dl),胆红素在 17.1~34.2μmol/L,无肉眼可见黄疸,称为隐性黄疸,超过 34.2μmol/L(2.0mg/dl)时,出现临床可见黄疸。

【常见病因】

| 常见病因 | |
| --- | --- |
| 肝细胞性黄疸 | 病毒性肝炎 |
| | 肝硬化 |
| | 肝癌 |
| 胆汁淤积性黄疸 | 胆囊炎 |
| | 胆石症 |
| | 胆道蛔虫 |
| | 胰腺炎 |
| | 壶腹周围癌 |
| | 毛细胆管炎 |
| | 药物性黄疸 |
| | 娠期黄疸 |
| | 胆汁性肝硬化 |
| 其他 | 溶血性黄疸 |
| | 先天性非溶血性黄疸 |

【伴随症状及体征】

1. 皮肤、巩膜等组织的黄染　肝细胞性黄疸皮肤颜色轻重不一,急性黄疸多呈金黄色,慢性黄疸颜色加深,胆汁淤积性黄疸皮肤暗黄色。

2. 尿和便色泽的改变　胆汁淤积性黄疸表现为尿呈浓茶色,粪色浅灰或陶土色,肝细胞性黄疸表现为尿色加深,粪色正常或变浅。

3. 胆盐血症的表现　主要症状有皮肤瘙痒、心动过缓、腹胀、脂肪泻、夜盲症、乏力、精神萎靡和头痛等。

4. 发热　病毒性肝炎起病初期;胆石症或癌性黄疸合并胆系感染可有发热。

5. 腹痛　病毒性肝炎可有肝区隐痛、胀痛;胰腺癌可有腰背酸痛;胆石症可有急性右上腹胀痛。

6. 其他　急性肝炎可有厌油腻、乏力、食欲缺乏;胆石症可有恶心、呕吐;伴乏力、食欲缺乏、消瘦需警惕癌性黄疸;胆汁淤积性黄疸可有皮肤瘙痒等。

【辅助检查】

1. 实验室检查

(1)尿液检查:肝细胞性黄疸尿胆原升高,尿胆红素阳性,胆汁淤积性黄疸尿胆原减少。

(2)肝功能检查:肝细胞性黄疸以肝酶谷丙转氨酶、谷草转氨酶升高为主,胆汁淤积性黄疸以胆管酶 γ- 谷氨酰胺转移酶、碱性磷酸酶升高为主;白蛋白、血清前蛋白、胆固醇和凝血时间用来评估肝脏合成功能;肝细胞性及胆汁淤积性黄疸时维生素 K 吸收障碍,也可导致血浆凝血酶原时间延长等。

（3）其他：自身免疫指标、肿瘤标志物等有助于诊断原发病。

2. 超声　可较好评估肝胆系统及胰腺形态结构、大小，有无结石、占位等。

3. 影像学检查　CT 及 MRI，对肝胆、胰腺病变的诊断有较大价值。

4. 内镜检查　ERCP 适用于怀疑十二指肠壶腹、胰腺和低位胆管病变患者，明确诊断同时可行括约肌切开取石、置入支架内引流、放置鼻胆引流管等治疗措施。

5. 肝活组织检查　可有助于明确引起黄疸的肝脏疾病原因，肝功能不良导致凝血功能异常患者行肝穿刺需慎重。

【常见护理诊断/问题】

1. 潜在并发症：感染。

2. 有皮肤完整性受损的危险　与黄疸致皮肤瘙痒有关。

【护理措施】

1. 病情观察　准确记录胆汁的引流量，观察患者黄疸是否有加重或减轻，注意观察体温的变化，警惕胆道感染的表现，如高热、寒战和感染性休克等。

2. 皮肤护理　嘱患者勿抓挠皮肤，保持皮肤完整性，洗澡时使用中性无刺激性香皂及温水清洗，沐浴后抹上润肤油，保持皮肤湿润，修剪指甲并磨平，必要时可戴上棉布手套，建议患者穿棉质、柔软舒适的衣物。

3. 饮食护理　避免暴饮暴食和经常不食早餐，忌吃大量高糖类、高脂肪、高胆固醇食物。但也不主张完全吃素，因为不食脂类、蛋白质食物就不能刺激胆囊及时收缩，造成胆汁淤积，而胆汁淤积易于导致结石的形成。

## 第八节　腹水的护理

腹水（ascites）是指液体在腹腔内的病理性积聚 >200ml。通常 1000ml 以上才会出现明显的症状和体征。

【常见病因】

| 常见病因 | |
|---|---|
| 常见病因 | 肝硬化 |
| | 恶性肿瘤 |
| | 结核性腹膜炎 |
| | 心源性 |
| | 血管性 |
| | 肾源性 |
| | 营养不良性 |
| | 内分泌性 |
| | 结缔组织病相关性 |

【临床表现】

常见症状有腹胀、食欲不振、恶心等,合并感染时可出现发热、腹痛,还可并发腹壁疝、胸腔积液。

【伴随症状及体征的特点】

1. 心脏疾病引起的腹水　查体时可见有发绀、周围水肿、颈静脉怒张、心脏扩大、心前区震颤、肝(脾)大、心律失常、心瓣膜杂音。

2. 肝脏疾病引起的腹水　常有面色晦暗或萎黄无光泽,皮肤、巩膜黄染,面部、颈部或胸部可有蜘蛛痣,或有肝掌、腹壁静脉曲张、肝(脾)大等体征。

3. 肾脏疾病引起的腹水　有面色苍白、周围水肿等体征。面色潮红、发热、腹部压痛、腹壁有柔韧感可考虑结核性腹膜炎。

【渗出液及漏出液的特点】

|  | 渗出液 | 漏出液 |
|---|---|---|
| 病因 | 炎症性、恶性肿瘤 | 门脉高压、心源性 |
| 外观 | 混浊 | 澄清 |
| 凝固性 | 常自行凝固 | 一般不凝固 |
| 黎氏实验 | 阳性 | 阴性 |
| 蛋白质定量 | ≥2.5g/dl | <2.5g/dl |
| 细菌 | 感染者可找到细菌 | 无致病菌存在 |
| 细胞数/mm$^3$ | >500 | <100 |

【辅助检查】

1. 诊断性腹水穿刺和腹水分析　是腹水病因诊断最快速有效的方法。

2. 腹腔镜　对鉴别诊断困难者(特别是肿瘤和结核),可行腹腔镜检查,直接了解病变部位,同时可行腹膜病变活检进行病理学检查。

3. 淋巴显像　包括核素淋巴显像和X线淋巴管造影,可确定淋巴管漏、阻塞的存在及部位,有助于病因诊断,前者为无创性检查方法,后者为有创性。

4. 心电图检查　可发现心律的变化、心脏供血情况。

【常见护理诊断/问题】

1. 潜在并发症:电解质紊乱。

2. 活动无耐力　与腹水导致的呼吸功能改变有关。

3. 有皮肤完整性受损的危险　与腹水引起的皮肤变薄有关。

4. 知识缺乏：缺乏有关治疗的知识。

**【护理措施】**

1. 保持舒适的体位 平卧位利于增加肝肾血流量，可抬高下肢，减轻水肿；阴囊水肿者，托带托起，利于水肿消退；大量腹水者，半卧位。

2. 避免腹内压骤增或骤减。

3. 限制水、钠摄入，准确记录 24 小时出入量。

4. 留置引流管患者注意预防脱管及感染等不良事件的发生。

5. 饮食护理 高热量、高蛋白质、高维生素、易消化饮食、禁烟酒，适当脂肪。

6. 监测生化指标，遇危急值及时通知医生及时处理。

7. 长期卧床患者，及时协助翻身，保护皮肤。

# 第九节 消化道出血的护理

消化道出血（gastrointestinal bleeding）是内科常见的急重症之一。包括上消化道出血和下消化道出血，其中屈氏（Treitz）韧带以上的消化道包括食管、胃、十二指肠或肝、胆、胰等疾病引起的出血为上消化道出血，Treitz 韧带以下部位的小肠和大肠出血称为下消化道出血。

**【常见病因】**

| 上消化道出血 | |
| --- | --- |
| 食管疾病 | 反流性食管炎 |
| | 食管憩室炎 |
| 胃、十二指肠疾病 | 消化性溃疡 |
| | 急慢性胃炎 |
| | 胃黏膜脱垂 |
| | 胃癌 |
| | 急性胃扩张 |
| | 胃肠吻合术后（空肠及吻合口溃疡） |
| 门静脉高压 | 门静脉炎 |
| | 门静脉阻塞 |
| | 肝静脉阻塞 |

| 下消化道出血 | |
| --- | --- |
| 肛管疾病 | 痔、肛裂、肛瘘 |
| 直肠疾病 | 直肠损伤 |
| | 非特异性直肠炎 |
| | 结核性直肠炎 |
| | 直肠肿瘤 |
| | 直肠类癌 |
| 结肠疾病 | 细菌性痢疾 |
| | 阿米巴痢疾 |
| | 憩室 |
| | 息肉 |
| | 血管畸形 |

【辅助检查】

1. 化验检查　急性消化道出血时,重点化验应包括血常规、血型、出凝血时间、大便或呕吐物的隐血试验、肝功能及血肌酐、尿素氮等。

2. 内镜检查　胃镜直接观察,即能确定,并可根据病灶情况做相应的止血治疗。做纤维胃镜检查的注意事项有以下几点:①最好时机在出血后24小时内进行。②处于失血性休克的患者,应首先补充血容量,待血压有所平稳后做胃镜较为安全。③事先一般不必洗胃准备,但若出血过多,估计血块会影响观察时,可用冰水洗胃后进行检查。

3. 选择性动脉造影　在某些特殊情况下,如患者处于上消化道持续严重大量出血紧急状态,以至于胃镜检查无法安全进行或因积血影响视野而无法判断出血灶,此时行选择性肠系膜动脉造影可能发现出血部位,并进行栓塞治疗。

4. X线钡剂造影　因为一些肠道的解剖部位不能被一般的内镜窥见,有时会遗漏病变,这些都可通过X线钡剂检查得以补救。但在活动性出血后不宜过早进行钡剂造影,否则会因按压腹部而引起再出血或加重出血。一般主张在出血停止、病情稳定3天后谨慎操作。

5. 放射性核素扫描　经内镜及X线检查阴性的病例,可做放射性核素扫描。其方法是采用核素(例如$^{99m}$锝)标记患者的红细胞后,再从静脉注入患者体内,当有活动性出血,而出血速度达到0.1ml/min,核素便可以显示出血部位。

【常见护理诊断/问题】

1. 体液不足　与出血导致血容量下降有关。

2. 活动无耐力　与血容量下降导致氧交换不足有关。

3. 有受伤的危险　与上消化道出血导致误吸有关。

【护理措施】

1. 及时补充血容量　迅速建立两条静脉通道,及时补充血容量,抢救治疗开始滴速要快,但也要避免因过多、过快输液、输血引起肺水肿或诱发再出血,从而加重病情。

2. 体位护理　出血期间绝对卧床休息,采取平卧位,头偏向一侧,防止因呕血引起窒息。

3. 饮食护理　严重呕血或明显出血时,必须禁食,24 小时后如不继续出血,可给少量温热流质易消化的饮食,病情稳定后,指导患者要定时定量,少食多餐,避免进食粗糙、生冷、辛辣等刺激性食物,同时要禁烟、酒、浓茶和咖啡。

4. 口腔护理　每次呕血后,及时做好口腔护理,减少口腔中的血腥味,以免再次引起恶心、呕吐,同时能增加患者舒适感。

5. 皮肤护理　保持皮肤清洁及床铺清洁、干燥,呕血、便血后及时清洁用物。

6. 心理护理　心理护理是指在护理全过程中,由护士通过各种方式和途径积极影响患者的心理状态,以达到其自身的最佳身心状态,其必要条件是护士要与患者建立良好的互相信任的治疗性人际关系,并对存在的心理问题有较深的了解和准确的评估。患者对疾病缺乏正确认识的前提下,易产生紧张、恐惧的情绪而加重出血,尤其反复出血者因反复住院给家庭带来沉重的经济负担,感到前途暗淡,消极悲观,对治疗失去信心。因此做好有效的心理护理尤为重要。医护人员从容的态度、亲切的语言、认真的答疑、果断的决策、沉着、冷静、熟练的操作,可给患者以安全感,解除患者精神紧张及恐惧心理,有益于良好护患关系的建立和进一步治疗的配合。

7. 用药指导　严格遵医嘱用药,熟练掌握所用药物的药理作用、注意事项及不良反应,如滴注垂体后叶素止血时速度不宜过快,以免引起腹痛、心律失常和诱发心肌梗死等,遵医嘱补钾、输血及其他血液制品。

8. 三腔二囊管压迫止血的护理　插管前检查有无漏气,插管过程中必须经常观察患者面色、神志。插管后要保持胃气囊压力为 50～70mmHg,食管气囊压力为 35～45mmHg,密切观察引流液的颜色和量,置管 24 小时后宜放出气囊气体,以免压迫过久可能导致黏膜坏死,三腔二囊管短期止血率高,但易复发。

9. 健康指导　向家属宣教一些本病的常识,使之对治疗过程有一定的了解,取得家属配合,并协助医生解决一些实际问题;教会患者及家属识别早期出血征象及应急措施,出现呕血或黑便时应卧床休息,保持安静,减少身体活动;帮助掌握有关病症的病因、预防、治疗知识,以减少再度出血的危险;保持良好的心态和乐观精神,正确对待疾病,合理安排生活,增强体质,应戒烟戒酒,在医生指导下用药,勿自用处方,慎重服用某些药物。总之,上消化道出血起病急、来势凶险、变化快、易造成失血性休克和循环衰竭而危及生命,如能正确诊断,进行有效的止血治疗及认真细致的护理,可使患者转危为安,提高治愈率,降低病死率,从而达到康复的目的。

(李 冉)

## 第十节　腹胀的护理

腹胀(abdominal distension)即腹部膨胀的感觉,常伴有相关的症状,如呕吐、腹泻、嗳气等,或伴有腹部膨隆胀大(也可仅为自觉胀满不适而无客观表现),可以是全腹性的,也可仅为局部性的,有时是系统性疾病的表现(主要原因有胃肠道积气、腹腔内积液、腹腔内肿物、后腹膜疾病、功能性腹壁肌张力增加、低位性肠梗阻、肠扭转、麻痹性肠梗阻、胃肠神经官能症或腹腔内气体),或者是一种客观上的检查所见。

【常见病因】

引起腹胀的常见原因为胃部疾病、肠道疾病、胃肠道功能性疾病,肝脏疾病、胆道疾病、胰腺疾病、腹膜疾病、急性感染性疾病、心血管疾病、咽气过多、产期过多消化不良、小肠吸收不良、长期应用广谱抗生素、吸气或排气障碍、腹腔胀气、胃肠功能失调。

【临床表现】

| 部位 | 表现特点 |
|------|----------|
| 上腹部 | 多由于胀气所致 |
| 中腹部 | 常为小肠胀气 |
| 下腹部 | 结肠胀气 |
| 全腹胀 | 可见于小肠或结肠胀气 |

| 疾病 | 临床表现 |
|------|----------|
| 急性胃扩张 | 上腹部或脐部突发持续性胀痛,上腹部明显膨隆,但腹肌柔软,有轻压痛。常发生于暴饮暴食后,也可因情绪激动、剧烈疼痛、受寒、腹部外伤等不良刺激引起 |
| 幽门梗阻 | 上腹部膨隆、胀满,可见胃逆蠕动波,常有胃部振水音,呕吐大量带酸味的隔餐,甚至隔夜的食物,但没有胆汁。呕吐能减轻上腹部胀痛。常见于消化性溃疡并发的幽门梗阻 |
| 肠梗阻 | 除全腹胀痛外,无排便、排气现象 |
| 消化和吸收不良 | 除腹胀外,常同时伴有腹泻,可出现嗳气、恶心、呕吐、肠鸣音亢进、排气增多 |

【临床检查】

实验室检查：

1. 大便检查　黏液脓血便,镜下见红细胞、白细胞时,多为肠道炎症性病变;大便中含较多不消化食物,镜下见到肌纤维、脂肪球时,多提示为消化吸收不良。

2. 胃液分析　慢性萎缩性胃炎、胃癌时,胃酸分泌常降低。

3. 肝功能及血清酶学检查　对肝胆道病变的诊断有帮助。

其他辅助检查：

1. 胃镜检查　对慢性胃炎、消化性溃疡、胃癌等胃与十二指肠疾病有诊断价值。

2. 结肠镜检查　对肠结核、克罗恩病、溃疡性结肠炎、阿米巴肠病、细菌性痢疾、结肠癌、结肠憩室病等有诊断或辅助诊断价值。

3. X线检查　腹部透视或平片检查有助于肝脾曲综合征、溃疡病穿孔、肠梗阻等疾病的诊断;钡餐检查除可诊断慢性胃炎、消化性溃疡及胃癌外,还有利于胃下垂的诊断;钡剂灌肠检查可协助诊断结肠病变。

4. B超、CT或MIR检查　对肝脏、胆道及胰腺疾病有重要的诊断意义,对结核性腹膜炎或各种原因引起的腹水有辅助诊断价值。

【常见护理诊断/问题】

1. 有便秘的危险　与腹胀有关。

2. 潜在并发症:腹水。

3. 活动无耐力　与腹水导致的呼吸功能改变有关。

4. 知识缺乏:缺乏疾病相关的知识。

【护理措施】

1. 减轻腹胀,可采用肛管排气,应用灌肠剂或者应用薄荷油腹部热敷等方法缓解不适。

2. 严重腹胀时,必须禁食并留置胃管进行持续性胃肠减压,有效引流出胃肠道内的积液积气,促使肠蠕动和肛门排气的恢复,同时要注意胃肠减压的效果、引流物的性状和量。

3. 鼓励患者多活动,患者做肢体屈伸活动等都能帮助胃肠功能恢复,解除腹胀。特别是饭后协助患者适当活动,促进肠道活动,以缓解症状。

4. 饮食护理　生活要有规律,保持良好卫生进食习惯,避免进餐过快、过急和进食时大量饮水。

5. 需要注意鼓励患者少食多餐,多食用蔬菜、高纤维食品,限制食用易产气的食品和易引起便秘的食品如豆类、牛奶、坚果、干果等,有腹水的患者应食用高蛋白、高热量、高维生素、低钠饮食。

6. 对于有腹水的患者应每日测量腹围和体重,观察其变化,做好记录,应用利尿药期间,要准确记录出入量,观察患者用药后的反应,防止水、电解质紊乱发生。

7. 注意适当休息,保持乐观情绪。

8. 保持大便通畅,以减轻腹胀。便秘者及时使用通便药物。

9. 注意锻炼 每天坚持一小时左右的适当运动,有助于克服不良情绪,可帮助消化系统维持正常功能。运动后不要立即喝冰水,不要冷、热交替。

## 第十一节 低血糖的护理

低血糖(hypoglycemia)是指静脉血葡萄糖 < 2.8mmol/L,给予葡萄糖后症状可缓解,就可诊断为低血糖症。低血糖症临床起病急骤,通常如能及时诊治常可迅速恢复,但反复发作的严重的低血糖或持续时间太长的低血糖将可导致不可逆的脑损害,甚至导致死亡。

【临床表现】

| 分类 | | 临床表现 |
|---|---|---|
| 症状性低血糖 | 交感神经兴奋型 | 大汗、心悸、颤抖、饥饿感、乏力以及紧张、面色苍白、恶心呕吐等,因症状明显易诊断 |
| | 中枢神经系统受抑制型 | 表现临床症状多种多样,主要表现为意识朦胧、昏迷、躁动不安、精神失常、大小便失禁、抽搐等,临床易误诊 |
| 无症状性低血糖 | | 临床表现一般无症状,只有在监测血糖的时候发现血糖低于正常值;无症状低血糖的后果往往要比有症状低血糖更为严重 |

【治疗】

当糖尿病患者治疗过程中出现饥饿感、乏力、头晕、呕吐、心慌等轻度低血糖症状时,应立即进食,有条件的情况下应立即测定血糖,以明确低血糖程度。当发生严重低血糖时,患者清醒状态下应立即给予任何含糖较高的物质,如果汁、糖果等,并绝对卧床休息,如患者已经发生低血糖昏迷,应立即静脉推注50% 葡萄糖 20~40ml,直至患者意识转清。迅速补充葡萄糖是决定预后的关键,及时补糖将使症状完全缓解,而延误治疗可能导致不可逆的脑损害。

【常见护理诊断/问题】

1. 有受伤的危险　与低血糖时发生的乏力、头晕有关。

2. 焦虑　与低血糖的反复或突然发生有关。

3. 知识缺乏:缺乏有关疾病病因及防治的知识。

【护理措施】

1. 观察患者的症状和体征　有无大汗、心慌、手抖、饥饿、意识模糊、呼之不应、昏迷等症状,嘱患者卧床休息,配合医生迅速采取治疗措施,同时使用快速血糖仪监测患者的血糖值。

2. 当患者出现轻微低血糖反应时,可嘱患者适量进食,如水果、牛奶、饼干;如患者血糖偏低,意识清醒,可嘱患者立即进食糖块、喝含糖饮料;如患者已经发生低血糖昏迷,应立即静脉推注 50% 葡萄糖 20~40ml,直至患者意识转清。

3. 随时观察患者病情变化,遵医嘱监测患者血糖变化,做好记录,及时通知医生。

4. 一般护理　保证病室内环境干净整洁、安静,无闲杂人员。室内温湿度适宜,每日开窗通风,保持空气流通。地面无水渍杂物。保证床单位干净整洁,衣裤长短适宜,及时更换。常用物品及呼叫器置于患者触手可及处。协助患者做好头发、口腔等部位的清洁工作。

5. 对于有糖尿病史的患者,护士应加强巡视,注意观察有无低血糖反应,一旦出现症状,立即配合医生采取有效的抢救措施。

6. 饮食的护理　对于糖尿病患者可嘱其根据血糖情况按时加餐,少食多餐。加餐食物可选择苏打饼干、牛奶、含糖较低的水果等;对于出血或需要严格控制饮食的患者应注意观察其生命体征及补液治疗,警惕低血糖的发生。

7. 心理护理　反复或突然出现低血糖反应时,患者一般会出现焦虑、抑郁或恐惧的心理。护士应向患者讲解症状发生的原因、治疗及预后,帮助患者树立信心,积极配合治疗,尽早恢复健康。同时应与患者家属进行沟通,取得家庭帮助和支持。

(尤丽丽)

# 第十二节　水肿的护理

水肿(edema)是指人体血管外组织间隙过多的液体积聚,导致组织肿胀。

如果液体在体内组织间隙呈弥散性分布时,称为全身性水肿;如果液体在局部组织间隙积聚,称为局限性水肿。水肿是临床常见的体征,涉及循环系统、泌尿系统、中枢神经系统、内分泌系统、消化系统、血液系统等,几乎涵盖全身各个系统相关疾病。

【分类和病因】

根据水肿范围分类,分为全身性水肿、局部性水肿和积水;根据有无凹陷分类,分为凹陷性水肿、非凹陷性水肿;根据水肿的皮肤特点分类,分为隐性水肿和显性水肿;根据临床检查分度,分为轻度、中度和重度。全身性水肿常见的原因为心源性水肿、肾源性水肿、肝源性水肿、营养不良性水肿、黏液性水肿、药物性水肿、经前期紧张综合征和特发性水肿;局部水肿常见原因为炎症性水肿、静脉性水肿和淋巴水肿。

【辅助检查】

1. 病史及一般检查  水肿的部位及程度、呼吸、脉搏、血压、体重、饮食(水)量及尿量。

2. 血液的常规检查  血红蛋白、血细胞比容、白细胞、血沉、血中酸碱值及血氧分析等。

3. 放射线检查  胸部和腹部检查。

4. 一般生化血液检查  肌酐、尿素氮及转氨酶等。

5. 如怀疑有内分泌障碍,还要测定血中的各项内分泌指标。

6. 如怀疑为心衰竭则应做心电图、心脏超声波、核医造影甚至心导管等检查。

【治疗措施】

1. 适度限制水分及盐分的摄取。

2. 卧床休息。

3. 利尿药。

4. 如有心衰竭要给予强心药,如洋地黄等;如有高血压则应控制血压。

5. 适度给予热量及蛋白质,视造成水肿的原因而定。如为肾性水肿,一般不给予高蛋白饮食,但是应给予高生物价值的蛋白,以避免损害肾功能。

6. 局部的放水治疗,如肋膜积水、腹水、心包膜积水等。

7. 透析治疗,包括腹膜透析、血液透析。

8. 针对各种病因施予治疗。

【常见护理诊断/问题】

1. 水电解质紊乱  与疾病的发生有关。

2. 潜在并发症:营养失调、感染。

3. 知识缺乏:缺乏相关疾病病因及防治的知识。

【护理评估】

1. 评估水肿的发生部位 为局部或是全身性,如果是局部则多位于眼睑、颜面、上肢、下肢、腹部、会阴部等。

2. 评估水肿的严重程度 区分为压窝型水肿或是非压窝型水肿。压窝型水肿表示为系统性因素引起的水肿,如肾脏疾病或心脏疾病所造成的水肿,经常发生在腿部、尾骶骨处及阴囊等,呈两侧对称性。评估时,用手指压水肿部位 5 秒,然后放开,以水肿度标来衡量水肿程度。

1 + :轻微压陷到几乎测量不到。

2 + :压下深度小于 5mm。

3 + :压下深度介于 5 ~ 10mm 之间。

4 + :压下深度大于 10mm。

非压窝型水肿则包括淋巴结水肿、脂肪水肿、慢性静脉阻塞,呈单侧性较多,水肿部位较硬,又称硬结水肿。

3. 评估水肿皮肤的状况,包括颜色、表面亮度、皮肤是否呈紧绷、温度等。

4. 评估呼吸、脉搏、血压、体重及水分摄取与输出量。

5. 评估有无因水肿所致的其他身心反应及其程度 水肿处肿胀疼痛、皮肤变厚、溃疡、肢体行动能力不足、运动障碍、全身倦怠无力、腹胀、恶心、呕吐、便秘、腹泻、食欲不振、胸痛、呼吸困难、端坐呼吸、呼吸衰竭等。

6. 监测相关的检查结果 血液常规检查包括血红蛋白(Hb)、血细胞比容(Hct)、白细胞、血沉、血浆白蛋白、电解质、血中酸碱值、渗透压、动脉血液气体分析、尿中蛋白、尿量等。

7. 评估水肿何时发生及其进展 如因白蛋白降低所致的水肿属全身性,清晨醒来时眼窝周围会最明显,而经白天活动后会较前消失,但水肿会向下肢移动。

8. 评估水肿发生原因,可分为两方面探讨与评估

(1)局部性水肿:大多由发炎、过敏、栓塞性静脉炎、慢性淋巴炎、局部淋巴循环障碍所形成的淋巴水肿;淋巴管因先天异常或被纤维化、发炎病变及肿瘤所阻塞(常呈局部性,伴随有水肿部位皮肤变硬);以及长期低位状态等原因所致。

(2)全身性水肿又可分为:

1)心因性水肿:乃因心脏功能衰退导致每搏量不足,即充血性心脏衰竭,一般临床上可分为左心衰竭及右心衰竭。在左心衰竭患者易有喘、呼吸困难、端坐呼吸、咳嗽等现象;右心衰竭患者容易产生肝脏肿大、下肢水肿等现象。

2)肾性水肿:常因肾功能失常或白蛋白大量流失而使得水及盐类滞留体内。如患者本身有急性或慢性肾衰竭、急性肾小球肾炎、肾病综合征,水肿常

由低部位开始,然后变成全身性水肿。

3)肝性水肿:由于肝衰竭时形成白蛋白的能力大减而致,常先有腹水、下肢水肿,当肝硬化更严重时,会出现全身性水肿,其他伴随症状如蜘蛛痣及黄疸。

4)因内分泌异常所致水肿:如甲状腺功能低下形成的黏液水肿、不适当抗利尿激素分泌综合征所致的水中毒及女性周期性和停经前水肿等。

5)怀孕时的水肿:因为怀孕末期下肢静脉回流受阻,以及长期站立或坐姿而使大多数孕妇有踝关节水肿现象。

6)营养失调所致水肿:即血浆中白蛋白过低,胶体渗透压降低,使得多余的水分渗入细胞间质,造成水肿,如饥饿、慢性腹泻、胃肠吸收不良、恶性肿瘤、脚气病等。

【护理措施】

1. 观察患者的水肿压陷程度、水肿部位与其范围大小及皮肤状况。

2. 每天测量患者的体重。

3. 观察生命征象、中心静脉压(CVP)等的变化。

4. 观察伴随水肿所发生的其他症状,如呼吸困难。

5. 监测各项诊察与检查结果。

6. 提供患者舒适与安静的环境。如有腹水、肺水肿时,为使患者呼吸较不费力,原则上采取坐位、半坐卧位,但仍以患者舒适为主要前提;若有下肢水肿,则应将下肢抬高,以利静脉回流。

7. 因肾脏疾病导致水及钠离子排泄障碍而引起水肿时,在饮食上应限制盐及水分的摄取;另外因血浆蛋白减少而使水肿加重时,应加强蛋白质补充,但是急性肾炎所致的水肿及有尿毒症的前驱症状出现时,则应限制蛋白质摄取;给予患者高热量食物,以避免身体蛋白被破坏而增加蛋白代谢物。

8. 因为水肿导致血液循环障碍而使得皮肤冰冷苍白,应给予适度的保暖,如调整室温、增加衣物、热敷等,可促使皮肤血管扩张,促进循环,而达利尿效果;但若有组织发炎的情形则不可热敷。

9. 彻底执行皮肤、黏膜的清洁,特别是眼睑、口腔、阴部等地方应特别注意,以预防感染。

10. 因水肿使皮肤变薄,易受损伤,故需选择柔软衣物、寝具用品及方便拿取的设施、设备,以免皮肤擦撞。

11. 预防压疮 协助患者更换姿势,运用棉花圈、枕、气垫床等,皆可使水肿部位避免长期压迫而产生压疮。

12. 服用利尿药、强心药时,应监测血清电解质浓度,尤其是血清钾离子浓度,必要时予以补充钾离子。

13. 在患者进行腹腔穿刺、胸腔穿刺、腹腔灌洗或透析疗法时,除了给予患者身体上的照护,亦要提供精神上的支持,以减少患者的不安。

14. 评估患者及家属对水肿的了解程度及心理上是否已准备学习。宣教知识内容应包含造成水肿的原因、相关的运动、饮食控制、如何预防水肿再复发及自我照顾的方法等,对于慢性患者,必须指导药物使用及注意事项。

(尤丽丽 何 叶)

## 第一节 消化性溃疡的护理

【概述】

消化性溃疡(peptic ulcer)主要指发生于胃和十二指肠的慢性溃疡,是一种多发病、常见病。溃疡的形成有各种因素,其中酸性胃液对黏膜的消化作用是溃疡形成的基本因素,因此得名。酸性胃液接触的任何部位,如食管下段、胃肠吻合术后吻合口、空肠以及具有异位胃黏膜的 Meckel 憩室,绝大多数的溃疡发生于十二指肠和胃,故又称胃、十二指肠溃疡。

【病因及发病机制】

近年来的实验与临床研究表明,胃酸分泌过多、幽门螺杆菌感染和胃黏膜保护作用减弱等因素是引起消化性溃疡的主要环节。胃排空延缓和胆汁反流、胃肠肽的作用、遗传因素、药物因素、环境因素和精神因素等,都和消化性溃疡的发生有关。

【临床表现】

1. 疼痛

(1)长期性:由于溃疡发生后可自行愈合,但每于愈合后又好复发,故常有上腹疼痛长期反复发作的特点。整个病程平均 6~7 年,有的可长达一二十年,甚至更长。

(2)周期性:上腹疼痛呈反复周期性发作,为此种溃疡的特征之一,尤以十二指肠溃疡更为突出。中上腹疼痛发作可持续几天、几周或更长,继以较长时间的缓解。春、秋季节发作多见。

(3)节律性:溃疡疼痛与饮食之间的关系具有明显的相关性和节律性。在一天中,凌晨 3 点至早餐的一段时间,胃酸分泌最低,故在此时间内很少发生疼痛。十二指肠溃疡的疼痛好发生于两餐之间,疼痛持续不减直至下餐进食或服制酸药物后缓解。一部分十二指肠溃疡患者,由于夜间的胃酸较高,尤其在睡前曾进餐者,可发生半夜疼痛。胃溃疡疼痛的发生较不规则,常在餐后1小时内发生,经1~2小时后逐渐缓解,直至下餐进食后再次出现上述节律。

（4）疼痛部位:十二指肠溃疡的疼痛多出现于中上腹部,或在脐上方、脐上方偏右处;胃溃疡疼痛的位置也多在中上腹,但稍偏高处,或在剑突下和剑突下偏左处。疼痛范围约数厘米直径大小。因为空腔内脏的疼痛在体表上的定位一般不十分确切,所以,疼痛的部位也不一定准确反映溃疡所在解剖部位。

（5）疼痛性质多呈钝痛、灼痛或饥饿样痛,一般较轻能耐受,持续性剧痛提示溃疡穿透或穿孔。

（6）影响因素:疼痛常因精神刺激、过度疲劳、饮食不慎、药物影响、气候变化等因素诱发或加重,可因休息、进食、服抑酸药、以手按压疼痛部位、呕吐等方法而减轻或缓解。

2. 消化性溃疡其他症状与体征

（1）其他症状:本病除中上腹疼痛外,尚可有唾液分泌增多、烧心、反酸、嗳气、恶心、呕吐等其他胃肠道症状。食欲多保持正常,但偶可因进食后疼痛发作而惧食,以致体重减轻。全身症状可有失眠等神经症的表现,或有缓脉、多汗等植物神经系统不平衡的症状。

（2）体征:溃疡发作期,中上腹部可有局限性压痛,程度不重,其压痛部位多与溃疡的位置基本相符。

【辅助检查】

1. 内镜检查　纤维胃镜或电子胃镜,均可作为确诊消化性溃疡的主要方法。在内镜直视下,消化性溃疡通常呈圆形、椭圆形或线形,边缘锐利,基本光滑,为灰白色或灰黄色苔膜所覆盖,周围黏膜充血、水肿,略隆起。

2. X线钡餐检查　消化性溃疡的主要X线下影像是壁龛或龛影,为钡悬液填充溃疡的凹陷部分所造成。在正面观,龛影呈圆形或椭圆形,边缘整齐,因溃疡周围的炎性水肿而形成环形透亮区。

3. Hp感染的检测　Hp感染的检测方法大致分为四类:①直接从胃黏膜组织中检查Hp,包括细菌培养、组织涂片或切片染色镜检细菌;②用尿素酶试验、呼吸试验、胃液尿素氮检测等方法测定胃内尿素酶的活性;③血清学检查抗Hp抗体;④应用聚合酶链反应(PCR)技术测定Hp-DNA。细菌培养是诊断Hp感染最可靠的方法。

4. 胃液分析　正常男性和女性的基础酸排出量(BAO)平均分别为2.5mmol/h和1.3mmol/h(0~6mmol/h),男性和女性十二指肠溃疡患者的BAO平均分别为5.0mmol/h和3.0mmol/h。当BAO>10mmol/h,常提示胃泌素瘤的可能。五肽胃泌素按 6μg/kg 注射后,最大酸排出量(MAO),十二指肠溃疡者常超过 40mmol/h。由于各种胃病的胃液分析结果中,胃酸幅度与正常人有重叠,对溃疡病的诊断仅作参考。

【治疗原则】

1. 上腹痛 内镜或 X 线检查 + 活检 + Hp 检查,超声、血生化除外肝胆胰疾患→GU 疑似胃癌者 2 ~ 4 周治疗后复查内镜或 X 线检查。

2. 出血 查血常规,判断出血量,监护,静脉输液 + 抗酸药→内镜(在休克纠正后进行)明确出血部位、病因及镜下止血治疗→诊断不明确者近日内复查内镜。

3. 幽门梗阻 禁食、胃管减压、输液 + 抗酸药→内镜、泛影葡胺造影→2 ~ 4 周治疗后复查内镜→外科手术。

4. 良、恶性胃溃疡诊断无法明确时 正规 PPI 治疗 2 ~ 4 周后复查胃镜取活检,或 EUS 明确病变来源。

消化性溃疡药物治疗的目的是迅速缓解症状,促进溃疡面愈合,并预防复发和并发症的出现。治疗药物主要包括抗酸剂、抑酸剂和胃黏膜保护剂。

内镜检查确诊为消化性溃疡:

1. Hp( + )者质子泵抑制剂(PPI) + 2 种抗生素三联或再加铋剂四联 1 ~ 2 周治疗,此后继续用抑酸剂保证溃疡愈合(胃溃疡 6 ~ 8 周,十二指肠溃疡 4 周),停药 4 周后复查胃镜或 $^{13}$C 尿素呼气试验看 Hp 是否根除,不必用抗酸药维持治疗。

2. Hp( - )者寻找并去除溃疡诱因(如服用非甾体类药物史),用 $H_2$ 受体拮抗剂或 PPI 治疗(胃溃疡 6 ~ 8 周,十二指肠溃疡 4 周)后,维持治疗 12 ~ 18 周。

3. 胃溃疡可加用胃黏膜保护剂或促动力药。

4. 幽门梗阻时禁食、胃管减压,静脉予抗酸药,若 4 周后幽门梗阻依然存在,应考虑外科手术。

5. 伴有消化道出血者,应在 24 小时内行急诊内镜检查明确诊断,与静脉曲张、血管畸形、贲门黏膜撕裂、出血性胃炎及肿瘤等出血相鉴别,内镜下喷洒、电凝、微波、激光、注射硬化剂、肽夹等是止血治疗的重要部分,此外,必要时可行选择性血管造影加栓塞及外科手术治疗。

6. 对可疑癌变的患者,正规抗溃疡治疗 2 ~ 4 周内复查胃镜,或行超声胃镜明确病变性质,必要时外科手术治疗。

【护理评估】

| 评估项目 | 评估内容 |
| --- | --- |
| 健康史 | ➢ 有无胃部疾病等病史 |
| | ➢ 有无吸烟、饮酒、刺激性气体及相关职业和环境因素 |
| | ➢ 有无较大的精神及心理压力 |
| | ➢ 有无家族遗传史 |
| | ➢ 有无滥用药物 |
| 症状 | ➢ 腹痛:有无反酸、中上腹节律性疼痛。有无发作期上腹局限性压痛 |
| | ➢ 出血:有无呕吐咖啡样物、黑便,甚至晕厥等 |
| 身体状况 | ➢ 生命体征及意识状态,尤其是血压 |
| | ➢ 营养状态:有无消瘦、贫血及营养不良 |
| 心理状况 | ➢ 有无焦虑、抑郁等不良情绪反应 |
| | ➢ 疾病有无对患者生活、睡眠产生影响 |

【常见护理诊断/问题】

1. 疼痛　与胃酸刺激溃疡面引起化学性炎症反应有关。
2. 潜在并发症:幽门梗阻、穿孔、消化道出血。
3. 焦虑　与溃疡病反复发作有关。
4. 知识缺乏:缺乏病因、疾病预防的知识。

【护理措施】

1. 一般护理

(1)活动与休息:溃疡发作期应卧床休息,避免精神紧张和情绪波动。

(2)饮食护理:指导患者建立合理的饮食习惯和饮食结构。溃疡发作期宜少食多餐,避免餐间零食和睡前进食,使胃酸分泌有规律;选择营养丰富易消化的食物,如面食类能有效中和胃酸;避免粗糙及刺激性的食物和饮料,忌烟酒。

2. 专科护理

(1)病情观察:观察上腹部疼痛的部位、性质和变化。典型者有轻度或中度剑突下持续疼痛,可被抗酸药或进食所缓解。如果疼痛急剧而部位固定,放射至背部,不能被抗酸药缓解,常提示有后壁慢性穿孔;突然发生上腹部剧痛迅速蔓延至全腹部考虑有急性穿孔;突然晕厥者说明可能并发出血。

(2)预防并发症:严密观察患者的生命体征及腹部体征变化、腹痛、呕吐物、粪便的情况,防止并发症的发生。

3. 用药护理　指导患者合理用药,并注意观察药效及不良反应。如抗酸剂应在饭后和睡前服用,片剂应嚼服,乳剂给药前应充分摇匀。

4. 心理护理　消化性溃疡的患者因溃疡反复发作,经常会有各种消极的心理变化。患者往往会产生很大的心理压力，表现为恐惧、紧张、焦虑等。因此护理人员应做好患者的心理护理工作。首先应该让患者镇静下来，尽量避免容易造成患者紧张、恐惧的因素。做好基础护理，为患者创造一个干净、整洁、舒适的环境。多与患者及家属沟通，多关心患者，并为患者讲解疾病相关知识，让患者树立战胜疾病的信心，促进疾病康复。

5. 健康教育　指导患者学会预防和避免溃疡复发的危险因素，如幽门螺杆菌感染、生活不规律、服用非甾体抗炎药、吸烟、长期处在紧张、焦虑的心理状态等。

**小结**

消化性溃疡是一种由酸性胃液对黏膜的消化作用而形成的多发病、常见病。好发于胃和十二指肠，常呈反复周期性发作。主要表现为上腹疼痛、反酸、恶心、呕吐等胃肠道症状。护理时应关注患者的活动休息及饮食情况，避免患者情绪波动，并帮助患者建立合理的饮食习惯。护理时严密观察病情变化，预防并发症，做好心理护理和健康宣教。

（李宾宾）

## 第二节　功能性消化不良的护理

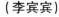

【概述】

功能性消化不良（functional dyspepsia，FD）是一种常见的功能性胃肠病，指无器质性、全身性或代谢性疾病可解释的慢性持续性或反复发作性上腹部综合征。主要表现为起源于胃、十二指肠的上腹痛、上腹部烧灼感、餐后饱胀感或早饱等症状，且症状持续3个月以上。

【病因及发病机制】

功能性消化不良的病因及发病机制尚未完全阐明，可能是多因素的结果，内脏运动及感觉异常可能起主导作用。

1. 胃肠运动功能障碍。

2. 内脏敏感性增强。

3. 胃肌电节律紊乱。

4. 胃酸分泌过高。

5. 幽门螺杆菌感染。

6. 胃肠激素。

7. 社会心理因素。

8. 其他因素。

【临床表现】

主要表现为起源于胃、十二指肠的上腹痛、上腹部烧灼感、餐后饱胀感或早饱等症状,且症状持续 3 个月以上。

【辅助检查】

1. 胃镜、腹部 B 超、钡餐等检查,排除上消化道溃疡、糜烂、肿瘤及肝、胆、胰等器质性疾病;三大常规、肝肾功能、血糖和电解质等化验,排除全身代谢性疾病和结缔组织病。

2. 胃排空功能测定　常用放射性核素闪烁扫描技术及实时超声法测定胃排空情况,大约50%的功能性消化不良患者固体排空延迟。

【治疗原则】

由于功能性消化不良的发病可能有多种因素参与,需采取综合治疗。

1. 一般治疗　避免生冷、辛辣等刺激性饮食或不规律的饮食习惯。

2. 对以腹痛为主,尤其是空腹时上腹疼痛的患者,可以选用抗酸剂治疗。

3. 对上腹胀等不适,尤其是餐后出现或加重的患者,可以选用促动力剂。

4. 对伴有 Hp 感染者,如对以上治疗疗效不佳,可接受抗 Hp 治疗。

5. 如患者有明显的焦虑和抑郁状态,可应用抗焦虑抑郁药物治疗 FD,对有感觉高敏患者,需应用调整感觉的药物。

【护理评估】

| 评估项目 | 评估内容 |
| --- | --- |
| 健康史 | ➢ 症状出现的时间、频率和严重程度及其对生活质量的影响<br>➢ 有无肿瘤家族史<br>➢ 饮食习惯、平时性格、精神心理情况和社会压力、及有无应激事件 |
| 症状 | ➢ 是否出现上腹痛　表现为以双侧锁骨中线为界,胸骨下端至脐之间的部位疼痛,不向胸部或腹部其他部位放射。疼痛间歇发作,常进餐后诱发或缓解,但空腹时也可能发生,排气或排便后不能缓解<br>➢ 是否出现上腹部烧灼感　以双侧锁骨中线为界,胸骨下端至脐之间的部位的一种主观感觉不适的灼热感<br>➢ 是否出现餐后饱胀感　正常饮食下出现餐后饱胀不适,可伴上腹胀气或餐后恶心或大量嗳气<br>➢ 是否出现早饱　进食后不久胃迅速被充盈的感觉,与被摄食物的体积不成比例。由于早饱而不能进常规量饮食 |
| 心理状况 | ➢ 是否有恐癌心理,及焦虑、抑郁、恐惧等不良心理 |

【常见护理诊断/问题】

1. 疼痛　与胃肠功能运动障碍有关。

2. 焦虑　与病程迁延不愈及恐癌心理有关。

【护理措施】

1. 心理护理　尽可能让患者保持心情舒畅,无所顾虑。指导患者面临症状时,把注意力引向外部世界。让患者懂得相关的医学知识,通过权威性劝说和解释干预患者的心理活动,使患者改变错误的认识。可采用放松疗法,即采用暗示和鼓励的方法,通过自身意识的调整,放松全身的骨骼、肌肉和腺体活动,从而使腹部产生温热感,减轻症状。

2. 饮食护理　功能性消化不良对饮食要求比较严格,特别是老年人,合理的饮食调养常可收到事半功倍之效。协助患者建立良好的饮食习惯,合理饮食,原则是产气的不吃,少量多餐,不要过饱,营养素适量,食物少渣、少盐、少油腻、易消化、清淡等刺激性少的食物,睡前勿进食、餐后保持直立。因此要劝导患者改变不良的饮食习惯,杜绝有碍疾病治疗的饮食嗜好,坚持围绕疾病调整饮食,制订食谱。要使患者明确哪些是对本病有利的饮食,哪些是对本病有害的饮食,即使是有利的饮食,也应告之适可而止,不要多餐。

3. 用药护理　功能性消化不良属多病因的复杂性疾病,临床治疗方法多样,加之老年患者多伴有其他系统的疾病,用药往往非常繁杂,脾胃是受药的主要场所,稍有不慎,就可能使其雪上加霜。因此,务必告诫患者谨慎用药;对胃肠功能有损害但又必须使用的药物,一定要求其饭后服用,以减少对胃黏膜的不良刺激。用中药治疗时可在煎剂中加入姜、枣等物,以暖胃护脾,并应浓煎,少量多次服用,以减轻胃肠负担。服药期间,严禁进食辛辣、海腥、油炸之物。另要做好长期服药的准备,按时足量用药。

4. 健康指导　介绍功能性消化不良的病因,介绍胃镜检查是排除器质性消化不良的方法,消除患者的顾虑。对运动形式进行指导,加强腹式呼吸和腹肌锻炼,使膈肌和腹肌活动增加,对内脏起到按摩和被动牵拉运动的作用,从而促进胃肠蠕动和消化腺的分泌,改善腹胀、嗳气症状。要求患者做到每天晨起、饭前(后)半小时、入睡前2小时在绿色植物多的道路上匀速行走,活动量以不感到劳累为宜,这对因生理因素导致消化不良的患者十分有益。对于长期便秘、腹胀的患者,指导其晨起空腹饮250ml温水后,跪坐在床上,双手以顺时针和逆时针方向以打圈的方式按摩腹部各50次。鼓励患者多做一些平常感兴趣的事,老年人可打太极拳,中年人可慢跑,女性患者可以练习木兰剑。引导其参加各种娱乐活动如听音乐、观看令人愉快的电视节目等,以调动其积极情绪,解除心理负担,缓解焦虑,使良好的情绪状态与治疗效果同步发展,以促进康复。

（尤丽丽）

# 第三节　贲门失弛缓症的护理

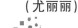

**【概述】**

　　贲门失弛缓症(achalasia)主要是指吞咽时下食管括约肌(LES)松弛障碍,导致食管功能性梗阻,任何年龄均可发病,但多数在 30~40 岁,5% 的患者在成人之前发病,男女发病率接近。

**【病因及发病机制】**

　　本病的病因迄今不明,一般认为,本病属神经源性疾病。病变可见食管壁内迷走神经及其背核和食管壁肌间神经丛中神经节细胞减少,甚至完全阙如。有文献报道,在同一家庭中有多人同患本病,也偶见孪生子同患本病,但本病的发生是否有遗传背景,尚不能肯定。

**【临床表现】**

　　临床上表现为吞咽困难、反食、胸部不适或胸痛,此外还可出现气道症状等。严重食管潴留者,常合并食管炎、食管结石,少数可继发食管癌。常伴体重减轻等。

　　1. 吞咽困难　轻时能连续进餐,胸骨后滞留或有堵塞感,进食延长,无反食,不影响进食量。重时进干、流食均困难,与人共餐时常加重。当食管极度扩张时,常存留大量食物和黏液,吞咽困难反而减轻。

　　2. 反食　多数患者在进食过程中或进食后不久发生反食,为未消化食物,常伴夜间反流。严重者体重下降明显,甚至出现营养不良。

　　3. 胸痛　约半数患者有胸痛,可能原因:①食物潴留,扩张食管。②LES压明显升高。③食管体部出现高幅的同步性收缩。胸痛常发生在进餐或冷饮后,喝热水常使之减轻。

　　4. 气道症状　尤其是夜间有反流的患者,常伴咳嗽、咳痰、气促及睡眠有鼾声等。睡前将床头抬高30°,以减轻反流症状或大量饮水以利食管内容物进入胃内可减轻症状。

5. 并发症 ①食管炎:存留的食物或药片刺激黏膜,引起食管炎。偶尔合并真菌性食管炎。②食管癌:病程达10年以上,尤其是食管长期有严重潴留时,见于1%～2%的病例。

【辅助检查】

1. 食管影像检查 食管钡餐造影显示食管呈不同程度的扩张,远端变细,呈鸟嘴状,光滑。少数在远端食管伴憩室形成。食管重度扩张时,胸片可显示纵隔增宽,有液平面。

2. 内镜检查 食管体部扩张,弯曲变形,食管下端可伴有憩室样膨出,无张力。腔内存留液体和未消化物。LES区持续关闭,推送内镜时有阻力,但不难进入胃腔。

3. 食管动力检查 食管测压表现为吞咽时LES松弛障碍,常伴LES压升高,LES长度可大于正常。食管体部蠕动收缩消失,出现重复收缩或同步收缩。食管内压高于胃内压。此外,应用核素或钡剂方法,可显示食管的传输功能缓慢。

【治疗原则】

1. 一般治疗 应注意饮食成分、进食速度,饮水有助于进食。

2. 药物治疗 硝酸甘油(0.6mg,3次/天,餐前3～5分钟舌下含服)能直接松弛LES,改善吞咽困难和胸痛。也选用异山梨酯(消心痛,每次5mg)、硝苯地平(心痛定,每次10mg)等,用法同上。有明显食物潴留时,可肌内注射胆碱能拮抗药物如丁溴东莨菪碱(解痉灵,每次10～20mg),可暂时缓解症状。

3. 食管扩张 可应用气囊、水囊或探条扩张,扩张LES区,能缓解症状。内镜直视下于LES区域不同方位注射肉毒杆菌毒素,也可获效。

4. 手术治疗 如药物或扩张治疗未能获得满意疗效,患者症状仍明显,又无手术禁忌,可以考虑手术治疗,常采用的术式为Heller术,注意结合抗反流术。

5. 经口内镜下切开术(POEM) 是一种新近应用于临床的治疗技术,它是一种通过隧道内镜进行肌切开的微创新技术,降低食管下端括约肌压为目的。

【护理评估】

| 评估项目 | 评估内容 |
| --- | --- |
| 症状 | ➢ 吞咽困难:发生的程度,有无进食延长,是否影响进食量等 |
| | ➢ 反食:发生的时间,反流食物的性状等 |
| | ➢ 胸痛:发生的时间、程度、喝热水后能否减轻 |
| | ➢ 气道症状:有无咳嗽、咳痰、气促及睡眠打鼾等 |

| 评估项目 | 评估内容 |
|---|---|
| 身体状况 | ➤ 营养状态:有无消瘦及营养不良 |
| | ➤ 体位:是否因胸痛存在强迫体位;体位改变时是否发生食物反流 |
| | ➤ 皮肤、黏膜:有无脱水、发绀、杵状指等 |
| | ➤ 肺部体征:有无窒息表现,有无呼吸音改变及干湿啰音等 |
| 心理状况 | ➤ 有无焦虑、抑郁等不良情绪反应 |
| | ➤ 疾病有无对患者生活、睡眠产生影响 |

【常见护理诊断／问题】

1. 吞咽障碍　与食管贲门部的神经肌肉功能障碍有关。

2. 营养失调:低于机体需要量　与反食有关。

3. 疼痛　与食管扩张 LES 压明显升高有关。

4. 潜在并发症:食管炎、食管癌。

【护理措施】

1. 饮食护理　患者应少食多餐,饮食细嚼,避免过冷、过热和刺激性饮食。保持口腔清洁,嘱患者早晚刷牙、饭后漱口。食管极度扩张者应每日睡前做食管引流灌洗,并予禁食、输液。

2. 病情观察　行手术治疗的患者要密切监测患者生命体征,持续低流量氧气吸入。术后应卧床休息,取半卧位,病情平稳后逐步下床活动。禁食者要补液并注意水、电解质和酸碱平衡。保持呼吸道通畅,监测血氧,观察有无皮下气肿,一般可自行消退,无须特殊处理。对发生严重气胸者,予胸腔闭式引流。

3. 术后并发症的护理　观察生命体征,注意有无心率加快、血压下降、胸痛进行性加重或呕血、黑便,如有应及时行胃镜探查,将创面及黏膜下隧道内积血清除,如不能明确活动性出血点,可用三腔管食管囊压迫止血。预防感染,对于术后肺部炎症、节段性肺不张者,可加强化痰,并静脉使用抗生素。

4. 心理护理　贲门失弛缓症患者由于病程较长,且长期不能正常进食,生活质量受影响,往往存在焦虑心理,对手术治疗的期望值高;护理人员应针对不同病程、不同文化层次及年龄阶段的患者进行特异性的健康教育,告知患者该病的发作与精神因素有关,向患者及家属讲解疾病的病因、手术治疗的过程及注意事项,消除其顾虑,缓解其紧张的情绪,使患者能够积极配合治疗和护理。

5. 健康教育　嘱患者生活要有规律,避免劳累,保持心情愉快。避免暴饮暴食,少进油腻、辛辣食物。服用抑酸剂,定期复查胃镜、食管测压及食管钡餐检查,如出现反酸、吞咽困难的症状随时就诊。

> **小结**
>
> 　　贲门失迟缓症是指吞咽时下食管括约肌松弛障碍导致食管功能性阻塞,临床上表现为吞咽困难、反食、胸部不适或胸痛、体重减轻、气道症状等。护士嘱患者少食多餐、细嚼慢咽、避免刺激性食物,保持口腔清洁。做好病情观察,保持呼吸道通畅,给予心理护理及并发症的护理,为患者提供健康宣教。

## 第四节　溃疡性结肠炎的护理

【概述】

　　溃疡性结肠炎(ulcerative colitis,UC)又称慢性非特异性溃疡性结肠炎,是一种病因不明的直肠和结肠慢性炎性疾病。病变主要累及结肠黏膜及黏膜下层,范围自直肠远段结肠开始,逆行向近段发展,甚至累及全结肠,5%病例可累及末段回肠(倒灌性回肠炎),呈连续性分布。临床主要表现为腹泻、腹痛和黏液脓血便和里急后重。病情轻重不等,多反复发作。

　　溃疡性结肠炎可以发生于任何年龄阶段,但多见于20～40岁,亦可见于儿童或老年。平均来说,溃疡性结肠炎好发于35岁左右。发达国家多于发展中国家,城市多于农村。

【病因及发病机制】

　　病因尚未完全阐明,目前认为与遗传、感染、免疫异常、精神因素相关。

　　1. 遗传　本病发病率在种族之间有明显差别,系统的家系研究显示本病血缘家族的发病率高,患者的亲属中5%～15%患有本病,提示遗传因素可能占有一定地位。此外,女性与男性比例0.8:1,而其他报道为1.3:1。显然地理上和种族上的差异影响本疾病的发生。

　　2. 感染　溃疡性结肠炎的病理变化与临床表现和结肠感染性疾病如细菌性痢疾等相似,因此长期以来曾考虑感染是本病的病因,但迄今未能找出致病细菌、病毒或真菌。

　　3. 免疫　本病多伴有关节炎、结肠性红斑、虹膜炎、血管炎等自体免疫性肠外表现,肾上腺糖皮质激素治疗能使病情缓解,而且在患者血清中常能检出抗结肠抗体。

【临床表现】

**（一）症状**

1. 腹泻 为主要症状,系因炎症刺激使肠蠕动增加及肠腔水、钠吸收障碍所致。腹泻轻重不一,轻者每天 3～4 次,或腹泻与便秘交替出现。重者排便频繁,可每 1～2 小时一次。粪质多糊状,混有黏液、脓血,也可只排黏液、脓血,而无粪质,常有里急后重。

2. 腹痛 腹痛部位一般在左下腹或下腹部,亦可波及全腹,常为痉挛性疼痛,多发生于便前或餐后,有腹痛—便意—便后缓解规律。

3. 全身症状 急性发作期常有低热或中等发热,重症可有高热,但不伴畏寒或寒战。其他还有上腹不适、嗳气、恶心、消瘦、贫血、水电解质平衡紊乱、低蛋白血症。

4. 肠外表现 包括外周关节炎、结节性红斑、坏疽性脓皮病、巩膜炎、前葡萄膜炎、口腔复发性溃疡等,这些肠外表现在结肠炎控制或结肠切除术后可缓解或恢复;骶髂关节炎、强直性脊柱炎、原发性硬化性胆管炎等,可与 UC 共存,但与 UC 的病情变化无关。国内报道肠外表现的发生率低于国外。

**（二）体征**

轻、中型患者仅有左下腹轻压痛。重型和暴发型患者常有明显压痛和肠型。若有腹肌紧张、反跳痛、肠鸣音减弱应注意中毒性巨结肠、肠穿孔等并发症。直肠指检可有触痛及指套带血。

**（三）并发症**

有大出血、中毒性巨结肠、肠穿孔和癌变等。病程超过 8 年的 UC 患者需定期结肠镜检查并多部位活检以监测不典型增生或癌变。

**（四）临床类型**

初发型:指无既往史的首次发作。

慢性复发型:临床上最多见,发作期与缓解期交替。

慢性持续型:症状持续,间以症状加重的发作。

急性暴发型:少见,急性起病,病情严重,全身毒血症状明显,可伴各种并发症。

**（五）病情严重程度**

1. 轻型 腹泻每日 4 次以下,便血轻或无,无发热、脉速,贫血无或轻,血沉 <30mm/h。

2. 重型 腹泻频繁(每日 6 次或更多)并有明显脓血便,有发热(T > 37.5℃),心率 >90 次/分,贫血(HGB <75% 正常值),血沉 >30mm/h。

3. 中型 介于轻型与重型之间。

**（六）病情分期**

分为活动期和缓解期。

【辅助检查】

**（一）实验室检查**

1. 血液检查　血红蛋白在轻型病例多正常或轻度下降,中、重型病例有轻或中度下降,甚至重度下降。白细胞计数在活动期可有增高。血沉加快和C反应蛋白增高是活动期的标志。

2. 粪便检查　黏液脓血便,镜检见大量红、白细胞和脓细胞。急性发作期可见巨噬细胞。粪便病原学检查可排除感染性结肠炎。

3. 免疫学检查　活动期 IgG、IgM 常增高。核周型号抗中性粒细胞胞浆抗体可呈阳性。

**（二）结肠镜检查**

是本病诊断与鉴别诊断的最重要手段之一。应做全结肠及回肠末段检查,直接观察肠黏膜变化,取活组织检查,并确定病变范围。本病病变呈连续性、弥漫性分布,从直肠开始逆行向上扩展,内镜下所见重要改变有以下几方面:①黏膜粗糙呈细颗粒状,弥漫性充血、水肿,血管纹理模糊,质脆、出血,可附有脓性分泌物;②病变明显处见弥漫性糜烂或多发性浅溃疡;③慢性病变见假息肉及桥状黏膜,结肠袋往往变钝或消失。结肠镜下黏膜活检组织可见弥漫性炎症细胞浸润,活动期表现为表面糜烂、溃疡、隐窝炎、隐窝脓肿,慢性期表现为隐窝结构紊乱、杯状细胞减少。对于急性期重型患者结肠镜检查宜慎重,可仅观察直肠、乙状结肠。

**（三）X 线检查**

X 线钡剂灌肠检查所见 X 线征主要有:①黏膜粗乱及(或)颗粒样改变;②多发性浅溃疡,表现为管壁边缘毛糙呈毛刺状、锯齿状以及见小龛影,亦可有炎症性息肉而表现为多个小的圆或卵圆形充盈缺损;③结肠袋消失,肠壁变硬,肠管缩短、变细,可呈钢笔管状。结肠镜检查比 X 线钡剂灌肠准确,有条件宜做结肠镜全结肠检查。

【治疗原则】

根据病情严重程度、病变范围、病程、既往治疗反应和有无并发症制订个体化的治疗方案。治疗目标是缓解症状及维持治疗。

**（一）一般治疗**

强调饮食和营养。对活动期患者应予流质饮食,待病情好转后改为富营养少渣饮食。病情严重应禁食,并予完全胃肠外营养治疗。患者的情绪变化对病情有影响,可予心理护理,必要时给予心理治疗。

**（二）药物治疗**

1. 氨基水杨酸制剂　柳氮磺吡啶(SASP)是治疗本病的常用药物。适用于轻、中度活动期患者或重度经糖皮质激素治疗已有缓解者。用药方法:4g/d,分

4次口服;病情缓解可减量使用,改为维持量2g/d,分次口服。近年来已研制成5-氨基水杨酸(简称5-ASA)的特殊制剂,使其能到达结肠发挥药效,这类制剂有美沙拉嗪、奥沙拉嗪和巴柳氮。5-ASA新型制剂疗效与SASP相仿,优点是不良反应明显减少,但价格昂贵,因此其最适用于对SASP不能耐受者。5-ASA的灌肠剂及栓剂适用于病变局限在直肠者。

2. 糖皮质激素 对急性发作期有较好疗效。适用于对氨基水杨酸制剂疗效不佳的轻、中度患者,中度活动期患者及急性暴发型患者。一般予口服泼尼松0.8~1.0mg/d;重症患者可予静脉制剂,如氢化可的松300mg/d或甲泼尼龙40mg/d,7~14天后改为口服泼尼松50~60mg/d。病情缓解后逐渐减量至停药。注意减药速度不要太快以防反跳,减药期间加用氨基水杨酸制剂逐渐接替激素治疗。病变局限在直肠、乙状结肠患者,可用琥珀酸钠氢化可的松(不能用氢化可的松醇溶制剂)100mg加生理盐水100ml做保留灌肠,每天1次,病情好转后改为每周2~3次,疗程1~3个月。也可使用布地奈德灌肠剂2mg/d。

3. 免疫抑制剂 硫唑嘌呤可用于对激素治疗效果不佳或对激素依赖的慢性持续活动性患者,加用这类药物后可逐渐减少激素用量,甚至停用。对重度全结肠型UC急性发作静脉用糖皮质激素治疗无效的病例,应用环孢素2~4mg/(kg·d),由于其肾毒性,疗程多在6个月,其间加用硫唑嘌呤;部分患者可取得暂时缓解而避免急诊手术。

### (三)外科治疗

紧急手术指征为:并发大出血、肠穿孔、重度UC患者特别是合并中毒性巨结肠经积极内科治疗无效且伴严重毒血症状者。择期手术指征为:①并发结肠癌变;②慢性持续型病例内科治疗效果不理想而严重影响生活质量,或虽然用糖尿病皮质激素可控制病情,但糖皮质激素不良反应太大不能耐受者。一般采用全结肠切除加回肠造瘘术。国际上近年主张采用全结肠、直肠切除、回肠贮袋-肛管吻合术(IPAA),即切除全结肠并剥离部分直肠黏膜,保留了肛门排便功能,大大改善了患者的术后生活质量。

【护理评估】

| 评估项目 | 评估内容 |
| --- | --- |
| 症状 | ➢ 腹痛:发生的部位、性质、时间 |
| | ➢ 腹泻:颜色、性质、量、次数和有无黏液、脓血等 |
| | ➢ 血便:有无血便,便血的量,有无血压下降、精神紧张、面色苍白等消化道出血的表现 |
| | ➢ 伴随症状:食欲不振、恶心及呕吐、口腔黏膜溃疡等 |

| 评估项目 | 评估内容 |
|---|---|
| 身体状况 | ➤ 生命体征:尤其是体温、血压,有无感染的表现<br>➤ 营养状态:有无贫血、脱水、消瘦及营养不良<br>➤ 体位及活动:是否存在强迫体位,活动是否无耐力<br>➤ 出入量:有无脱水,水、电解质紊乱等<br>➤ 腹部体征:有无腹肌紧张、反跳痛及肠鸣音减弱,有无肠梗阻、肠穿孔的表现 |
| 心理状况 | ➤ 有无焦虑、抑郁等不良情绪反应<br>➤ 疾病有无对患者生活、睡眠产生影响 |

【常见护理诊断/问题】

1. 疼痛　与肠黏膜的炎症有关。

2. 腹泻　与肠黏膜的炎症有关。

3. 营养失调:低于机体需要量　与腹泻和吸收不良有关。

4. 体液不足　与腹泻有关。

5. 皮肤完整性受损　与大便刺激皮肤、瘘口、肛裂有关。

6. 潜在并发症:出血、穿孔、癌变。

【护理措施】

1. 环境与休息

保持室内空气新鲜,定时通风,维持适宜的温湿度。急性发作期或有活动性病变者应绝对卧床休息,其他病例也应休息,注意劳逸结合。

2. 饮食护理

急性发作期应给予高营养低残渣饮食,也可用全胃肠外营养治疗,以使肠道获得充分休息,以利于减轻炎症,控制症状。一般患者给予易消化、软质、少纤维素、富于营养的饮食,保证每日摄入所需热量,避免食用刺激性食物或牛奶、乳制品,避免饮用含咖啡因的饮料,以减少对胃肠道的刺激。

3. 疼痛护理

腹痛:观察腹痛的部位、性质、时间,注意腹部体征的变化。以便及早发现中毒性巨结肠症及肠穿孔等并发症。

4. 皮肤护理

腹泻是本病的主要症状。护士要认真记录大便的次数与性状。血便量多时,应与医生联系,予对症处理,并密切观察生命体征的变化。准确记录出入量,防止发生水、电解质紊乱。腹泻频繁及长期营养不良者,要特别注意臀部及肛周皮肤护理,保持肛周皮肤干燥,及时更换潮湿的被服。每次大便后用软纸擦净肛周皮肤,并用温水洗净,避免使用碱性洗衣液;局部涂油保护。对于有肛瘘的患者,除上述方法外,还应每晚用1∶5000高锰酸钾溶液坐浴。认真留取粪便标本并定期做好粪便的各种检查。因为它是病情变化的一个重要指标。

5. 支持疗法

由于重症或慢性反复发作的患者常有贫血、失水、营养不良等。应注意改善全身情况,输血、补液以纠正贫血及低蛋白血症。对于胃肠外营养的患者,应有计划地使用外周血管,必要时留置外周静脉植入的中心静脉导管(PICC),遵以PICC护理常规,并遵医嘱给予静脉高营养及必要的抗感染治疗。

6. 用药护理

(1)磺胺类 首选SASP(柳氮磺吡啶),其副作用为恶心、呕吐、皮疹、白细胞下降等。用药期间注意定期查血象,一旦出现毒副反应,立即报告医生。近几年可用新型5-ASA治疗,以减少磺胺的副作用。

(2)激素类药物 激素治疗要按医嘱进行,不能随意加减药量或停药。同时要督促患者按时服药,防止患者因种种原因漏服或停服。由于患者使用激素治疗后,机体抵抗力下降,有潜在感染的可能,因此要做好预防感染的工作。保持病房的洁净,尽量减少探视,避免着凉,预防上呼吸道感染。严密观察有无感染病灶,一经发现要立即报告医生妥善处理。同时也要注意防止长期使用皮质激素可能会引起高血压、糖尿病、骨质疏松等其他并发症。

(3)灌肠治疗 灌肠治疗前嘱患者先排便,左侧卧位,选择肛管要细,药液温度控制在37℃左右,防止温度过高或过低刺激肠道,肛管插入要深,药液压力要低,应缓慢滴入,液量一般不超过200ml,以使药液能保留较长时间。若腹痛明显,可在灌肠液中加入利多卡因注射液,以减轻腹痛症状,灌肠后嘱患者膝胸位或俯卧位,亦可用枕头垫高臀部15~30cm,以保证药液充分流入肠内。灌肠液保留的时间越长越好,有利于药液在肠黏膜的充分吸收。灌肠每日早晚各1次或每晚1次。近年来使用5-氨基水杨酸栓剂肛入,也有较好疗效。

7. 心理护理

由于本病是一慢性过程,患者往往精神紧张,易出现焦虑、抑郁,因此护士对患者的病情应有全面了解,怀有同理心与理解患者的疾苦,鼓励患者说出内心的压抑,帮助患者消除顾虑,减轻其心理负担。另外,注意保持病室清洁、安静、舒适,使患者身心愉快。

8. 健康教育

(1)指导患者合理休息与活动。

(2)指导患者合理饮食。

(3)指导患者坚持治疗,注意观察药物的不良反应。

(4)UC 患者病程的长短与患者的心理因素有密切关系,症状反复发作,长期的疾病会对患者的生理、情感、功能状态、社会能力和生活满意度等产生影响。护理人员应指导患者正确认识疾病,保持情绪稳定,对患者进行心理咨询、技术指导、健康教育。鼓励患者参加有益身心的活动,能促进康复,减少并发症的发生和降低复发率,提高患者的生活质量。

**小结**

溃疡性结肠炎是一种慢性非特异性结肠炎症,临床表现为腹泻、腹痛和黏液脓血便。护理上提醒患者注意劳逸结合,饮食上摄取易消化、软质、少纤维素、富营养的食物。注意观察腹痛的部位、性质、时间,腹泻次数及性质,做好肛周皮肤的护理、用药指导和心理护理。

（钱　娜）

# 第五节　克罗恩病的护理

【概述】

克罗恩病(Crohn disease)是消化道慢性非特异性、肉芽肿性、透壁性炎性疾病,多发生在青壮年,可侵及从口腔到肛门消化道各个部分,但主要累及末端回肠和邻近结肠,呈阶段性或跳跃式分布,同时可有胃肠道以外病变。临床以下腹痛、腹泻、腹部包块、发热及肠瘘等为特点,常伴有关节痛、皮疹、虹膜炎等肠外表现。

【病因及发病机制】

本病病因迄今未明,目前认为是由多因素互相作用所致,主要包括环境、遗传、感染和免疫因素。

1. 环境因素　最多的是感染的问题。

2. 遗传因素　病发病呈明显种族差异和家族聚集性。一般报道 10% ~ 30% 有阳性家族史。单卵双胎同胞共患 IBD 的有高达 50% 的报道。

3. 免疫异常反应　特别是黏膜免疫系统异常在克罗恩病的发病机制中处于中心地位。

【临床表现】

本病多为青壮年发病,高发年龄为 20 ~ 30 岁,国内平均年龄 35 岁,男性多于女性,起病隐匿、缓渐,发病至确诊时间平均 35 个月。临床表现随病变部位和严重度而异,累及末端回肠者常出现典型症状。

1. 腹痛　为最常见症状。腹痛部位常与病变部位一致,常位于右下腹或脐周,为隐痛、钝痛、痉挛性阵痛伴肠鸣,餐后发生,排便后暂时缓解。持续性腹痛和明显压痛提示病变波及腹膜或腹腔内脓肿形成。

2. 腹泻　病程初期腹泻间歇性发作,后期为持续性。每天数次,多无脓血或黏液,病变侵及结肠下段或直肠可有黏液血便并伴有里急后重。

3. 腹部包块　见于10%～20%的患者,由于肠粘连、肠壁增厚、肠系膜淋巴结肿大、内瘘或局部脓肿形成所致。多位于右下腹与脐周。

4. 肛门周围病变　包括肛门直肠周围瘘管、脓肿形成及肛裂等病变,见于部分患者,有结肠受累者较多见。可为本病的首发或突出的临床表现。

5. 瘘管形成　因透壁性炎性病变穿透肠壁全层至肠外组织或器官而形成。分为内瘘和外瘘,前者可通向其他肠段、肠系膜、膀胱、输尿管、阴道、腹膜后等处,后者通向腹壁或肛周皮肤。肠段之间内瘘形成可致腹泻加重及营养不良;肠瘘通向的组织与器官因粪便污染可致继发性感染;外瘘或通向膀胱、阴道的内瘘均可见粪便与气体排出。

6. 全身症状　发热为常见全身表现之一,多为低热或中度发热,不伴畏寒和寒战,呈间歇性发生,当病情加重或出现并发症则可呈高热。此外,因慢性腹泻、食欲不振等导致营养障碍,表现为乏力、消瘦、贫血、低蛋白血症和维生素缺乏。

7. 肠外表现　关节炎、结节性红斑、坏疽性脓皮病、口腔溃疡、慢性活动性肝炎、血栓栓塞性疾病、骨质疏松、继发性淀粉样变性等。

8. 并发症　肠梗阻最常见,其次是腹腔内脓肿,偶可并发急性穿孔或大量便血。直肠或结肠黏膜受累者可发生癌变。肠外并发症有胆结石、尿路结石、脂肪肝等。

【辅助检查】

1. 血液检查　贫血、血沉增快、白细胞增多,严重者血清白蛋白、钾、钠、钙降低,凝血酶原时间延长,C-反应蛋白水平明显升高。粪便检查:隐血试验阳性,有时可见红、白细胞。

2. X线检查　胃肠钡餐、钡灌肠、气钡双重造影等检查。X线特有征有:肠管狭窄,呈"线样征";节段性肠道病变,呈"跳跃"现象;病变黏膜皱襞粗乱,有裂隙溃疡,呈鹅卵石症;还可出现瘘管或窦道形成及假息肉与肠梗阻的X线征象。

3. 结肠镜检查　结肠镜可检查整个结肠至回肠末端,可见病变呈节段性分布,病变肠段之间黏膜外观正常。可见纵行裂隙状溃疡、鹅卵石样改变,肠腔狭窄、炎性息肉等,组织活检有非干酪性肉芽肿形成及大量淋巴细胞聚集。

4. 增强 CT 检查　对腹腔脓肿诊断有重要价值；可了解肠道病变分布、肠腔狭窄程度、瘘管形成以及肠壁增厚和强化等特点，有助于 CD 的诊断和鉴别诊断。CT 表现多为节段性分布、肠壁增厚、黏膜层强化、肠系膜血管梳状征、肠系膜淋巴结增大等。

5. MRI　有助于瘘管或窦道、脓肿形成、肛门直肠周围病变的诊断。

【治疗原则】

根据病变部位、严重程度、并发症、对药物的反应及耐受程度制订个性化方案，目的是控制发作，维持缓解，防治并发症，促进黏膜愈合。

1. 一般治疗　病变活动期卧床休息，予高营养、少渣食物，适当给予叶酸、维生素 B$_{12}$等多种维生素及微量元素。

2. 氨基水杨酸制剂　柳氮磺吡啶仅适用于病变局限在结肠者，因其可导致叶酸缺乏，需同时补充叶酸 1mg/d；美沙拉嗪能在回肠及结肠定位释放，故适用于病变在回肠及结肠者。该类药物一般用于控制轻型患者的活动性，也可用作缓解期或手术后的维持治疗用药。

3. 抗生素　可作为瘘管型克罗恩病肛周病变的一线治疗。推荐甲硝唑 10～15mg/（kg·d）、环丙沙星（每次 500mg，每日 2 次），单用或联合应用。通常抗生素治疗维持 3 个月，需密切监测副作用。

4. 糖皮质激素　是控制病情活动的有效药物，适用于中、重度活动期患者或对氨基水杨酸制剂无效的轻型患者，不适用于瘘管型克罗恩病。糖皮质激素在治疗 CD 的过程中必须特别注意以下几点：①给药前必须排除结核及腹腔脓肿等感染的存在。②初始剂量要足。③规律减量，病情缓解后剂量逐渐减少。④相当部分患者表现为激素依赖，每于减量或停药后而复发，这部分患者需尽早给予免疫抑制剂治疗。⑤长期激素治疗应同时补充钙剂及维生素 D，以防骨病发生。

5. 免疫抑制剂　是难治性克罗恩病的主要治疗药物。硫唑嘌呤适用于对糖皮质激素治疗效果不佳或对激素依赖患者。该药物常见严重不良反应为骨髓抑制等。

6. 生物制剂　抗 TNF-α 单克隆抗体为促炎性细胞因子的拮抗剂，可用于传统治疗无效的中重度活动及瘘管型克罗恩病，以及病情重或有不良预后因素的患者，可以考虑早期应用，减少并发症。

7. 手术治疗　绝大多数（85%）克罗恩病患者最终需要外科手术。适时而恰当的手术可使大约72%的患者症状消失，生活质量提高，但术后复发率较高。手术适应证：肠穿孔和严重的肠出血不能控制者；完全性肠梗阻；合并瘘管、严重肛门周围疾患或腹腔内严重化脓性病灶者；急性阑尾炎不能排除者。

【护理评估】

| 评估项目 | 评估内容 |
| --- | --- |
| 健康史 | ➢ 有无家族病史 |
| | ➢ 既往疾病史及目前的治疗情况 |
| | ➢ 饮食型态 |
| | ➢ 排泄型态 |
| 症状 | ➢ 腹痛:疼痛的性质及部位等 |
| | ➢ 腹泻:病程长短、粪便的性状及量等 |
| | ➢ 伴随症状:有无发热、瘘管形成、腹块、肠梗阻及肠外表现等 |
| 身体状况 | ➢ 生命体征及意识状态:尤其是血压及心率等 |
| | ➢ 营养状态:有无消瘦、水肿、贫血及营养不良 |
| | ➢ 皮肤、黏膜:有无苍白、溃疡、水肿、瘘管等 |
| | ➢ 腹部体征:肠鸣音是否正常及有无腹部包块等 |
| 心理状况 | ➢ 有无焦虑、抑郁等不良情绪反应 |
| | ➢ 疾病有无对患者生活、睡眠产生影响 |

【常见护理诊断/问题】

1. 腹泻　与肠内炎性变化、肠道功能紊乱和肠吸收不良有关。
2. 营养失调:低于机体需要量　与肠吸收不良有关。
3. 潜在并发症:肠梗阻。
4. 有感染的危险　与长期大量使用激素有关。
5. 活动无耐力　与腹泻、腹痛及营养不良有关。
6. 焦虑　与病情反复迁延不愈有关。

【护理措施】

1. 一般护理

（1）环境与休息　保持室内空气新鲜,定时通风,维持适宜的温湿度。处于活动期的患者应卧床休息,尽量减少不必要的活动。

（2）饮食护理　指导患者及家属应食用质软、易消化、少纤维又富有营养的食物,保证患者每日摄入所需热量,避免食用刺激性食物或牛奶、乳制品。对急性发作期和爆发型患者应进无渣流质或半流质饮食,禁食冷饮、水果及含纤维素多的蔬菜。病情严重者宜禁食,可用全胃肠外营养治疗。贫血、营养缺乏者,予以补充维生素 $B_{12}$、叶酸及输血和白蛋白。

2. 专科护理

（1）病情观察　密切监测患者生命体征,观察腹痛的部位、程度,腹泻次数、性状,腹块的大小、质地、是否有压痛等。记录 24 小时大便量,如有异常及时通知医生,遵医嘱予患者相应处理,书写护理记录,及时评价护理效果。

(2)瘘管的护理 肠瘘后排出的肠液中含有大量消化酶,极易造成肠瘘周围组织糜烂、感染和出血。肠穿孔可致腹腔内脓肿、脓毒败血症,由于患者抵抗力低,容易使感染扩散,危及生命。吸引疗法可使肠液不外溢,不使周围组织糜烂、防止感染。一般用双腔管做负压吸引。要准确记录 24 小时引流量及其性质,保持瘘口周围皮肤清洁干燥,及时更换潮湿敷料。瘘口周围的皮肤,可涂一薄层氧化锌软膏,其附着力强,并有收敛和抗消化液腐蚀的作用。

(3)潜在并发症的护理 主要并发症为肠梗阻,肠梗阻的基础治疗原则是应用胃肠减压、静脉补液及应用抗生素预防感染等措施,纠正患者的水、电解质紊乱,酸碱失衡;改善患者一般情况;防止感染和中毒。

(4)非手术治疗患者的护理 禁食并维持有效的胃肠减压,要注意妥善固定胃管;注意保持引流通畅,并记录引流液的颜色、性状及量。监测并记录每日出入量,包括呕吐、胃肠减压出量。严格遵医嘱正确补充液体,注意静脉补充的量和成分,以纠正水、电解质紊乱,酸碱失衡。密切观察患者病情变化,如有腹痛持续并加剧、腹胀不对称、腹部有压痛性包块、有明显的腹膜刺激征等,及时报告医生。

3. 用药护理

要遵医嘱服药,尤其服用糖皮质激素不能擅自停药或更改剂量,应按时、按量服用。注意观察激素的副作用,如感染、骨质疏松等。服用期间注意个人卫生,避免到人多、空气不流通的地方,以免发生感染。服用柳氮磺吡啶的患者也不能自行停药或增减剂量。柳氮磺吡啶主要的副作用有胃肠道症状、白细胞减少、皮疹等,使用时注意观察,饭后服用可减少胃肠道刺激。

4. 心理护理

克罗恩病病因未明,病程长,反复肠梗阻、腹痛,往往给患者精神上带来困扰。患者经常会有各种消极的心理变化,表现为紧张、焦虑、失望乃至绝望等。因此护理人员应做好患者的心理护理工作,并为患者创造一个干净、整洁、舒适的环境。多与患者及家属沟通,多关心患者,为患者讲解疾病相关知识,让患者树立战胜疾病的信心,促进疾病康复。

5. 健康教育

(1)应指导患者及家属若出现病情变化及时到医院就诊,以免耽误病情。

(2)从休息、饮食及合理用药等多方面给予指导,以控制疾病的发展并使病情逐步缓解。

(3)由于用药时间长,必须把药物的性能、每日服用剂量、用法、药物的副反应向患者及家属解释清楚,以利于出院后的正确用药。有贫血或营养不良的患者必须详细指导合理的饮食。对各种可能出现的并发症做适当的说明。

> **小结**
>
> 　　克罗恩病是消化道慢性非特异性肉芽肿性炎性疾病,主要累及末端回肠和邻近结肠,呈节段性分布。临床表现为下腹痛、腹泻、腹块、发热及肠瘘等,常伴有关节痛、皮疹、虹膜炎等肠外表现。护理上指导患者注意休息,在饮食上摄取质软、易消化、少纤维、富营养的食物。密切观察生命体征,腹痛部位、程度,腹泻的次数、性状,腹块大小、质地等,记 24 小时大便量。做好相关并发症的观察和预防,对患者做好心理护理和健康宣教工作。

## 第六节　肠结核的护理

【概述】

　　肠结核是由结核分枝杆菌侵犯肠道引起的慢性特异性炎症,绝大多数继发于肠外结核。结核杆菌侵犯肠道的途径有胃肠道感染、血行播散、直接蔓延。其临床表现为腹痛、腹泻、便秘、腹部包块、全身中毒症状等。本病多发于青壮年,女性多于男性。结核杆菌侵入肠道不一定发病,只有入侵数量多、毒力大,并在人体免疫功能低下时才会发病。

【病因及发病机制】

　　能使人类致病的结核菌有人型结核分枝杆菌、牛型结核分枝杆菌和非洲分枝杆菌属结核菌群等三种,而肠结核的病原菌主要是人型结核分枝杆菌。结核杆菌侵犯肠道途径如下:

　　1. 胃肠道感染　这是结核分枝杆菌侵犯肠道的主要途径。胃肠道对结核菌有较强的抵抗力,只有摄入大量结核菌才有可能使胃肠道受感染。

　　2. 血行播散　肠外结核病变经血行播散侵犯肠道。

　　3. 直接蔓延　邻近器官的结核病灶,例如女性的盆腔结核,可以直接蔓延到肠道。

【临床表现】

　　1. 症状　约80%～90%以上肠结核患者有慢性腹痛,多位于右下腹,也可在脐周或全腹,多为隐痛或钝痛,有时有绞痛,如果合并肠梗阻或急性肠穿孔时,腹痛会骤然加剧。进食会加重疼痛,腹泻和呕吐后,疼痛可暂时缓解;腹泻及便秘交替出现,不含黏液或脓血,直肠未受累时不伴有里急后重;当小肠肠腔狭窄或肠系膜淋巴结结核压迫十二指肠第二、第三段时会导致肠梗阻而发生呕吐;全身中毒症状以溃疡性肠结核毒血症较明显,表现为低热、盗汗、乏力、消瘦、食欲不振等。不少患者有营养不良,并发症常有肠梗阻、肠穿孔、瘘管形成。

2. 体征　腹部肿块主要见于增殖型肠结核,常位于右下腹,相对固定、偏硬,有压痛。

【辅助检查】

### (一)实验室检查

1. 多数患者血沉加快。

2. 轻中度贫血不少见,白细胞计数一般正常。

3. 粪便镜检有时可见少量红白细胞,大便结核菌培养阳性率不高。

4. 结核菌素试验强阳性,则提示体内有结核菌感染。

### (二)X 线检查

X 线钡餐造影和钡灌肠对肠结核的诊断有很高价值。X 线主要表现是肠黏膜皱襞粗乱、增厚、溃疡形成。此外,可见肠腔狭窄,常伴多发性、向心性狭窄,狭窄近端肠腔扩张,肠管僵硬,缩短变形,有假息肉征象。

### (三)结肠镜检查

电子结肠镜可以进行全结肠和回肠末端的检查,对肠结核的诊断和鉴别诊断很有意义。内镜下病变肠黏膜充血、水肿,有环形溃疡,溃疡边缘呈鼠咬状,可伴有大小和形态各异的炎性息肉,肠腔多有狭窄。如果活检找到干酪样坏死性肉芽肿或结核菌,则可以确诊。但一般活检阳性率不高,约 40% ~ 70%。不少病例活检结果仅为非特异性炎症改变。

### (四)腹腔镜检查

对肠腔无广泛粘连,而诊断又十分困难的病例,可以考虑做腹腔镜检查。病变肠段浆膜面可能有灰白色的小结节,活检有典型结核改变。

【治疗原则】

肠结核的治疗目标是减少急性加重和改善生活质量。治疗原则包括以下几个部分:

### (一)一般治疗

活动性肠结核患者应该卧床休息,适当补充维生素 A、D 和钙剂,积极改善营养。加强患者抵抗力是治疗的基础。

### (二)抗结核化疗药物治疗

治疗原则为早期、联合、适量、规律、全程使用敏感药物。因常有肠系膜淋巴结核,故疗程相对要长。

### （三）手术治疗适应证

1. 完全性肠梗阻或慢性肠梗阻经内科治疗无效。
2. 急性肠穿孔。
3. 肠道大出血经积极保守治疗无效者。

【护理评估】

| 评估项目 | 评估内容 |
|---|---|
| 健康史 | ➤ 有无哮喘、肺癌、肺结核等病史 |
| | ➤ 有无吸烟、过敏因素、刺激性气体及相关职业和环境因素 |
| | ➤ 有无食管反流性疾病、精神性咳嗽或服用血管紧张素转换酶抑制药等 |
| | ➤ 有无血小板减少性紫癜、急性白血病、流行性出血热等病史 |
| 症状 | ➤ 咳嗽:发生的急缓、性质、出现及持续时间,是否存在无效咳嗽等 |
| | ➤ 痰液:颜色、性质、量、气味和有无肉眼可见的异物等 |
| | ➤ 咯血:有无咳血,咳血的量,有无咳血不畅、精神紧张、面色晦暗、胸闷气促等窒息的表现 |
| | ➤ 伴随症状:有无发热、胸痛等 |
| 身体状况 | ➤ 生命体征及意识状态:尤其是体温、呼吸型态 |
| | ➤ 营养状态:有无消瘦及营养不良 |
| | ➤ 体位:是否存在强迫体位 |
| | ➤ 皮肤、黏膜:有无脱水、发绀、杵状指等 |
| | ➤ 肺部体征:有无呼吸频率、节律及深度异常,呼吸运动是否对称,有无呼吸音改变及干湿啰音等 |
| 心理状况 | ➤ 有无焦虑、抑郁等不良情绪反应 |
| | ➤ 疾病有无对患者生活、睡眠产生影响 |

【常见护理诊断/问题】

1. 腹泻　与肠内炎性变化、肠道功能紊乱和肠吸收不良有关。
2. 营养失调:低于机体需要量　与肠吸收不良有关。
3. 潜在并发症:肠梗阻、穿孔。
4. 活动无耐力　与腹泻、腹痛及营养不良有关。
5. 知识缺乏　缺乏抗结核药物治疗的相关知识。

【护理措施】

1. 一般护理

（1）休息与环境　应尽量卧床休息,减少活动。休息能降低代谢,减少毒素的吸收,减轻毒血症状。避免潮湿及拥挤的居住条件,以阳光充足、空气新鲜的环境为宜。要加强卫生监督,提倡用公筷进餐,牛奶应经过灭菌消毒。

(2)饮食护理  提供高蛋白、高热量、高维生素、易消化饮食,如新鲜蔬菜、水果、鲜奶及蛋黄等。保证营养,增强抗病能力,避免冰冷食物诱发咳嗽,少量多餐。

2. 专科护理

(1)病情观察  定时监测体温、脉搏,密切注意腹痛、腹胀等情况。对骤起的急腹痛要考虑腹腔内其他结核病灶破溃或穿孔所致的并发症,应及时报告医生做紧急处理。

(2)症状护理

①高热护理:以物理降温为主,必要时遵医嘱予以药物治疗。出汗时做好皮肤护理。谨防大量出汗引起水、电解质失衡。

②腹痛和腹胀的护理:腹痛时可用热敷、局部按摩等方法。腹胀严重可采用肛管排气或开塞露通便等。必要时遵医嘱予以药物治疗。

③潜在并发症的护理:主要并发症为大咳血、窒息。

小量咳血患者以卧床休息为主,大咳血患者应绝对卧床,头偏向一侧,防止窒息。密切观察患者有无胸闷、烦躁不安、面色苍白、口唇发绀、大汗淋漓等窒息先兆。监测生命体征,记录咳血量、痰量及其性质。大量咳血者禁食,小量咳血者进少量温凉饮食,因过冷或过热食物均易诱发或加重咳血。多饮水,多食富含纤维素的食物,以保持排便通畅,避免排便时负压增加而引起再度咳血。保持患者呼吸道通畅,对于痰液黏稠不易咳出者,可经鼻腔吸痰。重症患者在吸痰前提高吸氧浓度,以防吸痰时发生低氧血症。咳血时轻拍健侧背部,嘱患者不要屏气,以免诱发喉头痉挛,使血液引流不畅形成血块,导致窒息。

窒息的抢救  对大咳血及意识不清的患者,应在床旁备好负压吸引、急救器械,一旦患者出现窒息征象,应立即采取头低脚高45°俯卧位,面向一侧,轻拍背部,迅速排出气道和口咽部的血块,必要时吸痰管吸出血块。给予高浓度吸氧,做好气管插管及气管切开的准备与配合工作,以解除呼吸道阻塞。

3. 用药护理  使用抗结核药物常有恶心、呕吐等胃肠道反应。有些药物还可影响患者的听力及肝肾功能,应向患者做好药物宣教,并定期检查患者听力及肝肾功能,如有异常及时报告医生调整药物及药量。对应用激素治疗的患者要注意预防感染,监测血糖、血压、大便潜血。预防骨质疏松等激素引起的副作用。

4. 心理护理  由于本病抗结核治疗效果缓慢,患者往往因发热、腹痛等症状而紧张不安,因此应及时掌握患者的心理动态,为患者解除痛苦,让其保持心情舒畅,并对患者进行卫生宣教普及结核病的防治知识,使患者树立治疗信心,主动配合医护进行治疗,争取疾病尽早痊愈。

5. 健康教育

(1)对肺、肠、肠系膜淋巴结核、输卵管结核病的早期诊断与积极治疗,是预防本病的重要措施。

(2)根据患者原发病的不同,应对其进行有关消毒、隔离、生活安排及定期复查等方面的知识教育。

(3)指导按医嘱坚持服药,不要因为症状改善而自行停止治疗,直到彻底治愈,同时告知药物有关副反应。注意营养与休息,尤其在结核病活动期,应保证休息。

(4)按期复查,便于医师及时了解病情变化,有利于治疗方案的调整。

> **小结**
>
> 　　肠结核是由结核分枝杆菌侵犯肠道引起的慢性特异性炎症,绝大多数继发于肠外结核。主要表现为腹痛、腹泻、便秘、腹部包块及全身中毒症状等。患者应注意休息,加强卫生监督,饮食上摄取高蛋白、高热量、高维生素及易消化的食物。护理时应密切注意腹痛、腹胀等情况,做好症状护理,如高热、腹胀、腹痛、大咳血、窒息。对患者做好用药宣教,提供适当的心理护理。

（李　冉）

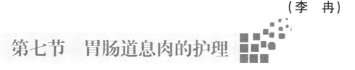

## 第七节　胃肠道息肉的护理

【概述】

胃肠道息肉病是以累及结肠为主的多发性息肉病变,部分可伴有胃肠道外表现。临床上按照有无遗传倾向和遗传方式、胃肠道受累的程度以及伴随的胃肠道外表现、息肉的组织学和大体表现可分为腺瘤性和错构瘤性息肉病综合征两类。

【病因及发病机制】

引起息肉的病因并不清楚,不同类型的息肉病因可能不同。

【临床表现】

息肉多无症状,往往是在内镜或 X 线检查偶尔被发现。部分息肉可引起大便带血、黏液血便,体检常无阳性发现。

| 息肉性质 | 临床表现 |
|---|---|
| 较大息肉 | 可引起消化系统症状,如腹部不适、腹胀、腹痛、腹泻、便秘等,但多因症状轻微和不典型而被人忽视 |
| 幽门、贲门口息肉 | 可引起不全梗阻的症状 |
| 直肠息肉 | 直肠的长蒂息肉在排便时可见肿物自肛门脱出 |
| 息肉综合征 | 有胃肠外疾病的相应表现,如口唇、颊黏膜、口周皮肤、手脚掌面有黑褐色色素斑者,常提示有 Peutz-Jeghers 综合征的可能 |

【辅助检查】

1. 内镜检查　在形态上表现为黏膜隆起性肿物或表面结节颗粒状隆起,根据蒂部情况可分为有蒂、无蒂、亚蒂、广基、扁平状等。

2. 组织活检病理学检查　不同类型的息肉有特征性的组织学病变,息肉活检是判断息肉性质、评价恶变潜能的重要方法。

3. X 线检查　钡餐及灌肠检查可见息肉呈单个或多个类圆形的充盈缺损,带蒂者可活动。绒毛状腺瘤呈一大簇葡萄炎状或不规则类圆形充盈缺损,排钡后呈条纹状、网格状外观具有诊断意义。气钡双重造影可提高微小息肉的检出率。

【治疗原则】

消化道息肉的处理原则是小的增生性息肉或炎性息肉,因无癌变潜能,故可以不作处理。但对于较大的息肉,以及组织学证实为腺瘤性息肉者,为避免引起息肉出血、梗阻或癌变,一旦发现即行摘除。

1. 内镜下息肉摘除术。

2. 内镜下黏膜切除术。

3. 内镜-外科联合切除法。

【护理评估】

| 评估项目 | 评估内容 |
|---|---|
| 健康史 | ➢ 患者饮食习惯,有无偏食、忌食<br>➢ 大便的性状、颜色和量;平时的排便习惯与规律,目前有无改变,最近有无其他特殊问题如便秘、腹泻等 |
| 症状 | ➢ 胃息肉病人是否有上腹隐痛、腹胀不适、恶心呕吐、胃酸厌食、消化不良、体重下降、上消化道出血等症状<br>➢ 肠息肉病人是否出现腹痛、腹泻、便血、大便里急后重、贫血等症状 |
| 心理状况 | ➢ 手术相关心理问题 |

【常见护理诊断/问题】

1. 焦虑　对检查及治疗不了解有关。

2. 有感染的危险　与手术有关。

3. 知识缺乏：缺乏息肉治疗、护理方面的知识。

【护理措施】

1. 术前护理

（1）心理护理：详细地向患者及家属介绍病区环境，做好入院心理指导，建立良好的护患关系。向患者及家属介绍胃肠道息肉的相关知识及术前、术后注意事项，解除其担忧情绪，以取得患者及家属的配合。

（2）术前准备

1）胃肠道准备：这是检查成败的关键之一，术前 2～3 天患者进少渣半流或流质饮食，检查当天禁食。

2）肠道准备：①泻剂灌肠法：检查前晚服蓖麻油 25～30ml，饮水 800～1000ml，3～4 小时后可连续腹泻数次，在检查前 2 小时用 38℃左右的温开水 800～1000ml 灌肠 2～3 次，至仅有少许粪渣为止，如效果不好，可改服 50% 的硫酸镁 40～50ml，半小时内饮水约 1000ml，泻后再清洁灌肠。②泻法：应用硫酸镁，术前 3 天患者进食少渣饮食，并于每晚服用果导片 2 片，检查前一晚服用 50% 的硫酸镁 40～50ml，半小时内饮水约 1000ml，第二天晨同样服用 50% 的硫酸镁 40～50ml，半小时内饮水约 1000ml，肠道准备一般是满意的，如年老体弱者，腹泻过多，可考虑静脉补液。现尚有配制好的高渗电解质溶液，如 PEG4000（聚乙二醇）电解质溶液，主要特点是方便，于检查前 2～3 小时服用即可，效果尚可。其他的方法，如甘露醇，因其在电凝治疗时有引起爆炸的危险，故不推荐使用。在给患者清洁肠道的同时应严密观察患者生命体征的变化，警惕低血糖的发生，随时做好低血糖反应的应急预案。

3）镇静剂的应用：对于精神紧张的患者，可于术前 15～30 分钟适当应用地西泮、咪达唑仑、丁溴东莨菪碱、山莨菪碱等，或采用静脉麻醉，注意观察患者的生命体征变化。

2. 术后护理

（1）病情观察：术后密切观察患者情况，有无呕血、便血、腹痛等症状，对于一般情况好、创伤小的患者，情况平稳后方可离开，必要时留院观察 1～3 天。注意观察术后并发症如出血、穿孔，如有发生应进行对症处理。胃肠道息肉套切后，患者术后 24 小时应卧床休息，年老体弱及创伤较大者，卧床休息时间应保持 2～3 天，1 个月内避免长时间用力下蹲或做屏气动作，不做重体力劳动。

（2）饮食与休息：术后合理的饮食与休息是预防迟发出血的关键。息肉切除后一般先禁食 24 小时，其后 24 小时内给予温凉流质饮食，随后根据大便情况逐渐改为半流质或少渣饮食。肠息肉套切后无渣饮食,以后过渡到普食。少量多餐,3周内患者饮食仍以清淡、易消化食物为主,同时,保持大便通畅,必要时用缓泻剂,并避免剧烈活动。

(3)并发症的护理:并发症主要有消化道出血、穿孔、皮下气肿和腹、胃肠胀气、治疗部位疼痛等。必须严密观察,若有胃肠胀气症状通常无须特殊处理,做好患者的安抚工作并向患者解释这种症状可在数天内自行消失,需注意饮食,不能进食产气的食物(如奶类、豆制品或甜食等);如出现持续性腹痛,应仔细进行体格检查,及时通知值班医生,避免穿孔、出血等并发症的发生;密切留意患者有无便血情况,若有便血发生,应立即报告值班医生及时处理,并可根据医嘱给予止血补液对症治疗。

(4)其他:定期随访复查。预防感染,术后注意保持肛门和外阴的清洁和干燥,常规应用抗生素预防感染。

3. 健康教育　教会患者及家属相关基本知识,特别要讲明合理饮食的重要性。嘱患者多食蔬菜、水果。保持大便通畅,避免用力排便引起前列腺窝继发性出血。术后3周避免性生活。6周内避免持重物、长途步行,3个月内禁止骑自行车。教会患者如何观察大便的性质、颜色和量,发现异常,及时送检。

**小结**

胃肠道息肉是以累及胃及结肠为主的多发性息肉病变,部分可伴有胃肠道外表现。临床上多无症状,部分患者可出现便中带血、黏液血便、腹痛、腹胀、便秘、腹泻等。治疗为内镜下息肉切除。护士在术前需为患者提供心理护理、肠道准备相关知识宣教,术后密切观察患者有无呕血、便血、腹痛等症状。饮食由禁食过渡到易消化软食,保持大便通畅,做好健康宣教。

(尤丽丽)

## 第八节　黑斑息肉综合征的护理

【概述】

黑斑息肉综合征又称 Peutz-Jeghers 综合征,以皮肤黏膜色素沉着、胃肠道息肉和遗传性为特征。

【病因及发病机制】

本病系遗传性疾病,其遗传方式为常染色体显性遗传,可隔代遗传。据报道家庭中发病率约为 36%，多为双亲与子女同胞间同时发病，且大多为儿童或青年发病，亦有在老年时才发现。其息肉特点是具有错构瘤的典型组织学表现。其上皮组织与所在部位的上皮相同，但外形呈隆起形；镜下可见黏膜下层中有分支的平滑肌束。该病约有 2%～3% 发生胃肠道癌变。

【临床表现】

其特征为皮肤黏膜色素沉着及胃肠道息肉。

1. 色素沉着主要分布在口唇（下唇更多）和颊黏膜，其次是手指及中趾、背、掌面均有。少数部位有龟头、阴唇等处。色素沉着呈现淡褐色和蓝黑色不等，对称散在分布，呈圆形、椭圆形、不规则，直径约 2～3mm，不高出皮肤表面。

2. 胃肠道息肉常为多发性，小肠息肉多见（96%），其次为结肠（53%），胃息肉少见（24%）。息肉数目多少不一，大小不等，多者可达数百枚，大者直径可达 3～4cm，约不到 5% 患者仅有胃肠息肉而无色素沉着，另有 5% 仅有色素沉着而无胃肠息肉。其好发部位依次为：空肠＞回肠＞结肠＞胃。

3. 胃肠道的首发症状为便血、腹痛或腹痛合并便血。腹痛常见原因是并发肠套叠。

【辅助检查】

1. 内镜检查　镜下可见胃肠道多发息肉，可形成团聚的肿块，质软，呈红色或带紫色斑点。组织活检为错构瘤表现。

2. 胃肠钡剂检查　可见胃肠道多发息肉征象。

【治疗原则】

1. 色素斑不必治疗，必要时可试行电灼、二氧化碳冰冻疗法。

2. 对于胃和结肠息肉，可经胃镜或结肠镜行电凝切除。小肠息肉不易发现，如无症状可密切观察，如发生出血或肠套叠，应及时手术；如无肠套叠，不需做肠段切除，可分别切开肠壁摘除息肉。虽并发肠套叠，但无肠坏死，应以手法复位松解，已发生肠坏死者，则应将套叠肠段切除再行肠对端吻合术。术中还应检查胃肠道有无息肉，并摘除全部息肉。由于息肉可以癌变，应嘱患者长期随诊。

【护理评估】

| 评估项目 | 评估内容 |
| --- | --- |
| 症状 | ➤ 腹痛：发生的部位、性质、时间 |
| | ➤ 腹泻：颜色、性质、量、次数和有无黏液、脓血等 |
| | ➤ 血便：有无血便，便血的量，有无血压下降、精神紧张、面色苍白等消化道出血的表现 |
| | ➤ 皮肤色素沉着：色素沉着的颜色、部位 |

| 评估项目 | 评估内容 |
|---|---|
| 身体状况 | ➤ 生命体征:尤其是血压,有无大出血的表现 |
| | ➤ 营养状态:有无贫血、脱水、消瘦及营养不良 |
| | ➤ 出入量:有无脱水,水、电解质紊乱等 |
| | ➤ 腹部体征:有无腹肌紧张、反跳痛及肠鸣音减弱,有无肠套叠的表现 |
| 心理状况 | ➤ 有无焦虑、抑郁等不良情绪反应 |
| | ➤ 皮肤色素沉着有无对患者工作、生活产生影响及自卑心理 |

【常见护理诊断/问题】

1. 疼痛　与并发肠套叠有关。

2. 潜在并发症:出血。

3. 焦虑　与病程有关。

【护理措施】

1. 饮食护理　黑斑息肉综合征患者饮食宜清淡易消化,富于营养,节制饮食,不过饥、过饱或偏食,适当进食清凉润肠的食物,少吃油煎油炸、辛辣及刺激性食物。

2. 疼痛护理　观察腹痛的部位、性质、时间,注意腹部体征的变化。以便及早发现中毒性巨结肠症及肠穿孔等并发症的发生。

3. 便血的护理　护士要认真记录大便的次数与性质。血便量多时,应与医生联系,予对症处理,并密切观察生命体征的变化。准确记录出入量,防止发生水、电解质紊乱。认真留取粪便标本并定期做好粪便的各种检查。因为这是病情变化的一个重要指标。

4. 心理护理　黑斑息肉综合征是一种遗传性疾病,暴露部位的黑斑有碍美容,造成患者生理、心理的双重负担。患者比较担心自己的疾病,担心较高的治疗费用;应向患者介绍疾病的相关知识,减轻患者心理负担,积极配合治疗和护理。

5. 健康教育

(1)嘱患者如有腹痛等不适,及时就诊。出院后定期复查胃镜及肠镜。术后或息肉摘除后应每年复查一次,对新生或复发息肉应及时清除,控制或减少息肉癌变。

(2)日常生活应注意避光,防止日光直射面部,外出时应戴遮阳帽或打伞,也可在暴露部位外涂防晒膏。

(3)对黑斑息肉综合征的患者,其本人和家族成员,都应该进行积极的随访,以发现家族中新出现的患者,达到早诊断、早治疗,并及早发现以及处理胃肠道或其他部位恶性肿瘤的目的。

**小结**

　　黑斑息肉综合征以皮肤、黏膜色素沉着、胃肠道息肉和遗传性为特征。主要临床表现为皮肤、黏膜色素沉着及胃肠道息肉、便血、腹痛等。饮食上指导患者摄取清淡易消化、富营养的食物，少油炸和辛辣等刺激食物。护理上注意观察腹痛部位、性质、持续时间，当便血时认真记录大便次数及性质，准确记录出入量。护士还应做好健康宣教工作和心理护理。

## 第九节　结核性腹膜炎的护理

【概述】

　　结核性腹膜炎（tuberculous）是由结核杆菌引起的慢性、弥漫性腹膜感染。中青年好发，女性多见。病理表现可分为渗出型、粘连型和干酪型，临床上通常混合存在。

【病因】

　　本病可由肠结核、肠系膜淋巴结核、盆腔结核等直接蔓延引起，也可由于原发于肺的结核菌通过血液循环波及腹膜形成病灶。

【临床表现】

　　起病的缓急和临床症状差异很大，通常起病慢，常在起病后数周至数月就诊。

|  |  | 临床表现 |
|---|---|---|
| 症状 | 发热 | 以中度发热多见，伴有盗汗、乏力、消瘦、食欲下降等结核中毒症状 |
|  | 消化系统表现 | 腹胀和腹痛是最常见的症状。腹痛多为隐痛或钝痛，表现为脐周、下腹或全腹痛；腹胀是由于胀气或腹水增多；少数患者可出现腹泻 |
|  | 消化系统外结核表现 | 如肺结核或结核性胸膜炎等 |

续表

| | 临床表现 |
|---|---|
| 体征 | 可有腹部压痛和腹水征,如移动性浊音阳性、腹部膨隆等。腹部柔韧感是本病较典型的体征。部分患者可触及不规则腹部包块,并发肠梗阻时可见肠型和蠕动波 |
| 并发症 | 以肠梗阻多见,多发生于粘连型,梗阻近端肠管可以发生急性穿孔,肠瘘多见于干酪型,可合并腹腔冷脓肿 |

【辅助检查】

1. 实验室检查 白细胞计数及分类可正常;可有不同程度的贫血;血沉增快可作为结核病活动性的指标;血清蛋白电泳可见 γ 球蛋白升高;结核菌素试验强阳性;血淋巴细胞培养及干扰素测定 A + B(结核特异性检测)阳性对诊断本病有帮助。

2. 腹水检查 腹水为渗出液,外观多为草绿色,少数为血性或乳糜状,蛋白定量 >25g/L,血清-腹水白蛋白梯度(SAAG)<11g/L,提示为非门脉高压性腹水。白细胞计数 >0.25×$10^9$/L,以淋巴细胞为主。腺苷脱氨酶(ADA)可增高。腹水涂片抗酸染色找结核杆菌,结核杆菌培养阳性率较低,一般细菌培养阴性。聚合酶链反应(PCR)检测腹水结核菌 DNA,或用酶联免疫吸附试验(ELISA)检测抗体,以及腹水淋巴细胞培养及干扰素测定 A + B(结核特异性检测)对诊断有一定帮助。

3. X 线腹部平片 以发现钙化灶,消化道造影可见肠粘连、肠腔狭窄及梗阻。

4. CT、超声 对腹水、腹部包块以及腹腔淋巴结的检测与鉴别有较大帮助。

5. 腹腔镜检查 对于一些诊断困难的病例可行腹腔镜检查,可以发现腹膜充血、水肿,腹膜散在粟粒状白色结节,可有腹膜增厚、纤维结节粘连的表现。活检病理阳性率较高,诊断价值较大。广泛粘连者禁行该检查。对于不能行腹腔镜者可行剖腹探查或腹膜活检。

【治疗原则】

早期、联合、全程、适量、规律的抗结核药物治疗,同时加强全身性支持治疗。

1. 支持治疗 注意休息,给予高蛋白、高维生素、高热量食物,有肠梗阻征象或病情严重者可给予肠内或肠外营养支持。

2. 抗结核治疗　使用异烟肼、利福平、吡嗪酰胺、乙胺丁醇、链霉素等,3～4 种药联合,疗程一般在 1.5 年以上。应注意抗结核药物的毒副作用。异烟肼、利福平和吡嗪酰胺的毒副作用主要是肝功能的损害;使用链霉素要注意耳毒性和肾功能损伤;乙胺丁醇则主要是视神经损害。

3. 对症处理　腹水较多时可酌情放腹水。有血行播散或显著结核毒血症者,在抗结核药物治疗的同时,可加用小剂量、短期的类固醇激素。

4. 手术治疗　对于出现完全性肠梗阻、肠瘘、肠穿孔、肠系膜淋巴结破溃等严重并发症者应采取手术治疗;对诊断困难者,如腹腔内肿物性质不明或与某些原因引起的急腹症不能鉴别时,可考虑剖腹探查。

【护理评估】

| 评估项目 | 评估内容 |
|---|---|
| 健康史 | ➤ 有无结核病史或结核接触史<br>➤ 有无劳累、营养不良史<br>➤ 有无其他系统器官结核病证据 |
| 症状 | ➤ 发热:体温的温度、热型,发生的时间<br>➤ 腹痛:腹痛的部位、程度、性质、持续时间<br>➤ 腹胀:有无胀气或腹水的表现<br>➤ 伴随症状:有无消瘦、乏力、盗汗、食欲下降,肠外结核的表现等 |
| 身体状况 | ➤ 生命体征:尤其是体温<br>➤ 营养状态:有无消瘦及营养不良<br>➤ 腹部体征:有无腹部压痛和腹水征,腹部有无柔韧感、包块<br>➤ 并发症:有无肠梗阻 |
| 心理状况 | ➤ 有无焦虑、烦躁、紧张等不良情绪反应<br>➤ 疾病有无对患者生活、睡眠产生影响 |

【常见护理诊断/问题】

1. 营养失调:低于机体需要量　与大量腹腔积液、体液丢失过多有关。
2. 腹痛　与腹膜受炎性刺激有关。
3. 有感染的危险　与腹膜脓肿、炎症渗出有关。
4. 潜在并发症:肠梗阻。

【护理措施】

1. 环境与休息　保持室内空气新鲜,定时通风,维持适宜的温湿度。急性活动期、高热或病情严重者应卧床休息,减少活动以保存体力。提供合适的环境温度及适宜的衣服或盖被。

2. 饮食护理　结核性腹膜炎患者处于消耗多、吸收差的负氮平衡状态,长期营养不良可导致消瘦、贫血、水肿等表现。因此饮食应给予高热量、高蛋白、富含维生素及矿物质、易消化的软食或半流食,少量多餐,保证营养供应,提高患者抗病能力。如出现不全肠梗阻及肠穿孔等并发症,患者应避免食用粗糙、生硬、不易消化的食物。

3. 疼痛护理　注意观察患者生命体征的变化,对于腹痛的患者,认真观察疼痛的部位、性质及持续时间。耐心听取患者对疼痛的主诉,并表示关心和理解。分散患者注意力,如与其交谈、听音乐、看书报等。遵医嘱适当给予解痉药。观察是否有肠穿孔、肠梗阻等并发症的发生。如出现剧烈腹痛,及时报告医生并作相应的处理。腹泻患者注意观察记录大便的次数、量、性质。腹泻严重者暂予禁食,并观察有无脱水征,遵医嘱补液,给予止泻剂等。排便频繁者,每次便后用软纸擦肛门,并用温水清洗干净,以防肛周皮肤黏膜破溃、糜烂。

4. 发热的护理　评估发热的热型及伴随症状。根据具体情况选择适宜的降温方式,如温水浴、酒精擦浴、冰敷及药物降温等。出汗较多时,及时更换衣服、被服,注意保暖。高热患者,出汗较多而进食少者遵医嘱补充热量、水分及电解质。

5. 腹水的护理　大量腹水者取半卧位,使膈肌下降,减轻呼吸困难。限制钠盐的摄入。严格限制液体的入量,遵医嘱使用利尿药,注意出入量及电解质平衡。腹腔抽液是治疗结核性腹膜炎的重要手段。行腹膜穿刺术时给予患者半卧位,首次放腹水不超过 3000ml,速度不宜过快,放液过多造成腹腔压力下降后可使腹腔血管扩张,使有效循环血量下降,血压降低,患者出现面色苍白、心悸、脉细、四肢发凉等,应立即停止抽液,给予升压、补液治疗。操作过程注意无菌原则,防止感染。术后以无菌纱布覆盖,腹带加压包扎,妥善固定。注意观察引流管通畅情况,观察并记录腹水的颜色、量、性质,认真倾听患者的术后主诉,监测生命体征的变化。根据情况采用持续性引流或间歇性夹闭。

6. 用药护理　抗结核药物要坚持早期、联合、适量、规律、全程治疗的原则。在常规剂量下的抗结核药物中,异烟肼的副作用最小,链霉素可引起听力损害,对氨基水杨酸钠在用药的 2~5 周内可能发生过敏反应,大剂量的利福平治疗间歇中可引起流感样反应与血小板减少性紫癜、哮喘等。多数抗结核药物如吡嗪酰胺、利福平等,可引起肝功能损害,所以一定要定期检查肝功能。抗结核药物对胃肠道有一定的刺激作用,刺激性较大的药物可在饭后口服。有溃疡病史的患者,可适当给予胃黏膜保护剂和抗酸剂,也可用中药调理。如因禁食需要停服口服药物,可通过静脉给药。对于需要静脉输注的药物,要注意保护静脉,调整输液速度和浓度,输液前后可用热毛巾湿敷,减少化学性静脉炎的发生。为促进腹水吸收、减轻毒血症症状,可使用糖皮质激素治疗,护士应严格掌握使用剂量及疗程。

7. 心理护理　结核性腹膜炎病程长,药物反应重,往往给患者带来一定的心理负担,担心预后不良,对大量腹腔积液产生恐惧,易焦虑、紧张,患者长期住院影响工作,使经济收入减少,同时治疗周期长,周围的人怕传染而有意回避,患者容易产生自卑、焦虑、忧虑、孤独、恐惧等心理,不利于疾病的恢复。护士应根据情况分析患者的心理状态,多与患者及家属沟通,为患者及家属讲解疾病相关知识,让他们提供对患者的理解和支持,创造一个宽松的心理环境,使患者树立战胜疾病的信心,促进疾病康复。

8. 健康教育

(1)指导患者一定要遵守医嘱服药,不可随意增减药量,以免病情加重或复发,影响治疗。

(2)抗结核药物不良反应大,对肝、肾、眼、耳有一定的损害,指导患者注意用药后的反应,及时发现药物引起的损害,及时就医。

(3)告知患者及家属营养支持对疾病康复的重要性,治疗期间要加强营养,及时补充必要的营养素以增加机体免疫以及组织修复能力,促进疾病康复。

(4)指导患者有关消毒、隔离等知识,防止结核菌的传播。

---

**小结**

　　结核性腹膜炎由结核杆菌引起的慢性、弥漫性腹膜感染。本病通常起病慢,起病后数周至数月就诊,临床表现可见发热、腹痛、腹胀等,可并发肠梗阻和肠瘘。对于急性活动期患者应卧床休息,减少活动。在饮食上应摄取高热量、高蛋白、富含维生素和矿物质、易消化的软食或半流食。护理时认真观察疼痛部位、性质及持续时间,给予心理护理。做好对症护理,如发热、腹水等,以及用药指导。

---

（钱　娜）

# 第十节　肝硬化的护理

【概述】

　　肝硬化是一种常见的由不同病因引起的肝脏慢性、进行性、弥漫性病变,是在肝细胞广泛变性和坏死的基础上产生肝脏纤维组织弥漫性增生,并形成再生结节和假小叶,导致正常肝小叶结构和血管解剖的破坏。病变逐渐进展,晚期出现肝功能衰竭、门静脉高压和多种并发症。

【病因及发病机制】

在各种病因持续或反复作用下,肝细胞发生炎症坏死,肝小叶纤维支架遭破坏,再生的肝细胞不能延原支架排列,而形成不规则排列的再生结节。在汇管区和包膜下有纤维增生。增生的组织不仅包围再生结节,且向肝小叶内延伸,并与小叶内纤维组织联结成膜样间隔,将残存的肝小叶重新分割,改建成假小叶,从而形成肝硬化的典型组织学改变。

1. 病毒性肝炎　在我国以病毒性肝炎引起的肝硬化为主,主要为乙型、丙型或乙型加丁型重叠感染,通常经过慢性肝炎阶段演变而来,称为肝炎后肝硬化。

2. 慢性酒精中毒　与酒精及其中间代谢产物的毒性作用有关,一般而言,每日摄入酒精 50g,持续 10 年以上者,8% ~15% 可导致肝硬化。

3. 非酒精性脂肪性肝炎　随着肥胖症和代谢综合征在全球的流行,非酒精性脂肪性肝炎患者 10 ~15 年内肝硬化发生率高达 15% ~25%。

4. 寄生虫感染　主要见于血吸虫和华支睾吸虫感染,肝病变主要表现为肝纤维化。

5. 原发性继发性胆汁淤积　原发性常见于原发性胆汁性肝硬化,继发性可见于慢性肝外胆管梗阻、感染等。

6. 肝脏淤血　任何原因引起的充血性右心衰竭,可因循环瘀滞和缺氧而引起肝损害,进而引起瘀血性肝硬化。

7. 药物或毒物　长期服用某些药物,如双醋酚丁、甲基多巴、甲氨蝶呤、四环素等,或接触工业毒物,如四氯化碳、磷、砷等,可引起药物性或中毒性肝炎,最终演变为肝硬化。

8. 遗传和代谢　如血色病、肝豆状核变性等遗传性代谢异常疾病,引起肝细胞损害,导致肝硬化。

9. 自身免疫性疾病　主要包括自身免疫性肝炎、系统性自身免疫疾病,如干燥综合征亦可累及肝脏并最终导致肝硬化。

10. 隐源性肝硬化　是少数不明原因的肝硬化。

【临床表现】

(一) 代偿期

症状轻,缺乏特异性。乏力、食欲减退、体重减轻出现较早,可伴有恶心、呕吐、上腹隐痛、轻微腹泻等。上述症状多呈间歇性,因劳累或伴发病出现,经休息治疗后可缓解。肝轻度肿大、质地结实或偏硬,无或有轻度压痛,脾轻、中度肿大。

## （二）失代偿期

1. **全身症状**  消瘦乏力,精神不振,皮肤干枯,面容晦暗无光泽。

2. **消化道症状**  食欲不振、厌食,进食后常感上腹饱胀不适、恶心或呕吐,对脂肪、蛋白质耐受性差,稍进油腻食物易引起腹泻。上述症状与肝硬化门脉高压时胃肠道淤血水肿、消化吸收障碍和肠道菌群失调等有关。肝细胞有进行性或广泛性坏死时可出现黄疸。

3. **出血倾向和贫血**  鼻出血、牙龈出血、皮肤紫癜和胃肠道出血等倾向与肝合成凝血因子减少、脾功能亢进和毛细血管脆性增加有关。患者常有不同程度的贫血,是由营养不良、肠道吸收障碍、胃肠失血和脾功能亢进等因素引起。

4. **内分泌紊乱**  主要有雌激素增多、雄激素减少,如肝掌、蜘蛛痣,男性性功能减退、乳房发育,女性闭经、不孕等。肝功能减退时,肝对醛固酮和抗利尿激素灭活作用减弱,致继发性醛固酮和抗利尿激素增多,使水钠潴留,出现尿量减少和水肿,同时对腹水形成有加重作用。

5. **门静脉高压症**  脾大和脾功能亢进、侧支循环的建立和开放(如食管胃底静脉曲张、腹壁静脉曲张、痔静脉曲张)、腹水、胸腔积液等。

6. **并发症**  ①上消化道出血最为常见,主要为食管胃底静脉曲张破裂出血。②肝性脑病,可表现为轻度性格改变,出现意识错乱、睡眠障碍、行为失常,昏睡和精神错乱,神志完全丧失,不能唤醒。③还可出现感染、水电解质平衡紊乱、功能性肾衰竭以及肝癌等并发症。

【辅助检查】

1. **血常规**  失代偿期有轻重不等的贫血,脾功能亢进时白细胞和血小板计数减少。

2. **肝功能试验**  代偿期肝功能试验大多正常或轻度异常,失代偿期患者血清胆红素有不同程度的增高,ALT、AST 增高。血清白蛋白降低,球蛋白升高。凝血酶原时间有不同程度的延长。

3. **血氨**  肝性脑病时血氨增高。

4. **尿常规**  在有黄疸时可出现胆红素,并有尿胆原增加。

5. **影像学检查**  超声检查可显示肝脏大小和外形改变,脾脏肿大,门脉高压症时可见门静脉、脾静脉直径增宽,有腹水时可见液性暗区;CT 或磁共振可发现肝脏变形、肝密度降低、肝门增宽和胆囊移位、腹水等征象;胃镜检查可发现食管胃底静脉曲张。

6. **腹水检查**  一般为漏出液。

7. **肝组织活检**  是确诊代偿期肝硬化的唯一方法,还可进行病因诊断。肝硬化按结节形态分为四种病理类型:小结节性肝硬化、大结节性肝硬化、大小结节混合型和不完全分隔性肝硬化。

【治疗原则】

本病无特效治疗,在早期主要针对病因或相关因素,并加强一般治疗,使病情缓解,失代偿期主要是综合治疗,防止各种并发症。

### (一)一般治疗

休息和营养支持治疗是肝硬化治疗的基础。营养不良及饮食不当可使肝硬化患者的并发症发生率、肝移植率及死亡率增加。因此妥善安排饮食,保证患者的合理营养,在肝硬化治疗过程中起到辅助治疗作用。

### (二)病因治疗

对病毒性肝炎的抗病毒治疗、对自身免疫性肝病的免疫抑制治疗、对酒精性肝硬化的严格戒酒治疗等。

### (三)腹水治疗

1. 消除诱因 如过量摄入钠盐、并发感染、门静脉血栓等。

2. 限制水钠摄入 轻度水肿或腹水时应给予低盐饮食;严重水肿及腹水时宜用无盐饮食,同时水的摄入量应限制在 1L/d 以下。

3. 应用利尿药增加水钠排出 可单用螺内酯或联合应用呋塞米,但需密切监测尿量,避免出现水电解质紊乱、肾衰竭、肝性脑病等副作用。肝硬化腹水的长期治疗目标是应用最小剂量利尿药维持患者无腹水状态,一旦腹水消失,利尿药应尽早减量甚至停药。

4. 提高血浆胶体渗透压 有显著低蛋白血症时( <25g/L ),每周定期多次输注白蛋白可提高血浆胶体渗透压,促进腹水消退。

5. 肝移植 所有难治性腹水患者均应尽快接受肝移植手术。

### (四)食管胃底静脉曲张的治疗

1. 容量复苏 保证生命体征及重要脏器功能稳定的前提下,应使有效血容量维持在较低水平,以避免容量负荷导致后门脉压力的增高。必要时应用血管活性药物,如多巴胺,以改善重要脏器的血液灌注。

2. 药物治疗 应立即给予生长抑素或其类似物和(或)血管加压素治疗,并持续应用 3~5 天,还可应用 $H_2$ 受体拮抗剂或质子泵抑制剂,通过提高胃内 pH 值促进血小板聚集和纤维蛋白凝块的形成,有利于止血和预防再出血。

3. 内镜治疗 在急性出血 12 小时内可行上消化道内镜检查以明确诊断,同时给予治疗,可采用硬化剂或套扎术。

4. 介入治疗 适用于无法控制的食管胃底静脉曲张出血或经药物和内镜治疗后复发者。

5. 三腔两囊管 目前只作为无法控制的出血的姑息性临时措施,以等待安排疗效更好的方法。

## （五）手术治疗

主要包括针对脾功能亢进的脾切除术、针对门脉高压的门体分流术或断流术及肝移植。

【护理评估】

| 评估项目 | 评估内容 |
|---|---|
| 健康史 | ➤ 有无肝炎或输血史<br>➤ 有无长期使用肝损药物或饮酒,其用量和持续时间<br>➤ 有无充血性心力衰竭、胆道疾病史<br>➤ 有无长期化学毒物接触史 |
| 症状和体征 | ➤ 营养状态:有无消瘦和营养不良<br>➤ 消化道症状:有无食欲不振、腹胀、厌食、恶心、呕吐,对脂肪、蛋白质耐受差而引起腹泻等<br>➤ 皮肤和黏膜:有无黄染、出血点、蜘蛛痣、肝掌、脐疝和腹壁静脉曲张<br>➤ 肝脾:触诊其大小、质地、表面情况、有无压痛<br>➤ 腹水:有无腹部膨隆、行走困难、端坐呼吸,叩诊移动性浊音<br>➤ 内分泌紊乱症状:男性有无性欲减退、睾丸萎缩、毛发脱落及乳房发育;女性有无月经不调、闭经、不孕等 |
| 并发症 | ➤ 上消化道出血:有无呕血、黑便<br>➤ 肝性脑病:有无意识错乱、睡眠障碍、行为失常;昏睡和精神错乱;意志完全丧失,不能唤醒<br>➤ 有无感染、水电解质紊乱 |
| 心理状况 | ➤ 有无焦虑、抑郁等不良情绪反应<br>➤ 疾病有无对患者生活、睡眠产生影响 |

【常见护理诊断/问题】

1. 潜在并发症:消化道出血、肝性脑病、电解质紊乱、感染。

2. 营养失调:低于机体需要量　与胃肠道消化吸收功能减退、清蛋白合成减少有关。

3. 腹泻　与肠黏膜水肿、肠道吸收不良等有关。

4. 生活自理能力缺陷　与营养不良或大量腹腔积液有关。

【护理措施】

1. 一般护理

（1）环境与休息:保持室内空气新鲜,定时通风,维持适宜的温湿度。肝硬化并发感染时须绝对卧床休息。

（2）饮食护理：给予易消化，富于营养，含有高蛋白、低脂肪、高维生素、糖类的食物，做到定时、定量、有节制。早期可多吃豆制品、水果、新鲜蔬菜，适当进食糖类、鸡蛋、鱼类、瘦肉；当肝功能严重受损或出现肝性脑病先兆时，应严格限制蛋白质摄入量，并以植物蛋白替代动物蛋白，以减少肠道中氨的产生。当血浆白蛋白过低而引起腹水和水肿时，应限制钠盐的摄入，提倡低盐饮食或忌盐饮食。食盐每日摄入量不超过 1～1.5g，饮水量在 1500ml 内，严重腹水时食盐摄入量应控制在 500mg 以内，水摄入量在 1000ml 以内；对于有食管胃底静脉曲张的患者，饮食要细软可口，易消化，避免因摄入坚硬、粗糙食物而引起出血，烹调方式以蒸、煮、炖为宜，不宜进食过热食物，防止出血。

2. 专科护理

（1）病情观察：密切监测患者生命体征及神志变化，准确记录 24 小时出入量，定期测量腹围和体重，监测血、尿、便常规，血电解质，肝、肾功能变化，如有异常及时通知医生，遵医嘱予患者相应处理，书写护理记录，及时评价护理效果。

（2）皮肤护理：保持床单位的干燥、平整、无渣，注意保持皮肤清洁卫生，水肿患者要注意预防压疮，对于黄疸和皮肤瘙痒者，应避免搔抓皮肤，勤换内衣，经常用温水擦洗全身，避免使用碱性肥皂。

（3）预防感染：肝硬化患者抵抗力低下，特别是水肿患者要注意预防压疮，积极预防和治疗口腔、呼吸道、泌尿道和肠道感染，以免导致昏迷。

（4）腹腔穿刺的护理：术前说明注意事项，测量腹围、体重、生命体征，排空膀胱以免误伤；术中及术后监测生命体征，观察有无不适反应，术后用无菌敷料覆盖穿刺部位，记录抽腹水的量、性质和颜色，标本及时送检。

（5）用药护理：遵医嘱服药，忌乱用药，尤其是成分不明的中药，以免加重肝脏负担。指导患者按时、按量服药，注意观察药物作用及副作用。有食管胃底静脉曲张的患者在口服药物时应研碎服，以免引起出血。肝功能不全或出现肝性脑病前驱症状时，不能随意使用镇静药、麻醉药。

（6）并发症的护理：如果患者出现心慌、烦躁不安、神志恍惚甚至昏迷，应按照肝性脑病护理，详见相应章节。如果患者出现呕血、便血或潜血阳性，应按照消化道出血护理，详见相应章节。

3. 心理护理　肝硬化患者经常会有各种消极的心理变化。尤其是消化道出血的患者，对其突然的大出血毫无思想准备，往往会产生很大的心理压力，表现为恐惧、紧张、焦虑、失望乃至绝望等。因此护理人员应做好患者的心理护理工作。首先应该让患者镇静下来，尽量减少容易造成患者紧张、恐惧的因素。做好基础护理，及时更换有血渍的衣服被褥，为患者创造一个干净、整洁、舒适的环境。多与患者及家属沟通，多关心患者，为患者讲解疾病相关知识，让患者树立战胜疾病的信心,促进疾病康复。

4. 健康教育

(1)指导患者自我监测病情,学会识别病情变化的征象,如使用利尿药治疗的患者,要教会患者及家属如何识别水、电解质失衡的症状、体征,如低血钾等,若症状加重立即就诊。

(2)为患者准备好饮食指导的书面材料。强调戒酒重要性。

(3)嘱患者遵从治疗计划,定期门诊复查,一旦发生胃肠道出血,立即就诊。

---

**小结**

　　肝硬化是一种由不同病因引起的肝脏慢性、进行性、弥漫性病变,在肝细胞广泛变性和坏死的基础上产生肝脏纤维组织弥漫性增生,并导致正常肝小叶结构和血管解剖的破坏。主要表现为消瘦、乏力、消化道症状、出血、内分泌紊乱、门静脉高压。护理时主要包括环境与休息,饮食给予高蛋白、低脂肪、高维生素和糖类的食物,并注意密切观察病情,准确记录出入量,保持皮肤清洁卫生,预防感染及并发症。给予患者心理护理和健康宣教。

# 第十一节　肝性脑病的护理

【概述】

肝性脑病(HE)又称肝昏迷,是由严重肝病引起的、以代谢紊乱为基础的中枢神经系统功能失调的综合病征,其主要临床表现是意识障碍、行为失常和昏迷。有急性与慢性脑病之分。

【病因及发病机制】

引起肝性脑病的原发病有重症病毒性肝炎、重症中毒性肝炎、药物性肝病、妊娠期急性脂肪肝、各型肝硬化、门-体静脉分流术后、原发性肝癌以及其他弥漫性肝病的终末期,而以肝硬化患者发生肝性脑病最多见,约占70%。诱发肝性脑病的因素很多,如上消化道出血、高蛋白饮食、大量排钾利尿、放腹水,使用安眠、镇静、麻醉药,便秘、尿毒症、感染或手术创伤等。这些因素大体都是通过使神经毒质产生增多或提高神经毒质的毒性效应、提高脑组织对各种毒性物质的敏感性、增加血-脑脊液屏障的通透性而诱发脑病。

【临床表现】

因肝病的类型、肝细胞损害的程度、起病的急缓以及诱因的不同而有所差异。由于导致肝性脑病的基础疾病不同，其临床表现也比较复杂、多变，早期症状的变异性是本病的特点，但也有其共性的表现，即反映为神经精神症状及体征。既有原发肝脏基础疾病的表现，又有其特有的临床表现，一般表现为性格、行为、智能改变和意识障碍。

1. 起病 可急可缓。急性肝性脑病起病急骤，前驱期极为短暂，可迅速进入昏迷，多在黄疸出现后发生昏迷，也有在黄疸出现前出现意识障碍而被误诊为精神病者。慢性肝性脑病起病隐匿或渐起，起初常不易发现，易误诊和漏诊。

2. 性格改变 常是本病最早出现的症状，主要是原属外向型性格者表现为抑郁，而原属内向型性格者表现为欣快多语。

3. 行为改变 最初可能仅限于一些"不拘小节"的行为，如乱写乱画，乱洒水，乱吐痰，乱扔纸屑、烟头、乱摸乱寻，随地便溺，房间内的桌椅随意乱拖乱放等毫无意义的动作。

4. 睡眠习惯改变 常表现为睡眠倒错，也有人称为近迫性昏迷（impending coma），此现象有人发现与患者血清褪黑激素分泌时相紊乱有关，提示患者中枢神经系统的兴奋与抑制处于紊乱状态，常预示肝性脑病即将来临。

5. 肝臭的出现 是由于肝功能衰竭，机体内含硫氨基酸代谢中间产物（如甲硫醇、乙硫醇及二甲硫化物等）经肺呼出或经皮肤散发出的一种特征性气味。此气味有学者称烂苹果味、大蒜味、鱼腥味等。

6. 扑翼样震颤 是肝性脑病最具特征性的神经系统体征，具有早期诊断的意义。但遗憾的是并非所有患者均可出现扑翼样震颤。扑翼样震颤：嘱患者伸出前臂，展开五指，或腕部过度伸展并固定不动时，患者掌-指及腕关节可出现快速的屈曲及伸展运动，每秒常可出现 1～2 次，也有达每秒 5～9 次者，且常伴有手指的侧位动作。此时患者可同时伴有整个上肢、舌、下颚、颌部的细微震颤及步态的共济失调。或发于单侧，也可出现于双侧。这种震颤不具有特征性，也可见于心衰、肾衰、肺衰等患者。震颤常于患者睡眠及昏迷后消失，苏醒后仍可出现。

7. 视力障碍 不常见。但近年来国内外文献报道逐渐增多，肝性脑病发生时患者可出现视力障碍、失明等主要临床表现，这种视力障碍是短暂的、功能性的，可随着肝性脑病的加深而加重，也可随着肝性脑病的恢复而复明。其发病机制不明，多数认为与肝性脑病一样复杂，为多种因素综合作用的结果。

8. 智能障碍 随着病情的进展，患者的智能发生改变，表现为对时间、空间概念不清，人物概念模糊，吐字不清，颠三倒四，书写困难，计算、计数能力下降,数字连接错误,也是早期鉴别肝性脑病简单、可靠的方法。

9 意识障碍 继智能障碍后即出现比较明显的意识障碍,出嗜睡、昏睡逐渐进入昏迷状态,各种反应、反射均消失。也有由躁狂状态逐渐进入昏迷者。而肝脑变性型肝性脑病主要临床表现为智力减退、构音困难、记忆下降、思维迟钝、共济失调、震颤强直、痉挛性截瘫(肝性脊髓病)等,但无明显意识障碍。

【辅助检查】

1. 血氨 慢性肝性脑病、脾栓塞术患者多伴有血氨升高。但急性肝性脑病患者血氨可以正常。

2. 脑电图 大脑细胞活动时所发出的电活动,正常人的脑电图呈 α 波,每秒 8 ~ 13 次。肝性脑病患者的脑电图表现为节律变慢。Ⅱ ~ Ⅲ期患者表现为 δ 波或三相波,每秒 4 ~ 7 次;昏迷时表现为高波幅的 δ 波,每秒少于 4 次。脑电图的改变特异性不强,尿毒症、呼吸衰竭、低血糖亦可有类似改变。此外,脑电图对亚临床肝性脑病和Ⅰ期肝性脑病的诊断价值较小。

3. 诱发电位诱发电位(evoked potentials) 是大脑皮质或皮质下层接受到由各种感觉器官受刺激的信息后所产生的电位,其有别于脑电图所记录的大脑自发性电活动。根据受刺激感觉的不同部位可将诱发电位分为视觉诱发电位(vep)、脑干听觉诱发电位(baep)和躯体感觉诱发电位(sep),诱发电位检查多用于轻微肝性脑病的诊断和研究。尚有一种 p300 事件相关电位,其与传统的诱发电位相比,具有不受刺激部位生理特性影响的特点。轻微肝性脑病患者的 p300 潜伏期延长。

4. 心理智能测验 适合于肝性脑病的诊断和轻微肝性脑病的筛选。其缺点是受年龄、教育程度的影响。老年人和教育层次比较低者在进行测试时较为迟钝,影响结果。其他可用于检测轻微肝性脑病的方法尚有划线(line tracing)及系列打点(serial dotting)试验。

5. 影像学检查 急性肝性脑病患者进行头部 CT 或 MRI 检查时可发现脑水肿。慢性肝性脑病患者则可发现有不同程度的脑萎缩。此外,MRI 检查可发现基底神经节有 $T_1$ 加权信号增强,与锰在该处沉积有关。开展的磁共振波谱分析(magnetic resonancespectroscopy, mrs)是一种在高磁场强(1.5t 以上)磁共振扫描机上测定活体某些部位代谢物含量的方法。用质子(h1)mrs 检测慢性肝病患者大脑枕部灰质和顶部皮质可发现某些有机渗透物质如胆碱、谷氨酰胺、肌酸等的含量发生变化。肝性脑病、轻微肝性脑病甚至一般的肝硬化患者均有某种程度的改变。

6. 临界视觉闪烁频率(critical flicker- fusion frequency)检测 轻度星形细胞肿胀是早期的病理改变,而星形细胞肿胀(alzheimer Ⅱ型)会改变胶质-神经元的信号传导,视网膜胶质细胞在时形态学变化与 alzheimer Ⅱ型星形细胞相似,故视网膜胶质细胞病变可作为时大脑胶质星形细胞病变的标志,通过测定临界视觉闪烁频率可定量诊断,初步应用结果认为方法敏感,简单而可靠,可用于发现及检测轻微肝性脑病。

【治疗原则】

1. 消除诱因 包括上消化道出血的止血治疗,控制感染,纠正电解质紊乱,消除便秘,慎用镇静麻醉药,避免大量利尿和放腹水等诱因。

2. 对症及支持治疗 保证能量供应,以碳水化合物为主,并补充足够的维生素和微量元素。

3. 减少肠道氨的生成和吸收 包括25%硫酸镁 30~60ml 导泻或乳果糖灌肠,口服或鼻饲乳果糖。

4. 促进氨的代谢、拮抗假性神经递质、改善氨基酸平衡,包括应用门冬氨酸-鸟氨酸、精氨酸等降血氨药物。

5. 基础疾病的治疗,包括改善肝功能等。

【护理评估】

| 评估项目 | 评估内容 |
|---|---|
| 健康史 | ➢ 有无肝硬化等病史<br>➢ 有无药物性肝损 |
| 症状 | ➢ 性格改变:有无原属外向型性格者表现为抑郁,而原属内向型性格者表现为欣快多语<br>➢ 行为改变:有无乱写乱画、乱洒水等<br>➢ 睡眠习惯改变:有无睡眠倒错等<br>➢ 肝臭的出现:有无肝臭的出现<br>➢ 扑翼样震颤:有无扑翼样震颤<br>➢ 视力障碍:有无视力障碍<br>➢ 智能障碍:有无智能障碍<br>➢ 意识障碍:有无意识障碍 |
| 身体状况 | ➢ 生命体征及意识状态:有无意识障碍<br>➢ 营养状态:有无消瘦及营养不良<br>➢ 皮肤、黏膜:有无黄疸、皮肤瘙痒 |
| 心理状况 | ➢ 有无焦虑、抑郁等不良情绪反应<br>➢ 疾病有无对患者生活、睡眠产生影响 |

【常见护理诊断/问题】

1. 潜在并发症:肝性脑病、消化道出血、水电解质紊乱。

2. 有受伤的危险  与肝性脑病致精神异常、烦躁不安有关。

3. 生活自理能力缺陷  与肝性脑病神志不清有关。

4. 有皮肤完整性受损的危险  与黄疸致皮肤瘙痒有关。

5. 知识缺乏:缺乏预防肝性脑病发生的知识。

【护理措施】

1. 一般护理

(1)环境与休息  保持患者的病室环境安静整洁,避免一切不良刺激。

(2)饮食护理  禁食或限食者,避免发生低血糖。因低血糖可使大脑能量减少,致脑内去氨活动停滞,氨毒性增加。

(3)减少蛋白质的摄入量  昏迷开始数日内禁食蛋白质,每日供给足够的热量和维生素,以碳水化合物为主。神志清醒后可逐步增加蛋白质的量,每天20g,以后每3~5天增加10g,但短期内不能超过40~50g/d,以植物蛋白为主。

2. 专科护理

(1)病情观察  严密观察患者思维、认知的变化,以判断意识障碍的程度。加强对患者生命体征及瞳孔的监测并记录。

(2)加强护理,如有烦躁者应加床档,必要时使用约束带,防止发生坠床及撞伤等意外。

(3)保持大便通畅,便秘使氨及其他有毒物质在肠道内停留时间过长,促进毒物吸收,可用生理盐水加食醋保留灌肠。忌用肥皂水灌肠,因其为碱性,可增加氨的吸收。

(4)做好昏迷患者的护理  ①保持呼吸道通畅,保证氧气的供给。②做好口腔、眼的护理,对眼睑闭合不全者可用生理盐水纱布覆盖。③尿潴留者留置导尿管并详细记录尿的量、性状、气味等。④预防压疮:定时翻身,保持床铺干燥、平整。⑤给患者做肢体的被动运动,防止静脉血栓形成及肌肉萎缩。

3. 用药护理

(1)使用谷氨酸钠或谷氨酸钾时,应注意观察尿量、腹水和水肿状况,尿少时慎用钾剂,明显腹水和水肿时慎用钠盐。应用精氨酸时,滴注速度不宜过快,以免引起流涎、面色潮红与呕吐。

(2)应用苯甲酸钠时注意有无饱胀、腹绞痛、恶心、呕吐等。

(3)根据医嘱及时纠正水、电解质、酸碱失衡,做好出入量的记录。

(4)保护脑细胞功能,可用冰帽降低颅内温度,以减少耗氧量。遵医嘱快速滴注高渗葡萄糖、甘露醇以防治脑水肿。

4. 健康教育

（1）指导患者保持大便通畅，便秘使氨及其他有毒物质在肠道内停留时间过长，促进毒物吸收。

（2）指导患者根据自己的病情控制饮食中蛋白质的量。

## 小结

　　肝性脑病是由肝病引起的、以代谢紊乱为基础的中枢神经系统功能失调综合征，主要表现为意识障碍、行为失常和昏迷。护理时应保持患者病室安静整洁，避免不良刺激，减少蛋白质的摄入。并且严密观察患者病情变化，包括意识、瞳孔、排便、生命体征等，防止发生坠床、撞伤等意外，做好用药护理和健康宣教。

（李　冉）

# 第十二节　自身免疫性肝病的护理

【概述】

自身免疫性肝病（autoimmune liver disease，AILD）是一组以肝脏病理损害和肝功能异常为主要表现的自身免疫性疾病，主要包括自身免疫性肝炎、原发性胆汁性肝硬化、原发性硬化性胆管炎及其重叠综合征。

## 自身免疫性肝炎

自身免疫性肝炎（autoimmune hepatitis，AIH）是一种由异常自身免疫反应介导的慢性进展性肝脏疾病，以高丙种球蛋白血症、血清自身抗体阳性及组织学表现为界面性肝炎为特征性表现。该病女性多见，可发生在任何年龄组，欧美患者中儿童和中老年是两个好发年龄段，而我国以中老年患者多见。未经治疗的 AIH 可逐渐进展为肝硬化，最终导致肝功能失代偿。

【临床表现】

AIH 的临床表现多样，大多数隐袭起病，临床症状及体征不典型。约 1/3 患者在诊断时无症状，只是在因其他原因检查时发现肝功能异常而确诊。约 30% 的患者首诊时即已出现肝硬化症状。少数患者表现为急性、亚急性，甚至暴发性肝炎。

| 临床表现 | |
| --- | --- |
| 症状 | 乏力和关节痛是最早的首发症状,其他常见症状包括食欲不振、腹部不适或疼痛、多肌痛、皮疹等 |
| 体征 | 肝大是最常见的体征,其他体征包括黄疸、脾大等。40%～50%的患者伴发其他自身免疫性疾病,其中以自身免疫性甲状腺炎、Grave病以及类风湿关节炎最为早。已经进展至肝硬化的患者亦可并发肝细胞癌,但发病率较低 |

【辅助检查】

1. 生化检查　最常见为血清转氨酶升高;高胆红素血症亦常见,但一般小于3倍正常值;碱性磷酸酶升高常见,但一般小于2倍正常值;高丙种球蛋白血症为多克隆性,以IgG升高为主。

2. 免疫指标方面　AIH患者血清中可检测到多种自身抗体,包括抗核抗体(ANA)、抗平滑肌抗体(SMA)。

3. 病理学表现　AIH的病理学表现以界面性肝炎为主要特征,但并非特异性表现。严重者可出现桥接样坏死、肝细胞玫瑰花结节样改变、结节状再生等组织学改变。如同时合并汇管区小叶间胆管的异常,如胆管炎、胆汁淤积等,则提示重叠综合征的诊断(AIH合并PBC或PSC)。随着疾病的进展,肝细胞持续坏死,肝脏出现进行性纤维化,最终发展为肝硬化。

【治疗】

1. 治疗指征　AIH的治疗目的是缓解临床症状、改善生化指标和组织学炎症,维持持续缓解状态。与肝功能指标相比,是否进行激素、免疫抑制剂治疗更取决于肝脏组织学的炎症表现。

2. 治疗方案　泼尼松(龙)单独或联合应用硫唑嘌呤治疗AIH能明显缓解症状、改善生化指标异常及组织学异常,并提高生存率。泼尼松(龙)单用的起始剂量为60mg/d,联合应用嘌呤时起始剂量为30mg/d,硫唑嘌呤的常规剂量为50mg/d。

3. 肝移植　对于常规治疗失败而出现肝功能失代偿的患者,可考虑肝移植手术。

## 原发性胆汁性肝硬化

原发性胆汁性肝硬化(primary biliary cirrhosis,PBC)是一种原因不明的、慢性肝内胆汁淤积性疾病,病理学上表现为肝内小胆管进行性破坏、门管区和门管周围炎症和纤维化,最终可导致肝硬化。PBC多见于中老年女性,主要的临床表现为乏力和皮肤瘙痒,血清抗线粒体抗体(AMA)阳性,特别是 AMA-M$_2$ 亚型阳性对诊断具有很高的敏感性和特异性。

【临床表现】

本病中老年女性多见,起病隐袭,进展缓慢。早期症状轻微或无症状,常见临床表现为皮肤瘙痒、黄疸、乏力等,常见体征为肝、脾大。晚期可出现肝硬化和肝功能衰竭的各种表现。

【辅助检查】

1. 实验室检查　ALP 和 GGT 在黄疸及其他症状出现前多已增高,黄疸出现后增高更明显,可比正常增高 2~6 倍;胆红素一般呈中度升高,以结合胆红素升高为主;转氨酶正常或轻度升高。95% 以上患者 AMA 或 AMA-M$_2$ 阳性。另外,PBC 患者血清中尚可检测到 ANA、抗 Sp100、抗 gp210 等多种抗体。血清丙种球蛋白升高,以 IgM 升高为主。

2. 影像学检查　超声和 MRCP 有助于除外肝外胆管梗阻性疾病。

3. 组织病理学检查　肝活检病理学检查有胆管炎、肉芽肿、局灶性汇管区淋巴结细胞积聚,汇管区周围胆汁淤积;肝小叶完整,轻度碎屑样坏死等。

【治疗】

1. 熊去氧胆酸(UDCA)　是目前唯一由美国食品药品管理局(FDA)推荐用于治疗 PBC 的药物,常规剂量为每天 13~15mg/kg,分次顿服。长期应用可有效延缓肝硬化的进展,减少肝移植率,也可缓解皮肤瘙痒症状,且副作用小。

2. 激素及免疫抑制剂　尚无确切证据显示两者对 PBC 有效。

3. 对症治疗　针对皮肤瘙痒可给予扑尔敏,苯海拉明等对症治疗。

原发性硬化性胆管炎

原发性硬化性胆管炎(primary sclerosing cholangitis,PSC)是一种以胆管的进行性炎症、纤维化和多发性狭窄为主要病理特征的慢性胆汁淤积性肝病。其病因及发病机制尚未明确,可能与遗传及免疫机制有关。PSC 的病变范围可累及肝内和肝外胆管,部分患者具备典型的胆汁淤积表现和 PSC 的组织学特征,但胆管造影正常,目前认为其为 PSC 的变异型,称为小胆管 PSC。部分患者同时具备 PSC 和其他免疫介导的肝脏疾病的特征表现,如自身免疫性肝炎,称为重叠综合征。PSC 的病程多呈慢性进行性,大部分患者逐渐出现胆汁淤积、胆管炎,并最终变为终末期肝病。60%~80% 的 PSC 患者可并发炎症性肠病(inflammatory bowel disease,IBD),约 20% 的患者还可并发胆管癌。目前针对 PSC 的治疗,除肝移植外尚无确切有效的治疗方法。

【临床表现】

PSC 患者临床表现多样,常见症状包括发热、皮肤瘙痒、黄疸、腹部不适、腹痛消瘦等,其中间歇性皮肤瘙痒、黄疸伴右上腹痛及发热是最典型的表现,与微结石或胆泥排出过程引起的一过性胆管梗阻有关。部分患者诊断时无症状,仅在体检时因发现血清 ALP 升高而诊断,或因 IBD 进行肝功能筛查时诊断。PSC 患者无特异性体征,黄疸和肝、脾大是最常见体征。

【辅助检查】

1. 实验室检查　PSC 患者最常见亦是最典型的生化异常是血清 ALP 升高,通常为正常水平的 3~5 倍。大部分患者可伴有血清转氨酶 2~3 倍升高。胆红素水平通常呈波动性,大部分患者诊断时胆红素正常。约 60% 的患者血清 IgG 水平呈中度升高。PSC 患者血清中可检测出多种自身抗体,包括 AN-CA、ANA、SMA、抗内皮细胞抗体、抗心磷脂抗体等,但一般为低滴度阳性,对 PSC 均无诊断价值。

2. 影像学检查　首选 MRCP 检查,部分患者需 ERCP 确认。ERCP 的优势在于可同时做胆管癌筛查,如胆管细胞刷检或活检,还可同时进行胆管扩张或支架置入治疗;缺点在于有可能导致严重并发症的发生,如注射性胰腺炎、细菌性胆管炎等,反复多次操作还可能导致细菌在胆管系统内的定植,从而使疾病进行性恶化。

PSC 典型的影像学表现为胆管"串珠样"改变,即胆管多发性、短节段性、环关狭窄伴其间胆管正常或轻度扩张表现。进展期患者可显示长段狭窄和胆管囊状或憩室样扩张。当肝内胆管广泛受累时可表现为"枯树枝样"改变,此时与任何原因肝硬化所导致的弥漫性肝内胆管减少不易鉴别。

腹部 CT 对 PSC 的诊断缺乏特异性,但其可显示胆管壁增厚强化、肝内胆管囊性扩张、脾大、腹水、淋巴结肿大、静脉曲张、肝内及胆管占位性病变等表现,有助于疾病的分期和鉴别诊断。

3. 组织病理学检查　PSC 患者典型的肝脏病理学表现为洋葱皮样胆管纤维化,但经皮肝穿刺活检的获取率仅 10% 左右,且这些表现亦可见于继发性感化性胆管炎。因此,对于胆管影像学检查有异常发现的患者,并不需要进一步行肝穿刺活检。但当临床特点高度疑诊为小胆管 PSC 或重叠综合征时,肝活检有助于诊断和鉴别诊断。

【治疗】

除肝移植外,目前尚无针对 PSC 的特效治疗方法,现有的治疗主要针对 PSC 的并发症,如反复发作的细菌性胆管炎、黄疸、胆管癌、肝功能衰竭等,治疗方法包括药物治疗、内镜介入治疗、外科手术治疗和对症支持治疗等。

1. 药物治疗　最常用的药物是熊去氧胆酸(UDCA),其可改善肝脏酶学水平,并能缓解乏力、瘙痒等症状,但尚缺乏证据表明其可逆转 PSC 病程。UDCA 治疗 PSC 的剂量尚无定论。糖皮质激素和免疫抑制剂,目前无任何证据显示其对 PSC 有明确的治疗作用。但当 PSC-AIH 重叠或 PSC 合并自身免疫性胰腺炎时,可考虑使用。

2. 内镜介入治疗　主要目的是缓解 PSC 患者的胆管梗阻症状。常用方法包括 Oddi 括约肌切开、探条或球囊扩张、支架置入等。适用于位于胆总管或肝管的严重狭窄,对位于肝内胆管的弥漫性狭窄性病变,内镜介入治疗不但无法获益,还可能导致 ERCP 相关性胆管炎等严重并发症。

3. 肝移植　是目前治疗 PSC 最有效的方法,也是 PSC 终末阶段唯一可行的治疗方法。其适应证除慢性肝病终末期外,还包括顽固性皮肤瘙痒、复发性细菌性胆管炎和胆管癌。

【护理评估】

| 评估项目 | 评估内容 |
| --- | --- |
| 健康史 | ➢ 评估患者的肝功能状况 |
| | ➢ 是否伴有其他疾病,如 SLE、SS、UC 等 |
| 症状 | ➢ 有无乏力、关节痛症状 |
| | ➢ 营养状态:有无消瘦、骨质疏松及营养不良 |
| | ➢ 皮肤、黏膜:有无黄疸、瘙痒、皮疹 |
| | ➢ 腹部体征:有无肝大、腹部不适或疼痛 |
| 心理状况 | ➢ 有无焦虑、抑郁等不良情绪反应 |
| | ➢ 不良情绪有无外化为躯体症状,是否存在人际关系敏感 |

【常见护理诊断/问题】

1. 营养失调:低于机体需要量　与慢性病程、腹部临床表现有关。
2. 疼痛　与胆管梗阻有关。
3. 焦虑　与担心疾病预后有关。
4. 知识缺乏:缺乏 PSC 治疗、护理及预防方面的知识。

【护理措施】

1. 环境准备

保持室内安静整洁,空气新鲜,定时通风,维持适宜的温湿度,床铺整齐舒适,使患者身心放松,改善忧郁和恐惧心理。

2. 饮食护理

高维生素、易消化饮食;蛋白质以豆制品、牛奶、鸡肉为主;多喝水以增强血液循环,促进新陈代谢及腺体分泌,以利于消化、吸收和废物的排除,减少代谢产物和毒素对肝脏的损害。

### 3. 休息及锻炼

急性发作期、肝功异常应卧床休息，保证睡眠充足。有规律地、持续地、适量地进行煅炼。锻炼可以减少骨质疏松的发生率，如果已有骨质疏松，不必停止锻炼，只需加倍小心，防止骨折。

### 4. 用药护理

泼尼松(龙)是一种免疫抑制剂，可使机体免疫力下降。应预防感染，尽量减少家属探视，以避免交叉感染。保持口腔及皮肤清洁。监测血压、肝功能、电解质、肾功能等指标。嘱患者控制盐的摄入，正确记录 24 小时出入量。注意有无骨质疏松，关注患者安全。

### 5. 心理护理

多数患者因病情反复，诊断不明确，表现出紧张、焦虑、恐惧、烦恼等心理问题，护理人员应主动与患者沟通，解释该病经过及治疗方案，指导患者放松心情，减轻心理压力。良好的精神状态可提高免疫功能，增强抵抗外来疾病的能力。

### 6. 健康教育

（1）指导患者自我监测病情，如血压、血糖等的变化，学会识别病情变化的征象，若症状加重立即就诊。

（2）指导患者饮食要保持均衡，食物中的蛋白质、碳水化合物、脂肪、维生素、矿物质等要保持相应的比例；尽量少吃辛辣食品，多吃新鲜蔬菜、水果等。

（3）告知患者长期激素治疗的重要性和必要性，不得擅自减量和停药，要在医生的指导下服药，定期复查。

---

**小结**

自身免疫性肝病是一组以肝脏病理损害和肝功能异常为主要表现的自身免疫性疾病，主要表现为乏力、关节痛、食欲不振、腹部不适或疼痛，黄疸、脾大等。饮食上指导患者摄取高维生素、易消化的食物，多喝水促进新陈代谢，充分休息，适量锻炼。护理上还应注意做好激素用药的健康指导、心理护理等。

（钱　娜）

# 第十三节　肝癌的护理

【概述】

原发性肝癌（primary hepatic carcinoma）包括肝细胞癌（HCC）和肝内胆管癌（ICC），前者占原发性肝癌的90%，为我国常见恶性肿瘤之一。原发性肝癌在我国高发，占全球的55%；在肝癌相关死亡中位居第二，仅次于肺癌。

【病因及发病机制】

病因尚未完全肯定，可能与多种因素的综合作用有关。

1. 病毒性肝炎　在我国，特别是东南沿海的肝癌高发区，肝癌患者中，有乙型肝炎感染背景者占90%以上。在日本、欧洲的肝癌患者中丙型肝炎抗体阳性率显著高于普通人群。提示乙型和丙型肝炎病毒与肝癌发病有关。其致癌机制还不能够明确，可能与引起肝细胞反复的损害和增生、激活癌基因等有关。

2. 肝硬化　原发性肝癌合并肝硬化者占50%～90%，多数为乙型或丙型病毒性肝炎发展成大结节性肝硬化。在欧美国家，肝癌常发生在酒精性肝硬化的基础上。肝硬化引起肝细胞恶变可能是在肝细胞反复损害、增生或不典型增生，从而对各种致癌因素敏感，经多病因、多阶段的损害，多基因突变的事件而发生。

3. 黄曲霉毒素　黄曲霉素的代谢产物黄曲霉毒素 B1（AFB1）有强烈的致癌作用。流行病学调查发现在粮油、食品受黄曲霉毒素 B1 污染严重的地区，肝癌发病率较高，提示黄曲霉毒素 B1 与肝癌的发生有关。有研究表明，AFB1的摄入量与肝癌的死亡率呈正相关。

4. 饮用水污染　在我国有研究表明，饮用水污染和肝癌的发生有密切关系，饮用池塘水发生肝癌的相对危险度较高，池塘水中有致癌或致突变作用的有机物上百种，池塘中滋生的蓝绿藻可产生藻类毒素，具有促癌甚至致癌作用。

5. 其他因素　长期饮酒和吸烟增加肝癌的危险性。此外，遗传、有机氧类农药、亚硝胺类化学物质、寄生虫等，可能与肝癌发生有关。

【临床表现】

起病隐匿，早期缺乏典型症状。经甲胎蛋白（AFP）普查检出的早期病例无任何症状和体征，称为亚临床肝癌。一旦出现症状就诊者病程大多已进入中晚期，其主要表现如下。

## （一）症状

1. 肝区疼痛　最常见，半数以上患者肝区疼痛为首发症状，多为持续性钝痛、刺痛或胀痛。若肿瘤侵犯膈肌，疼痛可放射至右肩，如肿瘤生长缓慢，则无或仅有轻微钝痛;当肝表面结节包膜下出血或向腹腔破溃,可表现为突然发生的剧烈肝区疼痛或腹痛。

2. 消化道症状 常有食欲减退、消化不良、恶心、呕吐。腹水或门静脉癌栓可导致腹泻、腹胀等症状。

3. 全身症状 有乏力、进行性消瘦、发热、营养不良,晚期患者可呈恶病质等。少数患者由于癌肿本身代谢异常,进而导致机体内分泌代谢异常,可有自发性低血糖、红细胞增多症、高血钙、高血脂等伴癌综合征的表现。

4. 转移灶症状 肝癌转移可引起相应的症状,如转移至肺可引起咳嗽和咯血,胸膜转移可引起胸痛和血性胸腔积液。癌栓栓塞肺动脉及其分支可引起肺栓塞,产生严重的呼吸困难、低氧血症和胸痛。颅内转移可有相应的神经定位症状和体征。

### (二)体征

1. 肝大 进行性肝大为最常见的特征性体征之一。肝质地坚硬,表面及边缘不规则,常呈结节状,有不同程度的压痛。

2. 黄疸 一般在晚期出现,多为阻塞性黄疸,少数为肝细胞性黄疸。

3. 肝硬化征象 肝癌伴肝硬化门静脉高压者可有脾大、静脉侧支循环形成及腹水等表现。腹水一般为漏出液,也可出现血性腹水。

### (三)并发症

肝性脑病,上消化道出血,肝癌结节破裂出血,继发感染。

### (四)临床分期

根据 2001 年全国肝癌会议制定的肝癌分期标准,可作为评估肝癌预后和选择治疗方法的重要参考依据。

Ⅰa:单个肿瘤最大直径≤3cm,无癌栓、腹腔淋巴结及远处转移;肝功能分级 Child-Pugh A。

Ⅰb:单个或 2 个肿瘤最大直径之和≤5cm 在半肝,无癌栓、腹腔淋巴结及远处转移;肝功能分级 Child-Pugh A。

Ⅱa:单个或 2 个肿瘤最大直径之和≤10cm 在半肝或多个肿瘤最大直径之和≤5cm,在左、右两半肝,无癌栓、腹腔淋巴结及远处转移;肝功能分级 Child-Pugh A。

Ⅱb:单个或 2 个肿瘤最大直径之和>10cm 在半肝或多个肿瘤最大直径之和>5cm,在左、右两半肝,无癌栓、腹腔淋巴结及远处转移;肝功能分级 Child-Pugh A,或无论肿瘤情况,有门静脉分支、肝静脉或胆管癌栓;肝功能分级 Child-Pugh B。

Ⅲa:无论肿瘤情况,有门脉主干或下腔静脉癌栓、腹腔淋巴结或远处转移;肝功能分级 Child-Pugh A 或 Child-Pugh B。

Ⅲb：无论肿瘤、癌栓、转移情况，肝功能分级 Child-Pugh C。

【辅助检查】

## （一）甲胎蛋白（AFP）

肝细胞癌 AFP 阳性率为 70%～90%；AFP 监测较少依赖影像学设备和新技术，对肝癌诊断具有重要意义。生殖腺胚胎癌、少数转移癌（如胃癌）、妊娠、肝炎、肝硬化时，AFP 也可有轻度升高。AFP 诊断肝细胞癌的标准为：①AFP 定量 >500ng/ml 持续 4 周；②AFP 由低度逐渐升高不降；③AFP >200ng/ml 持续 8 周。

## （二）影像学检查

1. 超声　为非侵入性检查，对人体组织无不良影响，操作简单直观、费用低廉、无创，可用于肝癌的普查和治疗后的随访。实时超声造影对于小肝癌的鉴别诊断具有重要的临床价值，常用于肝癌的早期发现和诊断，对于肝癌与肝囊肿和肝血管癌的鉴别诊断较有参考价值。

2. CT　CT 平扫时可见低密度影，增强扫描可清楚显示肿瘤的形态、数目、部位、边界和血供情况，提供肿瘤与肝内管道的关系、周边重要血管累及与否、淋巴结是否有转移、是否侵犯邻近脏器等重要信息；CT 动态增强扫描可以显著提高小肝癌的检出率，以及治疗后的复发。

3. MRI　继 CT 之后的又一高效无创的影像手段，对肿瘤的边界和内部结构的显示优于 CT。应用肝脏特异性 MRI 造影剂能够提高小肝癌检出率，对肝癌与肝脏局灶性增生结节、肝腺瘤等的鉴别亦有较大帮助；用于对肝动脉化疗栓塞（TACE）疗效的跟踪观察。

4. 选择性肝动脉造影　是侵入性检查，可以明确显示肝脏小病灶及其血供情况，适用于其他检查后仍未能确诊的患者。此外，还可以同时进行化疗和碘油栓塞等治疗。

## （三）肝穿刺活检

可以确诊肝癌，必要时可剖腹探查。

【治疗原则】

1. 外科治疗　为首选治疗，包括肝切除术和肝移植术。肝切除术的基本原则包括：①彻底性：完整切除肿瘤、切缘无残留肿瘤；②安全性：最大限度保留正常肝组织，降低手术死亡率及手术并发症。在术前应对肝功能储备进行评价。在我国，肝癌肝移植仅作为补充治疗，用于无法手术切除的，不能进行射频、微波和 TACE 治疗的，肝功能不能耐受的患者。

2. 介入治疗　对于不能根治切除的肝癌，首选肝动脉化疗栓塞（TACE），是目前非手术治疗的首选方案。碘化油可以栓塞 0.05mm 口径的血管，甚至填塞肝血窦，与化疗药物合用，可将其带入肿瘤内发挥永久作用。介入术前应取得病理学依据,如难于取得病理诊断,须符合肝癌临床诊断标准。

3. 经皮穿刺酒精注射  使用无水酒精使肿瘤变性、凝固性坏死,对小肝癌可能达到根治。

4. 其他  肝癌对放疗、化疗均不甚敏感,可同时采用生物、免疫疗法、索拉非尼分子靶向药物及中医中药等综合治疗。

【护理评估】

| 评估项目 | 评估内容 |
|---|---|
| 健康史 | ➤ 一般情况:了解患者的年龄、性别及是否居住于肝癌高发区<br>➤ 病因和相关因素:有无病毒性肝炎、肝硬化等肝病史;有无长期进食霉变食品和亚硝胺类致癌物等;家族中有无肝癌或其他癌症患者<br>➤ 既往史:有无癌肿和手术史;有无其他系统伴随症状;有无过敏史等 |
| 身体状况 | ➤ 局部:有无肝大、肝区压痛、上腹部肿块等。肿块的大小、部位,质地是否较硬,表面是否光滑;有无肝浊音界上移;有无腹水、脾大等肝硬化表现<br>➤ 全身:有无肝病面容、贫血、黄疸、水肿等体征;有无消瘦、乏力、食欲减退及恶病质表现;有无肝性脑病、上消化道出血及各种感染,如肺炎、败血症和压疮等<br>➤ 辅助检查:了解患者 AFP 水平、血清酶谱、肝炎标志物等检查结果,了解肝功能及其他重要脏器损害程度 |
| 心理-社会状况 | ➤ 认知程度:患者及家属对疾病本身、治疗方案、疾病预后等的了解和掌握程度<br>➤ 心理承受能力:患者及家属对疾病所产生的恐惧、焦虑程度和心理承受能力<br>➤ 社会支持状况:亲属对患者的关心程度、支持力度;社会和医疗保障系统支持程度 |

【常见护理诊断/问题】

1. 疼痛  与肿瘤增长牵拉肝包膜有关。
2. 营养失调:低于机体需要量  与摄入减少、消耗性增加有关。
3. 潜在并发症:腹水、肝性脑病、消化道出血、黄疸。
4. 焦虑与恐惧  与自身健康受到威胁和疾病预后有关。

【护理措施】

1. 疼痛护理  注意经常观察患者疼痛发生的时间、部位、性质、程度、诱因、持续时间及伴随症状，及时发现和处理异常情况。对轻度疼痛者，保持环境安静、舒适，减少对患者的不良刺激和心理压力；认真倾听患者述说疼痛的感觉，及时作出适当的回应；教会患者一些放松和转移注意力的技巧，如做深呼吸、听音乐、与病友交谈等。对上述措施效果不佳或中、重度以上疼痛者，可遵医嘱采取镇静、止痛药物，并配以辅助用药，注意观察药物的疗效和不良反应。

2. 饮食护理　宜采用高蛋白、高热量、高维生素、易消化饮食；少量多餐。合并肝硬化有肝功能损害者，应适当限制蛋白摄入；有肠内营养支持的患者，定时冲管，经常观察患者肠内营养支持情况，做好相应护理。

3. 维持体液平衡　对肝功能不良伴腹水者，严格控制水和钠盐的摄入量；遵医嘱合理补液与利尿，注意纠正低钾血症等水电解质失调；准确记录 24 小时出入量；每日观察、记录体重及腹围变化。

4. 护肝治疗　嘱患者保证充足的睡眠和休息，禁酒。遵医嘱给予支链氨基酸治疗，避免使用红霉素、巴比妥类、盐酸氯丙嗪等有损肝脏的药物。

5. 预防出血　加强腹部观察，若患者突发腹痛，伴腹膜刺激征，应高度怀疑肝癌破裂出血，及时通知医生，积极配合抢救，做好急症手术的各项准备；对不能手术的晚期患者，可采用补液、输血、应用止血剂、支持治疗等综合性方法处理。

6. 心理护理　大多数肝癌患者因长期乙肝和肝硬化病史心理负担已较重，再加上癌症诊断，对患者和家庭都是致命的打击。鼓励患者说出内心的感受和最关心的问题，疏导、安慰患者并尽量解释各种治疗、护理知识。在患者悲痛时，应尊重、同情和理解患者，鼓励家属与患者多沟通交流。通过各种心理护理措施，减轻患者焦虑和恐惧。另外，注意保持病室清洁、安静、舒适，使患者身心愉快。

7. 健康教育

(1)疾病指导：注意防治肝炎，不吃霉变食物。有肝炎、肝硬化病史者和肝癌高发地区人群应定期做 AFP 检测或 B 超检查，以早期发现。

(2)饮食指导：多吃高热量、优质蛋白、富含维生素和纤维素的食物。食物以清淡、易消化为宜。若有腹水、水肿，应控制水和食盐的摄入量。

(3)自我观察和定期复查：若患者出现水肿、体重减轻、出血倾向、黄疸、乏力等症状及时就诊。定期随访，指导患者坚持治疗，注意观察药物的不良反应。

（尤丽丽）

# 第十四节 急性胆囊炎的护理

【概述】

急性胆囊炎是由于胆囊管或胆总管的梗阻、化学性刺激和继发的细菌感染而引起的胆囊急性炎症,主要表现为发热、右上腹痛、胆囊增大压痛,伴恶心、呕吐、黄疸和白细胞升高等。85%～95%的急性胆囊炎发生于胆囊结石后。

【病因及发病机制】

胆囊出口梗阻,多数患者因为胆囊管或胆囊颈结石嵌顿所致,此外尚有蛔虫、梨形鞭毛虫、华支睾吸虫等所致梗阻。由于嵌顿,胆囊内压力升高,胆囊黏膜充血、水肿、炎症形成。同时,胆汁淤滞,胆汁浓缩,高浓度胆盐可造成黏膜损伤而引起急性胆囊炎。

1. 细菌感染　胆囊管梗阻后,细菌可以通过门脉、上行性、血液播散或淋巴管进入胆囊引起胆囊细菌性炎症。

2. 胰液反流　胆总管和胰管共同通道发生梗阻时,可导致胰液反流进入胆囊,引起化学性急性胆囊炎。

3. 其他因素　与严重创伤、烧伤、腹部手术等病因有关;妊娠时性激素亦可产生影响等。

感染途径如下:①血源性;②肠、肝源性;③邻近脏器感染蔓延或胆囊创伤时细菌直接侵犯。

【临床表现】

多见于中年、肥胖的女性。表现为右上腹部疼痛或绞痛,多在进食油腻或高蛋白食物后,向右肩和右肩胛下区放射,伴恶心、呕吐。继发细菌感染时可以有寒战、高热。同时有胆总管梗阻者可伴黄疸,这是因为高脂饮食能使胆囊加强收缩,而平卧又易于导致小胆石滑入并嵌顿胆囊管。查体呈急性痛苦面容,少数有轻度巩膜和皮肤黄染。胆囊触痛征和 Murphy 征阳性,可触及肿大胆囊。胆囊坏死或穿孔时可以有压痛、反跳痛、肌紧张等。常见的并发症为胆囊积液、坏疽性胆囊炎、气肿性胆囊炎、胆囊穿孔与胆囊肠瘘、胆石性肠梗阻。腹部检查发现右上腹饱满,胆囊区腹肌紧张,明显压痛、反跳痛。

病理变化:初期胆囊壁明显充血、水肿,伴有黏膜分泌亢进,胆囊肿大,浆膜面有纤维素性渗出物覆盖。如机体抵抗力强或及时治疗,炎症可吸收。如病变继续发展,形成急性化脓性胆囊炎,胆囊内充满脓性胆汁,黏膜坏死,形成溃疡,囊壁有多量的中性粒细胞浸润,浆膜面有脓性渗出物覆盖。

【辅助检查】

1. 实验室检查　白细胞计数增高,中性粒细胞左移。伴胆总管梗阻时 ALT、AST 升高,直接胆红素(DBIL)、ALP 升高等。可做血培养和药物敏感试验,鉴定致病菌,指导临床治疗。

2. 超声　可以了解胆囊大小、形态,胆囊壁增厚等,发现胆囊内结石和胆囊颈的情况,了解胆总管的直径,间接了解胆总管的梗阻情况。

3. CT 和 MRI　可以显示胆囊的大小、形态,胆囊壁的厚度,有无结石等。MRCP 行 T2 加权和增强扫描,更能提高胆囊壁水肿和脓肿的显像。

4. 经皮胆囊穿刺术　必要时可在超声或 CT 引导下行胆囊穿刺引流胆汁或脓液,并可行胆汁细菌培养,有利于疾病的诊断和治疗。

5. 静脉胆管造影。

【治疗原则】

1. 一般治疗　禁食、胃肠减压,输液,利胆、抗感染治疗等。

2. 手术治疗　经保守治疗无效者应考虑行手术治疗,对有坏疽或穿孔者应进行急诊手术治疗。无并发症的急性胆囊炎适合使用腹腔镜下胆囊切除术。对合并胆总管梗阻,可以通过 ERCP 乳头切开取石,对肿瘤引起梗阻者可以放置支架以减压。

【护理评估】

| 评估项目 | 评估内容 |
|---|---|
| 健康史 | ➢ 近期饮食习惯,是否进食油腻或高蛋白食物 |
| | ➢ 有无吸烟史,吸烟量及频率 |
| | ➢ 有无胆囊结石及胆道蛔虫症 |
| 症状 | ➢ 是否首先出现右上腹痛,向右肩背部放散,疼痛呈持续性,阵发性加剧,可伴随有恶心、呕吐。呕吐物为胃、十二指肠内容物 |
| | ➢ 当胆管并发炎症或炎症导致肝门淋巴结肿大时,可出现黄疸,观察患者皮肤情况,有无发黄 |
| | ➢ 继发细菌感染时可有寒战、高热。观察患者生命体征 |
| 体征 | ➢ 有无胆囊触痛征和 Murphy 征阳性 |
| | ➢ 有无腹部压痛、反跳痛、肌紧张等 |
| 心理状况 | ➢ 有无疼痛导致相关心理问题 |
| | ➢ 有无生活应激事件 |

【常见护理诊断/问题】

1. 疼痛　与急性炎症发作有关。

2. 体温过高　与胆道内细菌感染有关。

3. 有体液不足的危险　与恶心、呕吐、进食少、禁食有关。

4. 有感染的危险　与手术、术后留置引流管有关。

【护理措施】

1. 术前护理

（1）心理护理　以同情关心的语言问候,详细地向患者及家属介绍病区环境,做好入院心理指导,建立良好的护患关系。向患者及家属介绍急性胆囊炎的相关知识及术前、术后注意事项。同时向患者提供与成功手术病例进行交流的机会,或者向其介绍成功病例。解除其担忧情绪,树立其战胜疾病的信心和勇气,以取得患者及家属的配合。

（2）对症护理　密切观察患者的各项生命体征及病情变化,如果患者出现寒战、高热等临床表现时应及时通知医生并进行相应的处理。如果患者出现腹痛加重、腹痛范围扩大时遵医嘱应用镇痛药物。呕吐时保持呼吸道通畅,防止误吸。

（3）术前准备　患者入院后进行三大常规、肝肾功能、电解质、出凝血、胸部 X 线、心电图和 B 超等各种理化检查,并依据上述检查结果对患者心肺功能进行评估。术后 1 天常规肠道准备、备皮、留置导尿管及备血。

（4）饮食护理　患者在术前宜给予高热量、高蛋白、高纤维及低脂、易消化的食物。对于禁食或呕吐频繁的患者应静脉补充营养,以维持水、电解质平衡。术前晚进流食,术前 12 小时禁食,术前 4~6 小时禁水。

2. 术后护理

（1）病情观察　术后早期患者自主呼吸不完全,因此术后 48 小时内应常规给予心电监护、吸氧。密切观察患者各项生命体征及血氧饱和度的变化,一旦出现异常情况应立即向医师进行汇报并协助处理。

（2）体位护理　术后搬运患者时,要与患者家属互相配合、动作一致。患者回病房后麻醉未清醒时,取平卧位,头侧一边。待血压稳定,患者完全清醒后,取半卧位,密切观察体温、脉搏、血压及呼吸的变化,每 4 小时监测并记录1 次。待生命体征稳定后停测。术后去枕平卧 6 小时后每 2 小时翻身 1 次,以预防压疮的发生。翻身时动作要轻柔、缓慢,麻醉清醒后患者生命体征平稳,待病情稳定后,鼓励患者早期下床活动。

（3）引流管的护理　妥善固定,保持通畅。①在改变体位或活动时注意引流管的水平高度不要超过腹部切口高度,以免引流液反流。②观察记录胆汁的量及性状。③保持清洁:每天更换引流袋。④拔管:一般术后 14 天,无特殊情况,可以拔除 T 形管。拔管指征为:黄疸消退;无腹痛、发热,大便颜色正常,胆汁引流量逐渐减少,颜色呈透明金黄色,无脓液、结石、沉渣及絮状物,就可以考虑拔管。拔管前先在饭前、饭后各夹管 1 小时,拔管前 1~2 天夹闭导管,如无腹胀、腹痛、发热及黄疸等症状,说明胆总管通畅,可予拔管。拔管前还要在 X 射线下经 T 形管做胆道造影,造影后必须立即接好引流管继续引流 2~3天。以引流造影剂,减少造影后的反应和继发感染。如情况正常,造影后 2~3天即可拔管。⑤拔管后局部伤口以凡士林纱布堵塞。1~2 天会自行封闭。⑥拔管后 1 周内,警惕有无胆汁外漏发生腹膜炎等情况。观察患者体温、有无黄疸和腹痛再发作,以便及时处理。

(4)伤口护理  观察患者伤口情况。保持伤口清洁、干燥,如有渗液,及时更换敷料。如有胆汁渗漏,应以氧化锌软膏保护皮肤。

(5)饮食护理  术后 6 小时可少量饮水,等通气后可由流质饮食-半流食-软食-普食进行过渡。宜少食多餐,逐渐食用高蛋白、高热量、高纤维及低脂、易消化的食物,如虾皮、牛奶、新鲜蔬菜、水果和鸡蛋等;忌食辛辣、油腻之品。禁食或呕吐频繁者应补充营养,以维持水、电解质平衡。

---

**小结**

急性胆囊炎是由于胆囊管或胆总管阻塞、化学性刺激和继发的细菌感染而引起的胆囊急性炎症,主要表现为发热、右上腹痛、反跳痛,伴恶心、呕吐、黄疸等。应嘱患者摄取高热量、高蛋白、高纤维及低脂、易消化的食物。若患者行手术治疗,还需密切关注生命体征和术后症状,做好引流管的护理、伤口的观察及护理,心理护理和相关知识的健康指导。

(尤丽丽)

# 第十五节  急性胰腺炎的护理

【概述】

急性胰腺炎是胰酶在胰腺内被激活而发生自身消化的化学炎症,通常有上腹痛和胰酶升高,常见的病因有胆道疾病(特别是胆石症)、酗酒、暴饮暴食、外伤和手术等,其他各种病因较少见。未能找到病因的称之为特发性胰腺炎。临床上可分为轻型和重型,前者多见,占 80% 左右,预后良好;后者少见,但病情严重,可有器官功能衰竭和(或)局部并发症(坏死、脓肿、假性囊肿等),死亡率高。

【病因及发病机制】

急性胰腺炎病因较为复杂,在不同的国家和地区,病因也不尽相同,国内外文献报道主要有以下发病原因:

1. 胆道疾病　大部分急性胰腺炎患者有胆道疾病。胆总管与主胰管有着共同通路,胆道疾病如胆石症、胆道蛔虫症、胆管炎等造成壶腹部狭窄,使共同通路受阻,胆汁和胰液引流不畅,胆汁反流进入胰管,激活胰酶,引起胰腺组织损害。胆道疾病还可能损伤胆总管、壶腹部,造成 oddi 括约肌暂时性松弛,使含有肠激酶的十二指肠液反流进入胰管,激活胰酶,引起急性胰腺炎。由胆道疾病所引起的急性胰腺炎称为胆源性胰腺炎。

2. 酗酒　长期饮酒也是急性胰腺炎发作的常见原因。酒精可引起促胃液素增多,刺激胰液分泌增加;同时还可引起 oddi 括约肌痉挛、水肿,造成胰液引流不畅;此外,酒精还对胰腺腺泡细胞有直接损害作用。长期饮酒者在急性胰腺炎第一次发作之前往往已经有未被诊断的慢性胰腺炎存在。

3. 暴饮暴食　暴饮暴食可使胰液大量分泌,如存在胰管堵塞,则更容易发生急性胰腺炎。

4. 感染　腮腺炎病毒、肝炎病毒、伤寒杆菌等感染可累及胰腺,引起急性胰腺炎。这类胰腺炎患者多数病情较轻,随感染痊愈可自行消退。

5. 外伤和手术　胰腺外伤引起胰腺破裂,胰液外溢,再加外伤后血运变化及感染等可导致急性胰腺炎。胰腺附近手术损伤或内镜逆行胰胆管造影术等可能会并发急性胰腺炎。

6. 其他　甲状旁腺功能亢进或其他因素引起的高钙血症,可促使胰石形成;药物如噻嗪类利尿药、雌激素、糖皮质激素等可诱发胰腺炎;情绪激动可能使 oddi 括约肌痉挛,胰液引流不畅导致胰腺炎;另外还有一些原因不明的胰腺炎称为特发性胰腺炎。

【临床表现】

1. 腹痛　95% 的急性胰腺炎患者腹痛是首发症状。多数位于中上腹及左上腹部,也可位于右上腹部,并向腰背部放射,进食可加剧疼痛,不能为一般解痉剂缓解。水肿型者腹痛一般持续 3~5 天即缓解。出血坏死型腹痛剧烈,延续时间长,由于腹腔渗液扩散,可弥漫及全腹痛,少数患者尤其是老年体弱者,可仅轻微腹痛或全无疼痛。极少数全无腹痛而突然休克或昏迷,预后极差。

2. 恶心、呕吐　起病后 80%~90% 出现恶心、呕吐,吐出食物或胆汁。少数可吐出蛔虫。呕吐不能使疼痛缓解。

3. 发热　多数患者有中度以上发热,持续 3~5 天。发热不退,或逐渐升高,应怀疑有继发感染,如胰腺脓肿或伴有胆道感染。

4. 黄疸　轻型急性胰腺炎少数可出现轻度梗阻性黄疸,数日内黄疸即消失。若黄疸持续不退并加深,应考虑合并胆道结石。

5. 低血压或休克　少数急性胰腺炎患者,随着病情加重而出现血压下降乃至休克,多数为出血坏死型胰腺炎,有极少数休克可突然发生,甚至发生猝死。

6. 体征　急性水肿性胰腺炎腹部体征减轻,多数有上腹压痛,伴肌紧张和反跳痛,可有腹胀和肠鸣音消失,一般无移动性浊音。出血坏死性胰腺炎出现急性腹膜炎体征,伴麻痹性肠梗阻而且有腹胀,肠鸣音弱至消失,可能叩出移动性浊音,腹水常为血性,淀粉酶明显增高。少数重型患者出现两侧肋腹部皮肤蓝-棕色斑(Grey-Turner 征)或脐周蓝-棕色斑(Cullen 征)。起病后 2~4 周发生胰腺及周围脓肿或假性囊肿时,上腹可能触及肿块,有时可出现左侧或双侧胸腔积液体征。

【辅助检查】

1. 血白细胞计数　急性胰腺炎患者早期即有白细胞计数增高。水肿型一般在 $10 \times 10^9/L \sim 20 \times 10^9/L$,中性粒细胞明显增多,重症者超过 $20 \times 10^9/L$,并出现核左移现象。

2. 淀粉酶　对急性胰腺炎的诊断具有决定性的意义。只要临床症状和体征与本病相符,淀粉酶升高超过正常值上限 3~5 倍,即可确诊。

(1)血清淀粉酶:临床上监测的多数为较特异的胰淀粉酶,其发病 2~12 小时后即升高,>350U(Somogyi)应考虑本病,>500U 即可确诊。一般持续 3~5 天后即可恢复。但血清淀粉酶高低并不与病情严重程度成正比,特别是一些重型胰腺炎可见淀粉酶仅轻度升高,应予注意。另外,尚有诸多急腹症患者(如肠梗阻或肠穿孔)血淀粉酶也可升高,但很少 >500U。

(2)尿淀粉酶:较血淀粉酶升高稍晚且下降较慢,一般发病 12~24 小时后上升,可持续 1~2 周始下降,由于尿淀粉酶影响因素多,临床上不作为单一诊断指标。

(3)淀粉酶清除率与肌酐清除率比值(Cam/Ccr):Cam/Ccr% = 尿淀粉酶/血淀粉酶 × 血肌酐/尿肌酐 × 100%

正常值为 $1.24 \pm 0.13\%$,一般应小于 4%,在急性胰腺炎时显著增高,达 $6.6\% \pm 0.3\%$,在 9~15 天逐渐下降至正常水平,症状加剧时又增高。测定 Cam/Ccr 有助于鉴别高淀粉酶血症的其他病因(如巨淀粉酶血症)。

(4)腹水或胸腔积液淀粉酶:胰液或坏死组织液扩散至腹腔或胸腔时,腹水和胸腔积液淀粉酶值明显升高,常超过 1000U(Somogyi),有助于诊断。

3. 血清脂肪酶　脂肪酶对急性胰腺炎诊断的特异性强,敏感性高,起病后

24 小时即升高达峰值,持续 5 ~ 10 日才降至正常。

4. C 反应蛋白(CRP)　CRP 是组织损伤和炎症反应的非特异性指标,CPR > 120mg/L,对重型胰腺炎有诊断价值。

5. 血钙测定　可出现血钙降低,低钙是由于血液中的钙离子与脂肪分解后产生的脂肪酸结合成脂肪钙所致。低血钙和病情严重程度呈正相关,血钙 < 1.75mmol/L 时提示病情严重。

6. 超声　轻型者可见胰腺均匀肿大,重型者除胰腺轮廓及周围边界模糊不清外,坏死区呈低回声并可显示坏死区范围与扩展方向,可证实有无腹腔积液、胰腺脓肿或囊肿等。此检查除有助于本病的诊断外,对两型的鉴别也有一定的帮助。

7. CT　形态学上最引人注目的是动态增强 CT 的应用。注入造影剂后胰腺显影增强表明胰腺存活,若不显影表明组织坏死。Bradly 的研究中,早期增强 CT 未显影的患者大约 70% 出现坏死胰腺或胰腺组织感染,而 30% 的患者未合并感染。早期增强 CT 正常的患者,胰腺感染的危险仅为 8.5%。早期检查结果被分为 5 级:Ⅰ级,正常;Ⅱ级,仅胰周增大;Ⅲ级,炎症局限于胰腺;Ⅳ级,一个区域胰周积液;Ⅴ级,两个或两个以上区域胰周积液。这种分类对晚期胰腺脓肿的预判有指导价值。在Ⅰ或Ⅱ级的患者,晚期合并感染的发生率为零,在Ⅲ或Ⅳ级的患者,晚期合并感染的发生率分别是 11.8% 和 16.7%,而在Ⅴ级晚期合并感染的发生率则为 60.9%。

8. X 线　胸片可发现肺及胸膜的并发症。腹部平片可显示有无肠麻痹和麻痹性肠梗阻。

【治疗原则】

急性胰腺炎的治疗应根据病因、病情的轻重及分型以选择正确的治疗方法。如胆管结石所致的急性胰腺炎应尽可能早期 ERCP 内镜介入取石或手术治疗,目的是解除胰腺炎的诱因;如胰腺坏死合并感染或出现腹腔间隔室综合征,应该选择外科手术治疗。

(一)内科治疗

1. 抑制胰液的分泌,可采用以下方法

(1)禁食及胃肠减压:以减少胰液的分泌。

(2)抑制胃酸分泌:可用 $H_2$ 受体阻断药、质子泵抑制药,通过减少胃酸,从而抑制胰液分泌。

(3)生长抑素及其类似物:为治疗坏死性胰腺炎效果较好的药物,用药后发热、腹痛减轻,并可缩短病程,减少并发症,降低病后 24 小时病死率。生长抑素 14 肽(思他宁,Stila min)首剂 250μg 静脉注射,随后每小时静脉滴注 250μg,持续 5 ~ 7 天;生长抑素八肽[奥曲肽(octreotide),商品名:善宁]首剂

$100 \sim 200 \mu g$ 静脉注射,继以每小时静脉滴注 $25 \mu g$,持续 $5 \sim 7$ 天,注意以上药物在持续静脉滴注期间不可中断。一般水肿型胰腺炎预后良好,不需应用生长抑制素及其类似物。

(4)胰酶抑制剂　抑肽酶(Trasylol)每次 10 万 U,每天 2 次,静脉滴注 $5 \sim 8$ 天;胰蛋白酶抑制剂(Foy)$100 \sim 200mg$ 加入 500ml 葡萄糖盐水中静脉滴注,每天 $1 \sim 2$ 次,氟尿嘧啶 $200 \sim 500mg$ 静脉滴注,每天 1 次。

2. 止痛与镇静　止痛可用哌替啶(度冷丁)肌内注射,忌用吗啡,也可用普鲁卡因溶于葡萄糖生理盐水 $500 \sim 1000ml$ 静脉滴注,每天 1 次。镇静可用地西泮 10mg 肌内或静脉注射。

3. 抗生素　本病虽属无菌性炎症,但因易并发感染或属胆源性胰腺炎,可适当选用抗生素治疗。常用者除青霉素、氨苄西林、头孢菌素外,尚可选用氧氟沙星、环丙沙星等,最好能服用甲硝唑,以杀灭厌氧菌。重型急性胰腺炎应预防性使用抗生素治疗,最好选用能透过血-胰屏障的抗生素如喹诺酮类、头孢他啶或碳青霉烯类等。重症患者长期使用光谱抗生素后要特别警惕继发真菌二重感染的可能。

4. 纠正水、电解质平衡　一般需每天补液 $3000 \sim 4000ml$,其中糖盐比约 $2:1$。丢失电解质应予以及时补充,尤其是钾的补充。对于重型胰腺炎所需补液量可能更大,特别要注意补充胶体。

5. 抗休克　除早期应用抑制胰酶活性药物外,主要是补充血容量,予以输血、血浆、白蛋白或血浆代用品等,必要时测量中心静脉压,根据压力变化来调整输液量,以保护心肺功能。

6. 营养支持治疗　早期患者需要适当的胰腺休息,因此以胃肠外静脉营养(TPN)为主,以维持热量及营养供应。恢复肠道运动后,可采用低脂饮食,从流质饮食逐渐过渡到普通饮食。但针对重型胰腺炎患者,病情稳定或得到控制后应尽可能早期予以空肠营养(超过 Treitz 韧带 30cm 以上),以减少肠道菌群失调、移位及继发感染发生的可能。

7. 内镜治疗　急性胆源性胰腺炎现多主张早期内镜下取石和胆管引流。

8. 防治并发症　对出现的消化道出血、肾衰竭、ARDS 及 DIC 等应予以及时而恰当的处理。

## (二)外科治疗

急性坏死型胰腺炎经内科积极治疗病情无好转或恶化时,应及时手术治疗;并发腹腔内脓肿或胰腺脓肿者亦应外科手术。目前认为外科手术干预的适应证为:①胆源性急性胰腺炎;②胰腺坏死感染或包裹性坏死感染;③腹腔间隔室综合征;④后期并发症,如胰瘘或假性囊肿等。

【护理评估】

| 评估项目 | 评估内容 |
|---|---|
| 健康史 | ➢ 是否喜油腻饮食、是否有长期大量饮酒习惯<br>➢ 发病前有无暴饮暴食<br>➢ 既往有无胆道病史和慢性胰腺炎病史<br>➢ 近期有无腮腺炎、肝炎、伤寒等疾病发生<br>➢ 近期有无腹部外伤或手术史<br>➢ 是否使用过诱发胰腺炎的药物 |
| 症状 | ➢ 腹痛：剧烈腹痛是急性胰腺炎的主要症状<br>➢ 恶心、呕吐：是急性胰腺炎的常见症状<br>➢ 腹胀：为腹膜炎肠麻痹所致，伴有排气、排便停止<br>➢ 发热：患者多有中等程度以上的发热<br>➢ 休克：可发生于早期或后期，是急性胰腺炎最常见的并发症<br>➢ 腹膜炎体征：上腹部或全腹部有触痛或反跳痛，并伴有腹肌紧张、肠鸣音减弱或消失<br>➢ 出血征象：皮肤瘀斑、腰部出现蓝-棕色斑（Gray-Turner征）或脐周出现蓝色改变（Cullen征），还可出现呕血、便血等 |
| 身体状况 | ➢ 并发休克和感染<br>➢ 急性肾衰竭<br>➢ 急性呼吸窘迫综合征<br>➢ 中毒性脑病<br>➢ 呼吸困难、发绀、焦虑、心律失常、尿少或无尿、定向力障碍、谵妄等 |
| 心理状况 | ➢ 评估患者是否了解疾病发生的原因以及治疗方法<br>➢ 评估患者对疾病的反应，有无焦虑、恐惧等不良的心理状态<br>➢ 评估患者家属的反应，是否为患者提供精神上和物质上的支持；评估能够为患者提供支持的关键人物对患者病情、治疗方案、预后的了解程度及其反应<br>➢ 评估患者的社会地位、工作职务、经济状况等 |

【常见护理诊断/问题】

1. 体温过高　与急性胰腺炎组织坏死或感染有关。

2. 潜在并发症：水、电解质紊乱，休克，低血糖、高血糖。

3. 生活自理能力缺陷　与患者禁食水、发热或腹痛等导致的体质虚弱有关。

【护理措施】

1. 一般护理

(1)按消化内科一般护理常规处理。

(2)嘱患者卧床休息,保持睡眠及环境安静,以降低代谢率及胰腺、胃肠分泌,增加脏器血流量,促进组织修复和体力恢复,改善病情。

(3)协助患者选择舒适卧位,如弯腰、屈膝仰卧,鼓励患者翻身。因剧痛在床上辗转不宁者,要防止坠床。

(4)严密监测患者生命体征变化、尿量变化,观察神志变化。

(5)观察患者腹痛的程度和性质,轻者上腹钝痛,能耐受;重者呈绞痛、钻痛或刀割样痛,常呈持续性伴阵发性加剧。疼痛部位通常在中上腹部,如果以胰头部炎症为主,疼痛部位常在中上腹偏右;如以胰体尾炎症为主,疼痛部位常在中上腹及左上腹,并向腰背放射,疼痛在弯腰或坐起前倾时减轻。出血坏死型胰腺炎可出现全腹痛、压痛和反跳痛。可用地西泮与哌替啶肌注镇痛,一般镇痛剂多无效,吗啡不宜应用。

2. 专科护理

(1)胃肠减压的护理  胃肠减压可以引流出胃液,从而减少了胰液的分泌,并可减轻呕吐和腹胀。因此急性胰腺炎发作期间,应给予禁食,并留置胃肠减压。留置胃肠减压期间,应保持负压吸引的有效状态:负压一般是$-12cmH_2O$至$-15cmH_2O$;各连接部位不能有漏气;妥善固定,防止患者在活动时将胃管拔出;保持胃管通畅,每天应用生理盐水冲洗胃管,每次约$30\sim50ml$;观察胃液的颜色、性质和量并准确记录,急性胰腺炎患者胃液一般呈黄绿色,如合并有应激性溃疡,则呈红色或咖啡色,如果每日引出的胃液量少于$100ml$,且患者呕吐、腹痛或腹胀症状不缓解,应怀疑胃管是否堵塞、插入是否太浅等;如果胃液量多,应注意患者电解质变化,过多的胃酸被吸出,可能会出现代谢性碱中毒;此外,每日应给予两次雾化吸入和口腔护理。

(2)饮食护理  急性胰腺炎发作期间,应禁食以减少胰酶的分泌。由于禁食、呕吐、胃肠减压和疾病消耗,患者会出现营养状况差,水、电解质紊乱等,因此,护士应观察患者营养状况和水、电解质水平,如每周测体重,观察患者皮肤弹性,准确记录每日出入量,了解电解质检查结果。根据患者的出入量、营养状况和电解质检查的结果,给予静脉营养支持,补充水、电解质、葡萄糖、各种氨基酸、脂肪乳、维生素等。当急性胰腺炎症状消退,可进无脂、低蛋白流质食物如果汁、藕粉、米汤、面汤等;病情进一步好转,进低脂流质饮食,如鸡汤、豆浆、蛋汤等;以后逐渐进低脂半流食,每日$5\sim6$餐;痊愈后,还应严禁暴饮暴食,禁烟酒,忌辛辣食物,脂肪不超过 50g/d,以免复发。护士应向患者及其家属讲解各阶段饮食的内容和意义,并观察患者进食情况;要了解患者家属为患者提供的食物,及时纠正他们对饮食的错误认识。

3. 用药护理

(1)解痉镇痛药　可给予阿托品或山莨菪碱肌注 2～3 次/天,疼痛剧烈者,可同时加用哌替啶(50～100mg)。避免使用吗啡,因吗啡可引起 Oddi 括约肌痉挛。

(2)减少胰腺外分泌药物

①抗胆碱药如阿托品、山莨菪碱等:抗胆碱药能够起到减少胰腺分泌的作用,但能引起口干、心率加快等不良反应。青光眼、前列腺肥大和肠麻痹者不宜使用阿托品,因阿托品可加重青光眼和排尿困难的症状,有松弛胃肠道平滑肌的作用。

②$H_2$ 受体拮抗剂如西咪替丁或质子泵抑制剂如奥美拉唑可以抑制胃酸分泌,使胰液减少;还可预防应激性溃疡的发生。西咪替丁每次 200～600mg,静脉注射,每日两次;奥美拉唑 40mg 静脉注射,每日两次。西咪替丁的不良反应主要表现在消化系统、造血系统、心血管系统、内分泌系统和中枢神经系统等,从而出现腹胀、腹泻、口干、白细胞减少、血小板减少、男性乳房发育、女性溢乳、性欲减退、面色潮红、心率减慢、心律不齐、头晕、头痛等。在治疗急性胰腺炎过程中,用药并非长期大量,因此,很少有上述不良反应发生,但在静脉给药时,偶有血压降低、心跳呼吸停止等,因此,在给药时,速度不宜过快,观察患者的反应,注意有无异常表现和不适主诉等。

③生长抑素类似物奥曲肽能抑制各种因素引起的胰酶分泌,减轻 Oddi 括约肌痉挛。首次剂量 100μg 静脉注射,以后每小时用 250μg 持续静脉滴注,持续 3～7 天,并应尽早使用。

(3)抗菌药物　大多数急性胰腺炎常合并细菌感染,如大肠杆菌、变形杆菌、肠杆菌、肠球菌感染等,合理使用抗生素可以有效地防止或控制感染。常用的药物有氧氟沙星、环丙沙星、克林霉素、亚胺培南、头孢噻肟钠,并联合使用甲硝唑和替硝唑,两者对各种厌氧菌均有强大的杀菌作用。

(4)抑制胰酶活性药物　常用的有抗胰蛋白酶类药物如抑肽酶,20 万～50 万 U/d,分两次溶于葡萄糖液中静脉滴注;爱普尔有抑制蛋白酶的作用。用量为 2 万～4 万 U,每日两次静脉滴注。该药物可产生抗体,有过敏可能;氟尿嘧啶可抑制 DNA 和 RNA 的合成,减少胰液分泌。用法是 5-氟尿嘧啶 250～500mg 加入葡萄糖液中,每日一次,静脉滴注。

4. 心理护理

急性胰腺炎发病急,病情重,并发症多,患者往往没有足够的思想准备,因此,容易产生焦虑和恐惧心理;胰腺炎恢复较慢,尤其是重症患者,需要较长的治疗时间,患者会出现烦躁情绪,甚至不配合治疗。因此,对急性胰腺炎患者在解除其病痛的同时,应多与患者沟通,了解患者的心理需求;向患者介绍治疗方案及其意义,增加患者对预后的信心,使之积极配合治疗;加强与患者家属的沟通,鼓励家属多与患者交谈,解除患者的不良情绪;对于患者及家属提出的疑问,给予恰当的解答。

**小结**

急性胰腺炎是胰酶在胰腺内被激活而发生自身消化的化学炎症,通常有上腹痛和胰酶升高。护理主要关注患者生命体征变化、尿量、神志,并在患者病情需要时对症处理,如疼痛护理、饮食护理、胃肠减压的护理、用药护理、心理护理,并做好患者和家属的健康宣教。

(李　冉)

## 第十六节　胆石症的护理

【概述】

胆石症(cholelithiasis)是指胆道系统(包括胆囊和胆管)任何部位发生结石的疾病,临床表现取决于结石是否引起胆道感染、胆道梗阻及梗阻的部位和程度。胆石症根据发生的部位分别为胆囊结石和胆管结石,其中胆管结石还可以分为肝内胆管结石和肝外胆管结石(肝外胆管结石包括胆总管和肝总管结石)(图4-1)。胆结石根据成分分为胆固醇性、胆色素性和混合性3种。

【病因及发病机制】

病因目前还不清楚,目前认为胆结石的形成可能与代谢障碍、成核因素的存在和胆道解剖及动力的异常等有关。

1. 代谢异常　正常胆汁中胆盐、磷脂和胆固醇的含量是按一定比例存在的,使得胆固醇呈溶解状态。当胆固醇的含量增多或胆盐含量减少时,胆固醇可以析出胆固醇结晶而形成胆固醇结石。当胆汁中胆红素的含量增加时可与钙结合而形成胆色素钙结石。

2. 胆结石形成的第一步是核心的形成,胆道感染时,胆汁的pH改变,使过饱和的胆固醇易于沉淀,同时感染后的细菌、炎性细胞和脱落的上皮细胞则

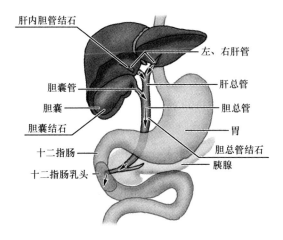

图 4-1　胆囊结石、肝总管结石和肝内胆管结石

成为结石的核心。患胆道蛔虫后,蛔虫的尸体、带入的细菌和脱落的上皮细胞也形成胆石核心,这是我国原发胆总管结石的主要原因。

3. 胆道狭窄或胆总管囊性扩张等胆道解剖的异常,胆囊的动力障碍等可以造成胆汁淤滞形成结石。

【临床表现】

胆结石的发生部位不同,临床表现也不一样。

1. 胆囊结石　2/3 胆囊结石患者并没有症状。胆囊结石的临床表现为胆绞痛、急性胆囊炎。75% 有症状的胆囊结石患者发生胆绞痛,胆绞痛是由于结石嵌顿在胆囊管或排入胆总管而造成的。有些患者可以由于饮食过量或不当造成,多数没有任何诱因,多发生于夜间。疼痛部位多位于右上腹、中上腹,可以放射到肩胛区、后背或右肩,疼痛时可以伴有大汗,部分患者可以有恶心、呕吐等。一般持续 1 小时左右,如果发作持续超过 6 小时不缓解就可能继发急性胆囊炎。急性胆囊炎是由于结石嵌顿时间过长,胆囊内胆汁因出口梗阻而淤滞,腔内压力升高,同时因一些炎性介质参与使黏膜损伤;压迫动脉可以造成胆囊坏死、穿孔;可以继发感染而出现感染性炎症的表现。发生急性胆囊炎时疼痛呈持续性,查上腹部有压痛和反跳痛,部分患者 Murphy 征阳性。可以伴有发热、血中白细胞升高

2. 肝外胆管结石　胆管结石可以是或继发于胆囊结石排入到胆管。多数肝外胆管结石有症状,主要表现为胆道梗阻和继发的胆道感染,因此部分患者可以出现胆绞痛、发热和梗阻性黄疸等,严重者可出现全身感染、感染性休克、Charcot 三联征等。

3. 肝内胆管结石　肝内胆管结石的表现因发生的部位不同而不同,如果

结石不排出则多感肝区隐痛或胀痛;当结石造成局部梗阻和继发感染时则表现为一过性发热和黄疸;当结石排入胆总管则表现与肝外胆管结石相同。

【辅助检查】

1. 实验室检查  轻微病变无血液学和生化学改变。总肝管和胆总管炎症时常伴有胆红素的增高,增高的水平与梗阻的程度相平行。胆总管胆石症的胆红素水平通常介于 30～200μmol/L 之间。

2. 超声检查  胆结石在超声检查时显示为强回声光团后方伴声影。超声可以诊断直径大于 2mm 的结石。超声对胆囊结石诊断的敏感性为 95%。由于诊断准确率高、无创,可以重复检查,因此是诊断胆囊结石的首选方法。但是超声检查未能发现结石并不能排除胆石症的诊断。超声对肝外胆管结石的诊断主要依靠胆管扩张的间接表现来推测,对胆总管结石诊断的准确率低。

3. 胆囊造影  常用的是口服胆囊造影,可以显示胆囊阴性结石和胆囊的收缩功能。胆囊造影的敏感性为 60%。

4. ERCP  ERCP(经内镜逆行胰胆管造影)是使用十二指肠镜,通过十二指肠乳头插管对胆管和胰管注射造影剂进行造影。胆总管结石造影显示为充盈缺损。ERCP 对胆总管结石诊断的敏感性在 90% 以上,特异性 98%。ERCP 是目前诊断胆总管结石准确性最高的方法之一,诊断的同时可以用于治疗。但是 ERCP 需要插管造影,会造成胆管炎和注射性胰腺炎等并发症。

5. MRCP  MRCP(磁共振胆管造影),胆结石在磁共振胆管成像时显示为充盈缺损。MRCP 对胆总管结石诊断的敏感性为 80%～95%,特异性为 98%～100%;MRCP 能持续显示肝内胆管,因此是诊断肝内胆管结石的最理想方法。

6. EUS  EUS(超声内镜)使用高频探头,分辨率高。EUS 需要进行内镜的检查,且体表超声对诊断胆囊结石具有较高的敏感性,在诊断胆囊结石的优势在于可以发现胆囊内的微小结石,因此,只有在临床高度怀疑有胆囊结石而体表超声检查阴性时才考虑 EUS 检查。对胆总管结石诊断的敏感性 95%,特异性为 100%。与 ERCP 对比,由于 ERCP 可同时用于治疗,因此 EUS 用于怀疑有胆总管微小结石而 ERCP、超声未能诊断的患者。

7. CT  胆结石的 CT 片表现可以为高密度、中等密度或低密度,可以是单发或多发。胆管结石可以表现为胆管内异常密度的占位,其上的胆管扩张等。CT 对胆总管结石诊断的准确率为 45%～60%。

8. PTC  PTC(经皮肝穿刺胆管造影),由于 PTC 是经皮经肝组织穿刺来完成的,有胆血漏、胆汁性腹膜炎、腹腔出血、感染等并发症,因此一般在梗阻性黄疸患者需要通过该方法来进行减压引流时才考虑行 PTC。PTC 进行造影的结果、准确率与 ERCP 相近。

【治疗原则】

## （一）胆囊结石

1. 溶石疗法

（1）口服药物：应用于临床的有鹅去氧胆酸和熊去氧胆酸，其药理作用是降低胆固醇的合成、分泌和促进胆固醇以晶体的形式溶解。目前熊去氧胆酸已经基本取代了鹅去氧胆酸。适用于：主要由胆固醇组成的结石，表面积大的结石；直径<1.5cm的结石；口服胆囊造影或肝胆扫描证实胆囊管未闭。

（2）直接接触溶石：通过经皮经肝胆囊置管的方法直接进行药物溶石，由于该方法创伤大，有副作用，因此临床上并不推荐。

2. 碎石治疗　通过体外震波碎石，可以使胆囊结石粉碎而排出。结合药物对胆囊单发小于或等于2cm结石的治疗有效率为68%～84%。但是术后1/3的患者会发生胆绞痛，2%的患者出现胰腺炎，约5%的患者因反复发作胆绞痛而需要进行胆囊切除。

对胆总管结石最好行ERCP和内镜下乳头切开（EST）取石术。大部分患者结石过大，通过机械碎石不能彻底排出，约70%～90%的患者需内镜进一步取石。约有10%的患者出现胆道出血，4%的患者出现脓毒症等。

3. 外科治疗　胆囊结石可以根据它引起症状与否来决定下一步的治疗。一般认为没有症状的患者无须预防性胆囊切除。对反复发作的胆绞痛、胰腺炎、胆囊炎、胆管炎等并发症应考虑进行外科治疗。外科手术分为腹腔镜下胆囊切除和开腹胆囊切除。

## （二）胆总管结石

由于胆总管结石可以引起胆道梗阻、胆绞痛、胆道感染或急性胰腺炎等严重并发症，因此临床上应积极进行治疗。目前治疗的首选方法是内镜下十二指肠乳头切开和取石术。内镜下乳头切开取石的成功率高达90%以上。主要并发症有出血（1%～5%）、穿孔（1%）、感染（1%～3%）和胰腺炎（2%左右）。并发急性化脓性胆管炎且取石不成功者可以通过PTC进行暂时的减压术，待病情稳定后行内镜下治疗或外科手术治疗。对结石大、碎石不能成功、有梗阻表现者可以暂时放置鼻胆引流管或支架，待稳定后行手术治疗。当内镜治疗不能完成时应考虑外科手术。外科手术需放置T管引流。

## （三）肝内胆管结石

肝内胆管结石大多合并近端狭窄，有的位置较深，因此内镜下取石困难，部分患者可以通过胆道镜取石，当因胆石梗阻引起反复的黄疸和感染时需要进行外科手术。根据病变范围选择手术方式。一般结石局限于左肝可选择左肝叶切除。病变分布于右肝或同时有左肝，可以进行胆管切开冲洗，或同时进行胆肠吻合术。

【护理评估】

| 评估项目 | 评估内容 |
|---|---|
| 症状 | ➤ 腹痛:发生的急缓、诱发原因,部位、性质,出现及持续时间,有无放射痛等 |
| | ➤ 寒战、高热:体温波动范围、热型、发生的时间 |
| | ➤ 黄疸:有无黄疸、黄疸的程度,大便的颜色 |
| | ➤ 伴随症状:有无恶心、呕吐、厌食等 |
| 身体状况 | ➤ 生命体征及意识状态:尤其是体温、血压变化 |
| | ➤ 出入量:有无脱水,水、电解质紊乱等 |
| | ➤ 体位:是否存在强迫体位 |
| | ➤ 皮肤、黏膜:有无黄疸 |
| | ➤ 腹部体征:有无腹肌紧张、压痛、反跳痛及肠鸣音减弱,有无穿孔的表现 |
| 心理状况 | ➤ 有无焦虑、恐惧及紧张心理等不良情绪反应 |
| | ➤ 疾病有无对患者生活、睡眠产生影响 |

【常见护理诊断/问题】

1. 疼痛　与急性炎症发作或手术相关。
2. 体温过高　与胆道内细菌感染有关。
3. 有体液不足的危险　与恶心、呕吐、进食少、禁食、术后胃肠减压有关。
4. 焦虑　与疾病反复发作有关。

【护理措施】

1. 饮食护理　指导患者选用低脂肪饮食,肝功能较好者给高蛋白饮食,禁食者给静脉营养。

2. 病情观察　密切监测患者病情变化,若出现寒战、高热、腹痛加重、腹痛范围扩大等,应考虑病情加重,如有异常及时通知医生,积极进行处理。体温升高时,应每4小时测量并记录体温、脉搏、呼吸、血压。如果血压下降,神志改变,说明病情危重,可能有休克发生。观察腹痛的部位、性质、有无诱因及持续的时间,注意黄疸及腹膜刺激征的变化,观察有无胰腺炎、腹膜炎、急性重症胆管炎的发生。及时了解实验室结果。准确记录24小时出入量。

3. 疼痛护理　针对患者疼痛的部位、性质、程度、诱因、缓解和加重的因素,有针对性地采取措施以缓解疼痛。先用非药物缓解疼痛的方法止痛,必要时遵医嘱应用镇痛药物,并评估其效果。指导患者卧床休息,采取舒适卧位。

4. 黄疸的护理 观察发生的时间、程度及消退情况,观察和记录大便的颜色。如皮肤瘙痒,嘱患者勿抓破皮肤,可外用炉甘石洗剂止痒,温水擦浴。

5. 心理护理 胆道疾病的检查方法复杂,治疗后也易复发,要鼓励患者说出自己的想法,消除焦虑、恐惧及紧张心理,树立恢复健康的信心。

6. 健康教育

(1)向患者及家属介绍有关胆道疾病的书籍,并能初步掌握基本的卫生科普知识,对健康有正确的认识。

(2)进少油腻、高维生素、低胆固醇饮食,烹调方式以蒸煮为宜。多吃新鲜蔬菜和水果。

(3)适当参加体育锻炼,提高机体抵抗力。

(4)定时复诊,如果出现发热、腹部疼痛等情况及时到医院就诊。

(钱 娜)

# 第十七节 低蛋白血症的护理

【概述】

低蛋白血症不是一个独立的疾病,而是各种原因所致氮负平衡的结果。主要表现为营养不良。血液中的蛋白质主要是血浆蛋白质及红细胞所含的血红蛋白。血浆蛋白质包括血浆白蛋白、各种球蛋白、纤维蛋白原及少量结合蛋白如糖蛋白、脂蛋白等,总量为 6.5% ~ 7.8% 。若血浆总蛋白质低于 6.0% ,则可诊断为低蛋白血症。

【病因及发病机制】

1. 蛋白摄入不足或吸收不良 各种原因引起的食欲不振及厌食,如严重的心、肺、肝、肾脏疾患,胃肠道淤血,脑部病变;消化道梗阻,摄食困难如食管癌、胃癌;慢性胰腺炎、胆道疾患、胃肠吻合术所致的吸收不良综合征。

2. 蛋白质合成障碍 各种原因导致的肝损害使肝脏合成蛋白能力减低,血浆蛋白质合成减少。

3. 长期大量蛋白质丢失 消化道溃疡、痔疮、钩虫病、月经过多、大面积创伤渗液等均可导致大量血浆蛋白质丢失。反复腹腔穿刺放液、终末期肾病腹膜透析治疗时可经腹膜丢失蛋白质。肾病综合征、狼疮性肾炎、恶性高血压、糖尿病肾病等可有大量蛋白尿,蛋白质从尿中丢失。消化道恶性肿瘤及巨肥厚性胃炎、蛋白漏出性胃肠病、溃疡性结肠炎、局限性肠炎等也可由消化道丢失大量蛋白质。

4. 蛋白质分解加速　长期发热、恶性肿瘤、皮质醇增多症、甲状腺功能亢进等,使蛋白质分解超过合成,而导致低蛋白血症。

【临床表现】

1. 营养不良　氮负平衡使皮下脂肪和骨骼肌显著消耗,患者日益消瘦,严重者呈恶病质状态。胃肠道黏膜萎缩,胃酸分泌减少,消化酶减少,因而食欲差。

2. 疲乏、无力　患者不爱活动,体力下降,反应渐趋迟钝,记忆力衰退。多有轻、中度贫血,经常头晕,可有直立性低血压和心动过缓。

3. 水肿　与血浆有效渗透压减低有关。体液的渗透压与其所含溶质的分子量成反比,白蛋白分子量较小,是维持胶体渗透压的主要成分,血浆与组织液的总渗透压相差不大,但因血浆内所含不能渗透过毛细血管壁的白蛋白较多,故血浆的渗透压较高,从而使水分有从组织液进入血浆的趋势。血浆白蛋白减少时,有效渗透压减低,使组织间潴留过多的水分,而出现水肿,水肿严重时可出现胸腔积液及腹水。

4. 性功能减退、闭经。

5. 骨质疏松、机体抵抗力差等。

6. 出血倾向　血浆纤维蛋白原减少者可有。

【辅助检查】

1. 一般实验室检查　血清白蛋白降低,由于免疫球蛋白也有一定的减少,故白蛋白/球蛋白比值通常不倒置。除白蛋白减少外其他肝功能指标多正常。尿蛋白阴性可用于排除肾病综合征。

2. 诊断基础疾病的检查　根据相应病史和临床表现选择,包括各种消化道造影、内镜、CT、超声、吸收功能试验、小肠黏膜活检等。

【治疗】

首先应治疗引起蛋白质摄入不足、丢失过多、分解亢进的原发疾病。若原发疾病无禁忌,可给予高蛋白质、高热量的饮食,使每日摄入蛋白质达 60 ~ 80g,保证充足热量供应(2500kcal/d 以上),并酌情使用促进蛋白质合成的药物。消化功能差者,可予流食或半流食,同时补充足够的维生素。病情严重者,可输入血浆或白蛋白。

【护理评估】

| 评估项目 | 评估内容 |
| --- | --- |
| 健康史 | ➢ 患者饮食习惯,有无食欲不振、厌食<br>➢ 是否患有胃癌、食管癌、肝脏疾病及各种消耗性疾病 |

| 评估项目 | 评估内容 |
|---|---|
| 症状 | ➢ 是否出现智力发育迟缓,精神障碍,表情冷淡或激动,面无笑容 |
| | ➢ 是否出现面和足部水肿,甚者波及全身。是否出现胸水及腹水 |
| | ➢ 有无出现性功能减退、闭经、骨质疏松 |
| | ➢ 皮肤的颜色、弹性、完整性,有无出血点、色素沉着、皲裂、脱屑和淤斑 |
| | ➢ 是否出现恶液质,主诉疲乏感,体力下降,记忆减退。 |
| | ➢ 是否出现轻、中度贫血、体位性低血压和心动过缓 |
| 体征 | ➢ 血浆总蛋白质 <6.0g%,有相应临床指征 |

【常见护理诊断/问题】

1. 营养失调:低于机体需要量　与长期的低蛋白有关。

2. 活动无耐力　与长期卧床有关。

3. 潜在并发症:出血。

4. 皮肤完整性受损的危险　与长期卧床有关。

【护理措施】

1. 环境与休息　指导患者注意休息,当症状改善后,可下床活动,避免发生压疮及动静脉血栓、肺栓塞等。阴囊水肿患者侧卧时在两大腿间放一软枕,使患者感觉舒适。

2. 饮食护理　低蛋白血症患者的饮食护理原则是食物新鲜、清淡、柔软易消化。少食多餐,宜进食稀饭、汤粉、汤面等,忌辛辣油腻、硬固性食物,限制水钠摄入,钠限制在 2g/d,控制从饮食中摄入蛋白质在 20g/d 之内。

3. 皮肤护理　进行压疮风险评估,及时采取压疮防范措施,包括:使用海绵垫床或气垫床,以缓冲局部压力;每 2 小时协助患者更换体位,保护受压部位及骨突处;已形成水疱时,按无菌操作规程,用细针头抽出液体,并防止局部摩擦和受压;易发生皮肤破损时采取压疮护理措施。

4. 心理护理及健康教育　低蛋白血症是肝硬化失代偿期反复出现的症状,因病程长,病情重,经济消耗大,所以患者的生理、心理负担重,应关心、鼓励、安慰患者,以减轻焦虑等不良情绪。加强护患沟通,告知患者及家属与疾病相关的知识,告知蛋白质食物在肠道消化吸收过程会导致血氨升高,易引发肝性脑病,指导患者减少或控制进食海鲜、龟鳖、鱼肉、牛奶等蛋白质含量高的食物,调节饮食,合理休息、活动,积极配合治疗,以提高生活质量。

第四章　消化内科常见疾病护理常规

　　低蛋白血症是血浆总蛋白质,特别是血浆白蛋白减少而导致氮负平衡的结果,主要表现为营养不良、疲乏、无力、水肿、出血倾向等。护士应嘱患者注意休息,适当活动,摄取清淡、柔软、易消化的食物,少食多餐,限制钠的摄入。关注患者皮肤情况,预防压疮的发生,并提供心理护理和疾病相关知识的健康宣教。

（何　叶）

## 第十八节　胰岛素瘤的护理

【概述】

　　胰岛素瘤为最常见的胰腺内分泌肿瘤。临床上以反复发作的空腹期低血糖所引起的神经精神症状为其特征。本病多为良性,少数属胰岛 β 细胞增生,另有 10% 左右为恶性,多见于中青年,女性稍比男性多发。

【病因】

　　胰岛素瘤主要含有 β 细胞,分泌大量胰岛素,加速葡萄糖的氧化,降低肝内的糖原分解而导致低血糖。低血糖对全身的影响取决于血糖下降的速度。神经系统特别是中枢神经系统对低血糖反应最为敏感,如血糖突然下降,可使神经系统过度兴奋;如血糖持续降低,可使脑细胞代谢而致抑制状态,如反复发作或长时 间低血糖,则可使脑细胞退化造成不可逆的损害。

【临床表现】

　　胰岛素瘤的症状主要是因肿瘤释放出大量胰岛素而产生低血糖,常在空腹时发生,开始发作频率低、时间短,以后发作频繁,每天数次。低血糖发作时可出现以下症状:

　　1. 由于低血糖致大量儿茶酚胺释放所引起的交感神经兴奋症状:冷汗、心悸、面色苍白、饥饿、无力等。

　　2. 神经系统症状　头痛、头昏、视力模糊、烦躁不安、精神恍惚、反应迟钝、性格改变、行为异常、昏迷惊厥等。系因低血糖致脑神经细胞代谢发生异常所致。

　　3. 低血糖症的典型表现为 Whipple 三联征　①低血糖的症状和体征,尤其是在饥饿和劳累时发作者;②重复血糖测定在 2.8mmol/L(50mg/dl) 以下;③口服和静脉注射葡萄糖后症状很快减轻或消失。90% 的患者根据 Whipple

三联征可以得到正确诊断。

【辅助检查】

## （一）空腹血糖测定

发作时血糖可低于 2.8mmol/L(50mg/dl)。

## （二）空腹胰岛素测定

正常人空腹血浆胰岛素为 5~30μU/ml,本病发作时可超过 50μU/ml。

## （三）胰岛素释放指数测定

发作时抽血同时测定血浆胰岛素(IRI)和血糖(G),并计算 IRI/G 比值,对诊断有较大帮助。正常人 IRI/G < 0.3(0.12 ± 0.05, m ± SD),胰岛素瘤者无例外地 > 0.3(1.79 ± 1.75,范围 0.35~5.80)。

## （四）C 肽测定

正常人空腹血清 C 肽为 1.0ng/ml ± 0.23ng/ml,24 小时尿 C 肽为(81 ± 36)μg/24h,本病时常高于正常。

## （五）激发试验

在无自发性低血糖发作时可采用以下试验诱发低血糖:葡萄糖刺激胰岛素释放试验、甲苯磺丁脲刺激试验、膜高糖素试验、饥饿试验。最简便易行的是饥饿试验,禁食 12~18 小时,约 2/3 患者血糖降至 3.3mmol/L,禁食 24~36 小时,绝大多数患者出现低血糖症,血糖 < 2.2mmol/L 时应终止试验。

## （六）特殊检查

证实有低血糖症者可酌情选用:

1. 超声、CT、MRI  直径 < 1cm 的肿瘤发现阳性率很低,由于 70% 的胰岛素瘤直径在 2cm 以下,超声、CT 与 MRI 检出率较低,为 30%~50% 左右。

2. 选择性腹腔动脉造影  由于胰岛素瘤为多血运肿瘤,选择性动脉造影对肿瘤定位价值较大,确诊率为 50%~90%。

3. 经皮经肝门静脉置管分段取血测定胰岛素(PTPC)  胰体尾部静脉血回流至脾静脉,头钩部静脉血回流至门静脉或肠系膜上静脉,如胰腺体内有胰岛素瘤,则在回流的静脉血内应有大量的胰岛素,且距肿瘤部位越近者胰岛素含量越高。测定门静脉、脾静脉不同部位血清中胰岛素含量可为胰岛素瘤的诊断和肿瘤定位提供可靠的依据。本诊断率较高,可达 91.7%。PTPC 不属常规检查,但当其他方法不能确认甚至剖腹后仍未找到病灶而症状又十分典型者,可选用之。

4. EUS  由于 EUS 相对体表超声分辨率高,对于较小的肿瘤(直径 < 1.0cm)其优越性更为突出,能分辨出 0.5cm 以下的肿瘤结节。因此,目前认为 EUS 是胃肠胰腺神经内分泌肿瘤术前定位最精确有效、最经济的手段,敏感性可达 90%。

**5. 生长抑素受体核素显像** 胰岛素瘤相对其他胰腺神经内分泌肿瘤的阳性率要低,约为 20%。

【治疗原则】

**1. 手术治疗** 手术切除肿瘤是治疗胰岛素瘤唯一有效的方法。由于长期低血糖发作将导致脑损害,发生意识障碍及精神异常,所以对有手术适应证者应尽早手术治疗。手术时应仔细检查胰腺、相邻淋巴结以及附近的器官(如肝脏、十二指肠等)。应查明肿瘤部位、数目及有无异位胰岛细胞瘤等,术中超声监测及细针穿刺行细胞学检查是简单可行的确立诊断的方法。对手术切除的标本应立即做冷冻病理切片,以证实诊断。一般在肿瘤切除后即可见血糖回升至正常。手术方法有肿瘤摘除、胰体尾切除、肿瘤部位胰腺切除、胰十二指肠切除等。

**2. 药物治疗** 对肿瘤无法切除、不能完全摘除干净及有转移的恶性胰岛素瘤者,可采用药物治疗。曾试用双氮嗪、苯妥英钠、氯丙嗪、普萘洛尔(心得安)等,但效果不理想。近年来有试用链霉素者,动物实验证实它可损伤 β 细胞,对多数患者有缓解低血糖作用,半数患者肿瘤有缩小。氟尿嘧啶及烷化剂对肿瘤的生长也有一定的抑制作用。目前研究不支持生长抑素有抗肿瘤效果,但有缓解症状的作用。

【预后】

胰岛素瘤被切除后效果良好。如诊断延误、长期低血糖引起脑细胞损害则不易完全恢复,预后不佳。

【护理评估】

| 评估项目 | 评估内容 |
|---|---|
| 健康史 | ➢ 了解患者的性别、年龄、一般状况<br>➢ 病情发作时的症状及规律<br>➢ 评估患者的营养状况、饮食习惯,患者已有的加餐规律 |
| 症状 | ➢ 神经系统症状:患者有无嗜睡、智力减退、痴呆、精神异常<br>➢ 低血糖时有无交感神经兴奋症状:如出冷汗、心悸、面色苍白、饥饿、无力等<br>➢ 癫痫症状:是否发生舌咬伤、摔伤、抽搐等 |
| 身体状况 | ➢ 血糖及胰岛素水平<br>➢ 营养状态:因经常加餐、进食量大,有无体型肥胖<br>➢ 意识状态:发作时的意识情况 |
| 心理状况 | ➢ 有无压抑、抑郁、失落与绝望等不良情绪反应 |

【常见护理诊断/问题】

1. 知识缺乏:缺乏有关疾病和治疗的知识。

2. 潜在并发症:低血糖。

3. 焦虑与恐惧　与症状反复发作且进行性加重有关。

【护理措施】

1. 一般护理　患者多次低血糖发作,可引起大脑退行性改变,出现狂躁、忧郁、痴呆及行为异常等。平时应嘱患者少下床活动,必要时专人护理,便于抢救。对有类似癫痫症状表现者,注意保护,勿发生摔伤。

2. 饮食护理　患者饮食以高蛋白、高维生素、高热量为主,提高机体对手术的耐受力。少量多餐,以避免低血糖发作。

3. 血糖的监测与控制　严格执行交接班制度,增加查房次数,观察患者有无低血糖反应。掌握患者低血糖发生规律,定时监测血糖及胰岛素水平,并做好记录。当患者有发病的先兆或患者突然出汗、心悸、抽搐甚至昏迷时,立即给患者监测血糖,如血糖<2.8mmol/L时,遵医嘱给患者抽血查血糖和胰岛素测定,嘱患者进食或立即静推50%葡萄糖40~60ml。备好急救物品如氧气、开口器等。

4. 安全护理　向患者及家属讲解所患疾病是胰腺β细胞分泌胰岛素亢进引起反复低血糖发作,出现一系列的症状和表现,如心慌、饥饿、手足湿冷、面色苍白、头晕,甚至发生发作性低睡、意识障碍、癫痫等,使患者及家属了解此疾病发病机制及临床表现。教会患者如出现低血糖早期表现,应立即卧床休息及进食;教会患者随身携带含糖食物,以备急用;减少远距离活动,活动范围内避免放置成角硬物,防止疾病发作时意外伤害,告知患者应在医务人员或家属视线范围内活动。

5. 心理护理　由于本病较少见,患者对自己的病情缺乏了解,担心预后不好,多有情绪低沉、焦虑、恐惧等,针对此类患者我们特别加强了心理护理,采取相应的护理措施。及时增加与患者交流次数,了解患者心理动态,并介绍同类病例我们救治成功的例子,稳定患者情绪,帮助建立战胜疾病的信心。患者因病程长,对治愈抱怀疑态度。同时因为低血糖反复发作使脑细胞退行性变化,患者反应略迟钝。护理人员必须耐心细致地做好患者的心理护理,经常与患者交谈,说明哪些是低血糖的临床表现,如何预防及处理低血糖。告诉患者疾病已确诊,施行手术可以摘除肿瘤。鼓励患者树立战胜疾病的信心。

6. 健康教育

(1)向患者讲解低血糖时的症状,并教会其自我观察,交代其随身携带食品及糕点,如发生低血糖,及时进食,摄入含糖食品。

(2)评估患者家属是否了解低血糖的常见症状及患者低血糖的好发时间,

告知家属注意事项,要求其能够及时向患者提供食品。若患者出现大汗淋漓、神志淡漠等低血糖症状时,应及时送医院急救。

> **小结**
>
> 胰岛素瘤为最常见的胰腺内分泌肿瘤,临床上以反复发作的空腹期低血糖所引起的神经精神症状为特征,如冷汗、心悸、饥饿、无力,烦躁不安、精神恍惚、Whipple 三联征等。护士应嘱患者少下床活动,指导患者摄取高蛋白、高维生素、高热量为主的食物,少量多餐。密切观察患者有无低血糖反应,掌握低血糖发生规律,予患者相关安全教育及疾病相关知识的健康指导,给患者提供心理护理。

# 第十九节　胃泌素瘤的护理

【概述】

胃泌素瘤(gastrinoma)又称卓-艾综合征(Zollinger-Ellison syndrome),系胰岛 D 细胞肿瘤分泌大量胃泌素引起以复发性、多发性与难治性溃疡及高胃酸分泌为特征的临床综合征。因肿瘤多位于胰腺,因此又称为胰源性溃疡综合征。

【病因及发病机制】

胃泌素瘤主要为胰岛 D 细胞肿瘤,据统计其中 60% 为恶性肿瘤,30% 为 D 细胞良性腺瘤,其余为 D 细胞群增生。胃泌素瘤 80%～90% 发生在所谓"胃泌素瘤三角"的解剖区域内。虽然早期研究观察到的胃泌素瘤多发生于胰腺,但近年来发现十二指肠可能是胃泌素瘤最常见的发生部位,约占 50%,且常为多发,其中以十二指肠第二段最多。而约 30% 的为胰腺内肿瘤,以胰头、胰尾多见。此外,肿瘤也可发生在远端小肠、胃、肝、脾、淋巴管、网膜、肠系膜等部位,卵巢和甲状旁腺较罕见,瘤体较小,多 <1cm,单发多见。胃泌素瘤可分为散发性和多发性内分泌肿瘤 I 型(MEN-I)相关型两类,以散发性更为常见,约占 80%。

胃泌素瘤分泌大量胃泌素,刺激壁细胞增生并分泌大量的胃液和胃酸,产生消化性溃疡;高酸性胃液使十二指肠及空肠液酸化,促进胃窦和肠蠕动增加,同时刺激促胰液素和胆囊收缩素分泌,导致胰液和 $HCO_3^-$ 分泌增加及抑制小肠内水、电解质和葡萄糖的吸收;加之高酸分泌可使胰酶失活和胆盐沉积,从而产生严重腹泻和腹痛。

【临床表现】

胃泌素瘤的确切发病率尚不清楚,国外估计年发病率为 1/100 万左右。发病年龄多发生在 20 ~ 50 岁,男性患者占 60%。主要临床表现为症状显著的溃疡和腹泻。

1. 腹痛 为顽固性消化性溃疡所致。胃酸大量分泌而引起十二指肠球部及特殊部位溃疡(如十二指肠降部、食管下段、球后、高位空肠等),溃疡常呈多发,上腹痛重而顽固,溃疡难以经内科治疗痊愈,且易复发。约 20% ~ 25% 的患者可发生出血和急性穿孔。

2. 腹泻 约 40% 的患者具有腹泻,17% 的腹泻呈顽固性,多为水样便,也可以为脂肪泻,腹泻可早于消化性溃疡数月、数年出现。腹泻时每天排便可达 10 ~ 30 次,量可达 2500 ~ 10 000ml,一般治疗难以控制,严重者可致脱水、低钾或吸收不良与消瘦。

3. 合并多发性内分泌腺瘤病(MEN-Ⅰ) 部分胃泌素瘤可并发其他内分泌肿瘤,其中以甲状旁腺瘤最多,也可见于脑垂体、肾上腺、甲状腺、胰岛 β 细胞瘤等,当合并这些腺瘤时可产生相应激素增多的临床症状。

【辅助检查】

（一）实验室检查

1. 胃液分析 夜间 12 小时胃液总量 >1000ml,基础酸排出量(BAO)>15mmol/h(胃大部切除术后者 >5mmol/h)。本病患者壁细胞已处于最大刺激状态,故对五肽胃泌素的刺激不再产生强烈反应,致最大酸排出量(MAO)增加不明显,BAO/MAO >60%。

2. 血清胃泌素测定 正常人和一般消化性溃疡空腹血清胃泌素为 50 ~ 150pg/ml,胃泌素瘤者常 >500pg/ml,甚至高达 1000pg/ml,当空腹血清胃泌素 >1000gp/ml 且有相应的临床症状者,即可确认为本病。

3. 激发试验 ①促胰液素激发试验:促胰液素可刺激胃泌素的分泌,在静脉注射前及注射后分次测定血清胃泌素,胃泌素瘤患者于注射后 5 ~ 10 分钟血清胃泌素值可升至 500pg/ml;②钙激发试验:钙离子可刺激肿瘤释放胃泌素,静脉注射钙剂后分次抽血查血清胃泌素,胃泌素瘤者于注射后 3 小时血清胃泌素值达高峰,常 >400pg/ml,高钙血症者忌做此试验。

（二）超声、CT、MRI

为非创伤性检查,常被首选。但因对小的肿瘤难以发现,故其对胃泌素瘤检查的敏感性分别仅为 23%、50% 及 21%。

（三）胃镜和 EUS

胃镜可见大量胃液存留,胃皱襞肥大,十二指肠和空肠黏膜不规则增粗、肠腔扩大,尤其可发现胃和十二指肠球部溃疡、球后溃疡以及其他异位溃疡等,少数可发现存在于胃及十二指肠的胃泌素瘤。EUS 对于发现胰腺与十二指肠的胃泌素瘤颇有价值,尤其是位于十二指肠的较小的、多发的肿瘤。

### (四)选择性血管造影

当上述检查阴性时可选用。经腹腔动脉插管行肠系膜上动脉和胰动脉造影,约 50% 的病例可有阳性发现。

### (五)经皮经肝门静脉插管分段采血查胃泌素浓度(PTPVS)

可分别收集胰、十二指肠、空肠的静脉血,以测定胃泌素浓度,有助于定位诊断。

### (六)生长抑素受体核素显像

由于胃泌素瘤细胞膜表面可表达生长抑素受体,因此该检查有利于发现位置特殊的胃泌素瘤原发灶以及转移灶,其敏感性与肿瘤的大小相关。消化道神经内分泌肿瘤中,胃泌素瘤的生长抑素显像阳性率最高,可达 80% ~90%。

【治疗原则】

胃泌素瘤根本的治疗方法是手术切除肿瘤,对肿瘤不能切除者和找不到肿瘤者可行药物治疗。

### (一)手术治疗

1. 肿瘤切除　应视肿瘤存在的部位制订切除方案。术中超声检查及细针穿刺细胞学检查可进一步提高肿瘤诊断的敏感性。肿瘤如完全被切除,则胃酸分泌及血清胃泌素将迅速正常。

2. 全胃切除术　对肿瘤不能切除或切除后效果差者,为了除去胃泌素作用的靶器官,可行全胃切除术来治疗消化性溃疡。但自抑酸剂和生长抑素类似物应用于临床后,该手术的应用明显减少。

3. 选择性胃迷走神经切断术　可明显减少胃酸分泌,增强 $H_2$ 受体阻断药抑酸作用。

4. 切除其他内分泌肿瘤　伴甲状旁腺肿瘤者,应在腹部手术前先行甲状旁腺肿瘤切除。

### (二)药物治疗

1. 抑酸剂　可选用西咪替丁 0.6g,每 4 小时 1 次;雷尼替丁 0.3g,每 8 小时 1 次,法莫替丁 20mg,每 4 小时 1 次,奥美拉唑 60mg,每 12 小时 1 次;兰索拉唑 60mg,每 6 小时 1 次;雷贝拉唑钠 60mg,每 12 小时 1 次。一般认为当 BAO 每小时 <10mmol,或当胃大部切除后 <5mmol,才是抑酸剂剂量足够的标准。

2. 奥曲肽(善宁)　短期内应用可显著抑制胃酸和胰液分泌,并使 90% 患者血清胃泌素水平降低。剂量为 50~150μg,每 8 小时皮下注射 1 次。长效奥曲肽(善龙)每 4 周肌内注射 1 次,可以更方便地应用于临床。

3. 化疗　对肿瘤难以切除或已有转移者,可行化疗。选用链佐霉素和氟尿嘧啶,或从腹腔动脉插管行链佐霉素介入治疗。

【预后】

一旦胃泌素瘤切除以后,疾病得到治愈。据报道,5～10年的生存率为30%～40%。死亡的原因主要是恶性肿瘤的转移,其次是消化性溃疡的并发症和严重腹泻引起的水、电解质紊乱。

【护理评估】

| 评估项目 | 评估内容 |
|---|---|
| 症状 | ➤ 腹痛:发生的部位、性质、时间<br>➤ 腹泻:颜色、性质、量、次数等<br>➤ 伴随症状:有无其他内分泌肿瘤产生相应激素增多的临床症状 |
| 身体状况 | ➤ 营养状态:有无贫血、脱水、消瘦及营养不良<br>➤ 出入量:有无脱水,水、电解质紊乱等<br>➤ 腹部体征:有无腹肌紧张、反跳痛及肠鸣音减弱,有无出血、穿孔的表现 |
| 心理状况 | ➤ 有无焦虑、抑郁等不良情绪反应<br>➤ 有无过度紧张和劳累 |

【常见护理诊断/问题】

1. 疼痛　与溃疡、穿孔有关。

2. 有体液不足的危险　与大量腹泻有关。

3. 知识缺乏:缺乏胃泌素瘤的治疗与护理知识。

4. 潜在并发症:多发性内分泌腺瘤。

5. 焦虑与恐惧　与恶性疾病预后不佳有关。

6. 皮肤受损　与长期腹泻、体质消瘦及卧床有关。

【护理措施】

1. 环境与休息　保持室内空气新鲜,定时通风,维持适宜的温湿度。指导患者生活要有规律,劳逸结合,选择合适的锻炼方式,提高机体抵抗力。

2. 饮食护理　细嚼慢咽,避免急食,咀嚼可增加唾液分泌,后者能稀释和中和胃酸,并可能具有提高黏膜屏障作用。有规律地定时进食,以维持正常消化活动的节律。以少吃多餐为宜。饮食宜注意营养。餐间及睡前避免零食。避免咖啡、浓茶、浓肉汤和辣椒、醋等刺激性调味品或辛辣的饮料,以及损伤胃黏膜的药物。饮食不过饱,以防止胃窦部的过度扩张而增加胃泌素的分泌。

3. 病情观察　密切监测患者生命体征,咳嗽、咳痰情况,记录 24 小时痰液引流量,如有异常及时通知医生,遵医嘱予患者相应处理,书写护理记录,及时评价护理效果。

4. 用药护理　指导患者遵医嘱服药,不随意停药或减量,避免加重病情。慎用或勿用阿司匹林、泼尼松、咖啡因及利血平等可致溃疡的药物。

5. 水、电解质紊乱的护理　腹泻患者注意监测电解质,防止电解质紊乱。记录 24 小时便量,观察排便的性状,遵医嘱及时给药。

6. 皮肤护理　保持肛周皮肤清洁干燥,必要时涂抹保护黏膜药物。使用柔软纸巾或专用软质物品进行皮肤清洁。

7. 心理护理　神经因素对消化性溃疡的发生、发展均有重要影响,因此患者要保持乐观的情绪、规律的生活、劳逸结合以及避免过度的精神紧张。在患者知情的情况下,讲解胃泌素瘤相关知识,减少患者疑虑。

8. 健康教育　指导患者改变不良的生活习惯。

(1)避免长期精神紧张:长期精神紧张会通过大脑皮质影响自主神经系统,使胃黏膜血管收缩,胃功能紊乱,胃酸和胃蛋白酶分泌过多,导致胃炎和溃疡发生。

(2)避免过度劳累:无论从事体力劳动还是脑力劳动,都不能过度劳累,否则就会引起消化器官供血不足,胃黏膜分泌失调,从而导致各种胃病发生。

(3)避免饮食饥饱不均:有规律地进餐,定时定量,可形成条件反射,有助于消化腺的分泌,更利于消化。

(4)避免酗酒无度:酒精会使胃黏膜发生充血、水肿,甚至糜烂出血而形成溃疡。长期饮酒还损害肝脏,会引起酒精性肝硬化,胰腺炎的发生也与酗酒有关,这些损害反过来又会加重对胃的伤害。

(5)避免嗜烟成癖:吸烟会引起胃黏膜血管收缩,使胃黏膜中的前列腺素合成减少,前列腺素是一种胃黏膜保护因子,它的减少会使胃黏膜受到伤害。吸烟又会刺激胃酸和胃蛋白酶的分泌,所以嗜烟成癖是引起各种胃病的重要诱因。

(钱　娜)

## 第二十节　神经内分泌瘤的护理

【概述】

神经内分泌肿瘤(neuroendocrine tumor,NET)是一组起源于身体的神经和内分泌细胞的肿瘤。神经内分泌细胞广泛分布于全身,包括垂体、甲状旁腺、肺和胸腺、胃肠道、胰腺、肾上腺、皮和组织。因此这些器官和组织都可以发生神经内分泌肿瘤。NET 最常见的发生部位是胰腺、胃肠道、肺和胸腺。神经内分泌肿瘤可以产生和分泌常见激素，而 NET 患者或有或无激素相关的临床症状，伴有激素临床症状的称为功能性神经内分泌肿瘤，不伴有激素临床症状的称为无功能性神经内分泌肿瘤。前者包括类癌、胰岛素瘤、胃泌素瘤、血管活性肠肽瘤（VIP 瘤）、胰高血糖素瘤、分泌生长激素释放因子的肿瘤等。

神经内分泌肿瘤属于罕见疾病，但过去的 30 年发病率在不断上升，美国 2004 年的发病率为 5.25/10 万。NET 难以早期发现，超过半数的患者确诊时都已经发生了转移，与常见的癌症不同，大部分 NET 生长缓慢。淋巴结和肝是最常见的转移部位。

【病因及发病机制】

大部分神经内分泌肿瘤为散发，其确切病因目前尚不清楚。但有一小部分神经内分泌肿瘤的发生与遗传因素有关，涉及一些基因的缺失与突变，例如多发性内分泌腺瘤、林道综合征。

神经内分泌肿瘤是一组起源于肽能神经元和神经内分泌细胞的异质性肿瘤。它不是我们平时所认识的单一的某一种肿瘤，而是一大类肿瘤的总称。神经内分泌肿瘤可发生于全身许多器官和组织，根据原发肿瘤部位的不同，神经内分泌肿瘤可分为前肠型（胸腺、食道、肺、胃、胰腺、十二指肠）、中肠型（回肠、阑尾、盲肠、升结肠）和后肠型（远端大肠和直肠），其中胃肠胰神经内分泌肿瘤最常见。根据肿瘤分泌的物质是否引起典型的临床症状可以将神经内分泌肿瘤分为两大类——有功能性和无功能性。

【临床表现】

| 类型 | 临床表现 |
| --- | --- |
| 类癌综合征 | 1. 突发性或持续性头面部、躯干部皮肤潮红　可由于酒精、剧烈活动、精神压力或进食含有 3-对羟基苯胺的食物如巧克力、香蕉等诱发；<br>2. 轻度或中度的腹泻　腹泻并不一定和皮肤潮红同存在，可能与肠蠕动增加有关，可伴有腹痛。这可能与腹泻引起的腹部痉挛有关，也可能由于肠系膜纤维化引起间歇性部分小肠梗阻及肿块引起的肠梗阻所致；<br>3. 类癌相关心脏疾病　是由于心内膜的纤维化所致，主要累及右心瓣膜，三尖瓣和肺动脉瓣的纤维样变可引起肺动脉狭窄及三尖瓣关闭不全；其他症状如皮肤毛细血管扩张症、糙皮病等，偶见皮炎、痴呆和腹泻三联征。 |

续表

| 类型 | 临床表现 |
| --- | --- |
| 胃泌素瘤 | 常表现为 Zollinger-Ellison 综合征。其特征是胃酸分泌过高、严重消化性溃疡以及胰岛细胞肿瘤;腹痛、腹泻常见,呈间歇性腹泻,通常为脂肪痢,经充分的内科或外科治疗,消化性溃疡仍反复发作。 |
| 胰岛素瘤 | 其临床症状与肿瘤细胞分泌过量的胰岛素相关。特征性表现是神经性低血糖症,常见于清晨或运动后。其他还有视物模糊、精神异常等表现。 |
| 胰高血糖素瘤 | 常伴有过量的胰高血糖素分泌,典型表现是坏死性游走性红斑伴有贫血以及血小板减少。大约有 50% 的患者可表现为中度的糖尿病,以及与胰高血糖素促使分解代谢增加有关的体重减轻,还可能有痛性红舌、口唇干裂、静脉血栓、肠梗阻及便秘等表现。 |
| VIP 瘤 | VIP 瘤主要分泌血管活性肠肽,典型症状是 Verner-Morrison 综合征,即胰性霍乱综合征。表现为水样腹泻(10～15L/d)、低钾血症、胃酸缺乏症和代谢性酸中毒 |

【辅助检查】

1. 肿瘤标志物检查　神经内分泌肿瘤有一种非常重要的肿瘤标志物,叫做嗜铬素 A(CgA),它是目前最有价值的神经内分泌肿瘤的通用标志物(无论是功能性还是非功能性神经内分泌肿瘤)。NET 病人的 CgA 水平可升高 300 多倍。通过检测血清或血浆嗜铬素 A 水平可以提示患者是否罹患神经内分泌肿瘤。另外,CgA 水平与是否发生肝转移相关,是影响患者预后的一个重要的因素。

2. 影像学检查　内镜、超声内镜、超声、CT、PET-CT、MRI、生长抑素受体显像等是对神经内分泌肿瘤进行定位诊断的重要手段。

3. 病理学检查　除内镜肉眼观察外,组织病理学检查必不可少。免疫组化嗜铬粒蛋白 A(CgA)和突触素(Syn)是必查项目,所有患者均需进行有丝分裂计数和 Ki-67 指数以分级。根据 2010 年世界卫生组织(WHO)GEP-NENs 分级标准分为神经内分泌瘤(NET)G1、MET G2、神经内分泌癌(NEC)和混合型腺神经内分泌癌(MANEC)。

【治疗原则】

目前针对神经内分泌肿瘤的治疗主要包括手术治疗、化学治疗、生物治疗、介入治疗及靶向等治疗。手术切除是首选的治疗手段。生物治疗通常是分化好、生长缓慢、没有广泛肝转移的患者的治疗首选。

1. 手术治疗　对于神经内分泌肿瘤来说,无论是有功能的还是无功能的,手术是唯一能达到治愈目的的手段。如果肿瘤已经发生转移,通过手术切除原发灶、肝脏转移灶以及淋巴结清扫可以降低瘤负荷,提高患者的生存率,减轻与肿瘤分泌的激素相关的临床症状,提高患者的生存质量。对于已经接受过药物治疗的部分患者有二次手术指征的,仍然需要接受手术治疗,以提高患者的无病生存期。部分无肝外残留病灶的患者还可考虑进行肝移植手术。

2. 放射治疗 放射治疗对于神经内分泌肿瘤的治疗意义不大,仅适用于脑转移或控制骨转移引起的疼痛。因神经内分泌肿瘤多有生长抑素受体高表达,近年来应用核素标记的 SST 类似物作为转移性神经内分泌肿瘤的靶向治疗取得了一定的进展。在应用放射性核素标记 SST 类似物的治疗过程中,主要的毒性反应是骨髓抑制和肾功能损伤,在治疗过程中要注意血常规和肾功能的监测。

3. 化学治疗 在神经内分泌肿瘤的化学治疗中,常用的药物主要有阿霉素、氟尿嘧啶、链脲菌素、达卡巴嗪、顺铂、紫杉醇等。由于病例数较少,不同的临床试验对于神经内分泌肿瘤化疗有效率报道差异较大。对于类癌肿瘤来说,以链脲菌素为基础的联合化疗能提高类癌肿瘤治疗的有效率,联合方案包括:链脲菌素 + 氟尿嘧啶、链脲菌素 + 阿霉素、链脲菌素 + 环磷酰胺。对于胰腺神经内分泌肿瘤来说,常用的联合化疗方案有链脲菌素 + 氟尿嘧啶、链脲菌素 + 阿霉素、链脲菌素 + 阿霉素 + 氟尿嘧啶、顺铂 + 依托泊苷。恶性胰岛素瘤以及 VIP 瘤对于链脲菌素和氟尿嘧啶化疗的有效率要稍高于胃泌素瘤以及无功能性的胰腺肿瘤。近年来新开发的药物如紫杉醇、吉西他滨实际应用价值并不大。另外,分子靶向药物,如吉非替尼(gefitinib)尚处于体外细胞的研究中,还需要进一步的临床试验来评价其应用前景。

4. 生物治疗 神经内分泌肿瘤的生物治疗主要包括干扰素(interferon,IFN)治疗和生长抑素类似物治疗。目前应用最多的是 IFN,推荐剂量是 3 ~ 9MU 隔天皮下注射。生长抑素类似物(如奥曲肽、兰瑞肽)已成功研制并广泛应用于临床。奥曲肽治疗神经内分泌肿瘤时采用每 6 ~ 8 小时皮下注射,每日总量 200 ~ 450μg。新型缓慢释放药物的长效剂型,如奥曲肽微球(san-dostatin LAR)、兰瑞肽缓释剂(somatuline LA)等,半个月或一个月肌内注射后能维持稳定和恒定的血清药物浓度,其治疗有效剂量奥曲肽为 20 ~ 30mg,兰瑞肽为每月 60 ~ 120mg。前肠、中肠类癌,有功能的胃肠胰神经内分泌肿瘤,包括胰高血糖素瘤、VIP 瘤、胃泌素瘤及恶性胰岛素瘤应用生长抑素类似物是有一定疗效的,但对于无功能的胃肠胰神经内分泌肿瘤的治疗仍有争议。当出现与肽(胺类)相关综合征时,或即使没有综合征但出现转移进展时,就应考虑生长抑素类似物治疗,围术期治疗可以预防类癌危象的发生。但对于手术治疗后、射频治疗后、栓塞治疗后并无残留病灶的辅助治疗,或有转移无临床症状的患者,是否也应该使用生长抑素类似物治疗尚无定论。

5. 肝脏转移灶的局部治疗　神经内分泌肿瘤最常见的转移部位是肝脏,有很大部分的患者在就诊时往往已经出现了肝脏转移灶。对于只有肝脏转移而又无法行手术切除的神经内分泌肿瘤患者,可选择针对肝脏转移灶的局部治疗,从而改善生活质量,延长生存期。治疗的方法包括选择性肝动脉结扎或栓塞、肝动脉插管化疗或栓塞化疗、射频治疗术(radiofrequency ablation,RFA)等。选择性肝动脉栓塞或是栓塞化疗主要的不良反应是栓塞后综合征(postembolization syndrome),可见肝区疼痛、发热、恶心、呕吐以及短暂性肝酶升高。RFA治疗神经内分泌肿瘤肝脏转移报道的病例数较少,RFA对于直径小于4cm的转移灶局部治疗效果较好,几乎所有患者的局部病灶得到控制,60%～80%的患者获得症状改善,并发症的发生率为5%～10%。

【护理评估】

| 评估项目 | 评估内容 |
| --- | --- |
| 健康史 | ➤ 是否患有哮喘、低血糖、难治性消化道溃疡、糖尿病等<br>➤ 平时的排便习惯与规律,目前有无改变,最近有无其他特殊问题如腹泻、黑便等 |
| 症状 | ➤ 患者皮肤情况,是否有出现突发性或持续性头面部、躯干部皮肤潮红、皮炎<br>➤ 是否出现腹痛、腹胀、腹部包块、消化不良以及黄疸<br>➤ 是否出现进行性吞咽困难<br>➤ 是否出现低血糖、血糖不稳定<br>➤ 神经症状方面观察患者有无痴呆表现 |
| 心理状况 | ➤ 观察患者有无悲观、焦虑、易激惹,不配合治疗等心理问题 |

【常见护理诊断/问题】

1. 焦虑　与疾病的慢性过程有关。
2. 营养失调:低于机体需要量　与术后禁食和机体代谢率增加有关。
3. 知识缺乏:缺乏疾病治疗和护理的知识。
4. 疼痛　与肿瘤侵蚀组织、手术创伤有关。
5. 有感染的危险　与放、化疗后骨髓抑制致免疫力下降有关。

【护理措施】

1. 化学治疗的护理

(1)心理护理:接受化疗的患者,常对化疗方法、效果、副反应缺乏了解,担心治疗效果,以及需要大量的医药费用,对家庭、工作单位造成劳务及经济负担,而产生焦虑和恐惧心理。个别患者在缺乏家庭及社会的关怀下有悲观绝望的心理。对此我们根据患者社会文化状况、个性特点,对疾病知晓的程度,有针对性地做好解释工作,树立战胜疾病的信心。在与患者交谈中,注意说话的声调,使之感觉热情亲切,解释化疗药物的用法、可能出现的不良反应、输注过程中应注意配合的要点,及时反映自我感受,这不仅有利于及时发现问题、及时处理,而且可以减少或避免患者因缺乏思想准备而发生责怪和对立情绪,有利于疾病的治疗,亦有利于护患沟通。

(2)营养支持护理:恶性肿瘤患者,其新陈代谢率呈持续升高,使患者处于不同程度的应激状态,能量需求可增加,加之一系列病理生理反应,会加重患者的营养不良程度,而化疗的副作用如食欲不振、恶心、呕吐等常引起患者营养状况进一步恶化,导致患者对化疗耐受力的降低,因此营养支持对改善患者的生存质量有积极的意义。

(3)健康教育:①据病情解释营养要求及意义,指导患者和家属调整饮食,注意食物的色、香、味,创造愉快舒适的就餐环境,刺激患者食欲,保证患者的食量,满足机体的需要。②鼓励患者进食高蛋白、高碳水化合物、高维生素、清淡、易消化的食物。化疗期间可采取超食疗法,给予浓缩优质蛋白质。③必要时按医嘱给输血、白蛋白,或胃肠外营养,纠正负氮平衡。

(4)静脉护理:保护患者的静脉血管至关重要(尤其是老年患者),抗癌药物多为化学或生物制剂,作用于细胞代谢各阶段,影响蛋白质合成。大剂量、多药物综合治疗,以及反复多次静脉穿刺,损伤血管内膜或直接刺激血管,尤其高浓度药物对血管壁的化学刺激,使血管内膜易脱落,造成外渗,导致局部组织肿胀,甚至坏死,同时也增加患者痛苦,降低生活质量,而且延长患者住院时间,增加医疗费用。因此做化疗时应注意:①做好静脉化疗前的准备:严格执行无菌技术操作程序,在治疗室内将化疗药物稀释备用。药物配制应充分溶解,不宜放置过久,以免变质失效引起不良反应,同时护理人员注意自身防护,用过的空针、安瓿要按特殊垃圾予以焚烧处理。②穿刺血管的选择:选择较粗、较直、血流速度较快的血管穿刺,避开肘窝、手腕等关节处,以及手背、足背小静脉穿刺,尽量避免下肢血管,有计划地交替使用静脉血管。静脉穿刺要细心,提高一针见血率。目前我们常采用静脉留置针或静脉插管。有文献报道颈外静脉置管或留置针,因其管径粗、血流快、距心脏近等特点,输入药物很快被血液稀释,对血管刺激相对较少,是化疗的良好途径。但此操作需要严格执行无菌技术,注意皮肤消毒范围,穿刺确定回血良好,局部皮肤无肿胀、疼痛不适后,用敷贴妥善固定,注明穿刺日期,敷贴外用无菌纱布保护不被污染。③输注药物的顺序:先静脉输入少量盐水,注意观察局部穿刺皮肤,再次查对

(三查八对),按医嘱输入化疗药物,严格掌握药物的浓度、剂量,同时输注几种药物时,中间应输入普通药液或用生理盐水间隔,注意观察穿刺皮肤情况和患者的反应,是预防静脉炎和药液外渗的关键。④药液渗漏的处理:一旦发现药液渗漏,及时正确的处理是避免组织坏死的关键。采取的措施是:一停,停止输液;二改,改建新的静脉通道;三抽,回抽残存或外渗的药物;四冲,用生理盐水快速冲洗通道;五封,用利多卡因封闭;六敷,原穿刺点用无菌纱布压迫包扎,冰袋冷敷 1~2 小时,或用 33% 硫酸镁湿冷敷,二者间断使用 24~48 小时,使局部血管收缩,降低血管通透性,减少渗出及对组织的损害。

2. 生物治疗的护理

(1)知情同意:在实施生物治疗前护士应向患者及家属介绍免疫治疗的目的、预期疗效及可能出现的不良反应,医生应和患者签订知情同意书。

(2)具体免疫程序:①免疫调动:术后 1 个月内,根据病情可在用药前静脉点滴环磷酰胺 400mg;②首次免疫:免疫调动 1 周后始,每周 1 次,共 4 次;③强化免疫:首次治疗后 2~3 个月或更长时间,依病情及免疫学指标变化,可进行强化免疫;④选择上肢前臂皮肤或肩三角区皮肤,按三角形方向分布,三点注射,每点相距 3~5cm。皮内一点约 0.2ml,皮下两点,每点约 0.4ml,也可于股部皮肤进行注射,注射方法相同。

(3)病情及皮肤的观察:有无心悸、胸闷、呼吸困难、恶心、呕吐、腹泻、便秘、皮肤瘙痒或疼痛等,一般无任何副作用。观察注射区局部皮肤反应,注射后 48~72 小时判定局部反应。红肿范围 2 < mm 为( - ),2~5mm 为( + ),5~10mm 为( ++ )。若体温升高 <38.5℃,可不予处理或给予物理降温;若体温 >38.5℃,则可给予退热栓 1 粒塞肛或冰敷。每日测量体温 4~6 次。

(4)免疫反应:因疫苗制备中的原料为自体肿瘤组织,无过敏或其他反应。极个别患者于免疫后期,由于机体免疫增强,再遇此抗原时局部可有皮疹、红肿、硬结等,此时应注意保持局部清洁干燥,有破溃应随时换药,防止局部感染,必要时服用抗生素。

(5)常规检查:每 3 个月复查血常规、肝肾功能和肿瘤标志物,如癌胚抗原(CFA)、甲胎蛋白(AFP)等。每 3 个月复查胸片、肝脏 B 超,必要时进行 CT 检查。

(6)心理护理:向患者介绍主动特异性免疫治疗制剂的制备方法、作用机制,说明免疫治疗的优越性,介绍国内免疫治疗的现状和治疗有效率的统计资料。向患者推荐治疗效果较好的病例,增强患者对免疫治疗的信心。

## 小结

神经内分泌瘤是一组起源于身体的神经和内分泌细胞的肿瘤,由于受累的器官和组织不同,故临床表现不一。常见如腹泻、血糖代谢异常、低钾血症、肠梗阻或便秘等。护士应为患者提供营养支持、心理支持、用药指导和宣教,必要时为患者进行静脉护理、生物治疗护理及肝动脉栓塞化疗术的护理等。

(尤丽丽)

# 第五章　疑难病例的护理

## 第一节　中毒性巨结肠的护理

【概述】

中毒性巨结肠（toxic megacolon）是炎性肠病的严重并发症之一，主要见于暴发型和重型患者。其临床特征是严重的中毒症状及节段性或全结肠扩张。若出现结肠肠壁炎症及溃疡，并累及肌间神经和肌纤维广泛损害时，部分结肠或全结肠失去收缩能力，张力减退，肠内容物与气体大量积聚，从而肠腔扩张成巨结肠。由于结肠快速扩张，肠壁变薄，血液循环障碍或（和）肠壁囊肿穿透，易发生急性肠穿孔。一旦确诊为中毒性巨结肠，应立即予禁食、抗炎、补液治疗，使肠道处于休息状态，并予胃肠减压缓解结肠扩张。中毒性巨结肠治疗的目的在于积极去除病因和诱因，防止肠穿孔等并发症发生。

【临床表现】

1. 心血管系统表现　部分患者可出现心动过速、血压降低等症状表现。

2. 消化系统表现　腹部迅速膨胀，有压痛，叩诊时呈鼓音，肠鸣音微弱或消失，并偶发下消化道大出血。当腹部出现压痛、反跳痛和肌紧张时，常提示急性穿孔。

3. 高热、嗜睡，严重者出现全身衰竭。

4. 实验室检查示白细胞总数及中性粒细胞数显著增高，患者常有贫血、低蛋白、低血钾及低钙低镁血症、脱水等。

【治疗原则】

1. 基础治疗　立即禁食，大剂量激素加抗生素，持续胃肠减压，或肛管排气。Prseton 报道，变换患者体位，使结肠内的气体重新分布并集中，然后用一长肛管将气体吸出，能起到较好的减压作用。避免使用任何诱发或加重中毒性巨结肠的药物，如阿片类制剂、抗胆碱能药、止泻药等。

2. 药物治疗　①点滴灌肠治疗：患者取仰卧，垫高臀部，输液管末端接导尿管，插入肛门，点滴速度以患者没有便意感为宜，很好地解决患者严重的里急后重，便后即滴，连续给药。此法对控制症状远较其他方法更快。灌肠剂的配伍以 5- 氨基水杨钠、激素（地塞米松 40mg，每日 2 次；或氢化可的松琥珀酸钠 200mg，每日 2 次）、甲硝唑、利多卡因、山莨菪碱等为主。症状控制后再调整剂量。②静脉输液治疗：纠正水、电解质及酸碱平衡紊乱，尤其适量补钾、补钙、补镁至为重要。给予白蛋白制剂纠正低蛋白血症，亦可输新鲜全血。中毒性巨结肠常有细菌感染及肠穿孔的危险，因此，抗生素治疗很有必要。可静脉滴注头孢第三代、第四代（8 小时 20mg/kg），有肾衰者可选用阿莫西林（20g/d）分次静脉滴注。Bolton 报道 2 例伴有梭状芽胞杆菌感染者，合用甲硝唑、喹诺酮后改善了结肠扩张症状，肾上腺皮质激素能改善中毒症状，应早期、大量地应用，泼尼松龙 100～200mg，地塞米松 40～80mg/d。

3. 手术治疗　经上述积极的处理，2～3 日后病情无改善，或发生肠穿孔、大出血、结肠进行性扩张，应立即手术治疗。掌握时机及时手术，能显著地降低死亡率。

【患者资料】

患者女，35 岁。2010 年 4 月受凉后出现发热，伴畏寒、咽痛、鼻塞、头痛，予抗感染治疗，体温高峰 40.2℃，伴腹泻墨绿色稀水样便，排便时略有腹痛，并伴有呕吐，CT 示全结肠明显扩张，肠壁水肿，黏膜明显强化；结肠镜示直肠-乙状结肠交界处所见黏膜弥漫性充血水肿，附着膜状白色黏液；直肠黏膜活检示黏膜糜烂，表面覆少量渗出物，渗出物中见粉红色坏死样组织及中性粒细胞；诊为"感染性休克，伪膜性肠炎"，予万古霉素、伏立康唑口服，患者发热、腹泻症状不缓解，且逐渐出现腹胀、腹围增大，伴呼吸困难，肌酐明显升高，予机械通气辅助呼吸、床旁血滤，转入我院 ICU。入院完善相关检查，加用万古霉素、美罗培南、甲硝唑及氟康唑抗感染治疗，并于 5 月 11 日由介入科行经肛肠梗阻导管置入术，每天引流黄色稀水样大便 1200～2000ml，经肛门排便仅 1 次，无排气，腹胀明显好转，腹腔内压由 40cmH$_2$O 下降至 6cmH$_2$O，体温高峰由 39.2℃ 下降至 37.7℃，且成功脱离呼吸机。随后转入我科继续治疗。继续予联合抗生素治疗，并予肠道益生菌间断灌肠（生理盐水 200ml + 双歧杆菌三联活菌胶囊 2100mg，每日 3 次）、静脉营养支持，患者自觉腹胀较前减轻。专业组查房及多科会诊讨论决定先行末端回肠双口造瘘术，再加用糖皮质激素，监测肠道动力恢复情况，根据恢复情况再行造瘘口环纳术。6 月 9 日患者行末端回肠造瘘术，手术过程顺利。回肠造瘘袋有大量气体及粪便引出。6 月 16 日起间断夹闭肛管，患者无腹胀等不适主诉，立位腹平片示结肠积气不明显，且患者伤口恢复良好，予加用糖皮质激素。6 月 28 日行立位腹平片未见结肠明显扩张，遂拔出肛门引流管。激素减量至 45mg，病情平稳后于 7 月 19 日出院。

【护理评估】

| 评估项目 | 评估内容 |
|---|---|
| 健康史 | ➤ 有无劳累、受凉等<br>➤ 前期有无类似上呼吸道感染症状 |
| 症状 | ➤ 呼吸道：咽痛、鼻塞<br>➤ 腹痛：腹痛的部位、程度、性质、持续时间<br>➤ 腹胀：有无腹胀或腹部疼痛的表现<br>➤ 伴随症状：有无畏寒、呕吐、头痛、腹泻、呼吸困难 |
| 身体状况 | ➤ 生命体征：高热<br>➤ 心血管：心动过速、血压降低<br>➤ 腹部体征：腹部迅速膨胀，有压痛，叩诊时呈鼓音，肠鸣音微弱或消失<br>➤ 并发症：腹部出现压痛、反跳痛和肌紧张时，常提示急性穿孔。病情严重时可出现全身衰竭症状 |
| 心理状况 | ➤ 有无紧张、恐惧、过分担心等不良情绪<br>➤ 患者对治疗是否缺乏信心 |

【常见护理诊断/问题】

1. 潜在并发症：皮肤完整性受损、水电解质紊乱。
2. 疼痛　与疾病所致腹痛、肌紧张有关。
3. 体温过高　与疾病产生炎性因子有关。
4. 恐惧　与面对疑难病的威胁有关。
5. 知识缺乏：缺乏相关疾病治疗、护理、康复等方面的知识。

【护理措施】

1. 疼痛的护理　2011年国际医疗卫生机构认证联合委员会（Joint Commission International，JCI）制定的标准中强调护士在疼痛评估和管理中所承担的重要角色，指出护士必须对所有患者实施规范化的疼痛评估并记录疼痛评估的结果和干预措施效果等。而护士只有将疼痛相关的护理实践建立在最佳的证据之上，才能客观、全面地评估和记录疼痛，才能做到有效的疼痛管理，达到减轻患者疼痛的目的。叶赞等对术后患者疼痛进行循证调查研究，结果发现32.56%的护士完全忽视系统化的疼痛评估，即很少询问患者疼痛的性质、频率、部位、伴随症状、持续时间，评估疼痛缓解或加重的因素，甚至不常规使用客观疼痛评分工具。而美国的一项调查也显示仅60%的护士使用客观工具进行疼痛评估。若疼痛评估不规范，护士无法意识到患者的疼痛状况及所引起的病情变化，可影响病情观察。

故我们采用"面部表情"和"数字评定量表"对患者的疼痛程度进行客观

评估,此外,护理人员还要记录患者疼痛的部位、性质、发生频率、加重或突然引起疼痛的因素、在休息与活动时的不同程度、对日常生活和活动所产生的影响、药物使用的剂量等。之后按照世界卫生组织(WHO)推荐的癌症患者三阶梯止痛方案,根据疼痛评估的结果,对轻、中、重从弱到强不同程度疼痛给予相应的药物处理。另外,美国指南网(NGC)中关于疼痛的评估与管理的指南中还提到非药物的处理方式,应根据患者的个人偏好和治疗目的,选择合适的非药物治疗措施,如按摩、放松训练、局部压迫、认知行为治疗等。

2. 体温过高的护理　本患者持续出现体温过高,最高体温40.2℃。护理上我们每天定时开窗通风,将室温调控在18~22℃,湿度50%~70%,并严格执行无菌操作原则。持续观察体温变化,体温>37.5℃,每天测4次,体温>38.5℃,每天测6次。体温低于38℃时,遵医嘱予冰袋物理降温或温水擦浴;体温>38℃,医嘱予抽取血培养、PCT、血常规、凝血送检,并加用万古霉素、美罗培南、甲硝唑及氟康唑抗感染治疗。

3. 管路护理

(1)妥善固定:因肛肠梗阻管在体表无固定之处,因此我们向患者讲解导管的自我维护,嘱咐患者在床上翻身时勿用力过猛,避免造成气囊移位或破裂。嘱患者采用右侧卧位或斜坡卧位,尽量不取端坐位,以减少对气囊的压迫,防止导管打折扭曲。插管后用笔在标识贴上做记录注明日期、时间、导管外露长度,并在导管上做标记,记录导管留置肛门外的长度,及时了解导管是否深入或脱出。将导管末端系一棉绳并将其系于一侧大腿,并予固定。定时检查松紧度,避免压迫患者皮肤。将引流袋妥善固定,防止引流袋内容物过多、过重将导管坠带脱出。

(2)保持通畅:密切观察患者的生命体征,尤其是注意患者有无腹痛、腹胀等不适,及时听取患者的主诉。每天测量腹围并详细记录,观察腹围变化以便及早发现病情。正确连接各条管道,每天更换引流袋。操作过程中导管外端避免扭曲折叠,当引流物排出不畅时,自上而下挤压导管,活动导管壁附着物,切勿盲目冲洗。护士进行灌肠操作时,不能用止血钳夹闭引流管道,防止管壁破裂,可用随梗阻管附带的水止夹闭管道或开放导管。

4. 灌肠护理　将氢化可的松100mg+利多卡因注射液5ml溶于生理盐水100ml中,使灌肠液的温度接近肠腔温度,一般在37~38℃。我科以剪掉滤器的输液器连接三腔导管(肛管)中的入药端,匀速灌注,以每分钟60滴为宜。嘱患者左侧卧位,可使灌入药液随重力作用顺利流入。药液灌注完毕后嘱其抬高臀部,避免药物流出,同时夹闭引流端,一小时后放开继续引流。

5. 肠外营养的护理　为缓解本患者由于疾病原因造成的腹胀等症状,遵医嘱予患者禁食、禁水,并进行胃肠外营养的支持。因患者需要长期应用肠外营养,故需留置经外周静脉穿刺置入中心静脉导管(PICC)管路。护理时每班观察管路位置,穿刺点有无感染,每周 1 次换药,更换 IV3000 无菌敷料及无针密闭接头,输液前用生理盐水 10ml 冲洗管路,输注完毕后,再用 10ml 生理盐水冲管后,用 1:2000 肝素盐水 5ml 封管。PICC 管路不可用于输血、输蛋白等用途。本患者在 PICC 置入初期输液时出现输液侧上肢水肿,予以抬高输液侧上肢即可缓解。此外,患者在住院期间未发生 PICC 管路相关感染。

6. 准确记录出入量　严密监测引流液的颜色、性状和量,观察排便和排气情况,做好记录。同时观察患者有无腹痛、腹胀等不适。总结引流量时要减去每次灌肠液的量。并要准确记录 24 小时出量及入量,以便医生及时补充液体,维持能量平衡。

7. 皮肤护理　因患者发病期间每日腹泻次数频繁,肛门处保留肠梗阻导管,故做好臀部及肛周的护理是很必要的。保持床单位的清洁、干燥、平整、松软、无褶皱、无碎屑等,防止损伤皮肤。每日行会阴冲洗一次,观察肛周皮肤的状况。更换体位时,固定好导管,避免牵拉、摩擦等。将导管上的夹子放在远心端,避免割伤或硌伤皮肤。保持肛周清洁干燥,每晚予高锰酸钾坐浴,嘱咐患者在擦拭肛周皮肤时要轻柔,预防皮肤破损。每日观察患者肛周情况,及时发现问题,及时处理。同时注意检查固定于患者大腿的棉线,检查松紧度,以插进两手指为宜,避免过紧而压迫皮肤。

8. 心理护理　患者为青年女性,急性病程,症状较重,心理压力大,对治疗和预后缺乏信心。我们为患者讲解疾病的相关知识,列举治疗成功的病例,帮助患者建立战胜疾病的信心。因操作时要经常查看导管的位置故要做好遮挡,保护好患者的隐私。向患者讲解留置肠梗阻管的作用及日常维护,取得患者的配合,增强治愈的信心。同时加强对患者家属的心理护理,使其共同建立战胜疾病的信心。

【讨论】

中毒性巨结肠是由多种原因所引起的严重或致命性并发症,起病急,发展快,如不及时诊断及处理,预后凶险,病死率高。一般认为,中毒性巨结肠患者经内科治疗后中毒症状减轻,腹部体征及结肠扩张缓解,实验室数据改善及临床补液量减少,则表示内科治疗有效。此病例中患者通过放置肠梗阻导管,持续引流,有效地缓解腹胀症状,降低了腹压,这一新技术应在临床较为少见,且缺乏相关的护理经验,所以要求护士全面了解患者情况,仔细观察病情变化,及时发现问题并积极处理,同时不断总结经验,提高护理水平。此患者因积极有效的治疗,切实可行的护理措施,后痊愈出院。

(尤丽丽)

【概述】

Satoyoshi 综合征又称里吉综合征、进行性痛性肌痉挛-脱发-腹泻综合征。1967 年由 Satoyoshi 和 Yamada 等首次报道。该病较罕见,在 Pudmed 检索至 2009 年 4 月共报道 55 例,2/3 见于日本。多于 6~15 岁起病,平均发病年龄 10.6 岁,女性患者多于男性,比例约为 2:1。临床特征包括以下几方面:痛性肌痉挛,间歇性发作并且进行性加重;脱毛,为全身性,头发、眉毛脱落稀疏,无腋毛和阴毛;腹泻,以吸收不良性腹泻为主;内分泌紊乱,表现为原发或继发性闭经,子宫、卵巢发育不良;骨骼改变和生长迟缓。

【临床表现】

1. 痛性肌痉挛,呈间歇性发作,进行性加重,寒冷、感染、脱水及情绪应激为常见诱因;多开始于小腿腓肠肌,逐渐累及全身,但表情肌一般不受累。

2. 脱毛,呈全身性。

3. 腹泻或频繁排便,见于 >50% 的患者,D- 木糖试验、便脂肪测定可早期发现患者小肠对糖、脂的吸收障碍。

4. 内分泌紊乱,表现为原发性或继发性闭经、子宫和卵巢发育不良。

5. 骨骼改变和生长迟缓继发于肌痉挛,仅发生于成熟期之前,其特征性表现为干骺端损害(骨骺及骺线增宽,干骺端稀疏区和疏密区相间)、骨骺滑脱、关节畸形、骨囊性病灶、肌腱附着处骨碎裂等。

【治疗原则】

1. 对症治疗　卡马西平 600mg(30mg/kg),2 次/日,可有效减轻肌肉痉挛,特别是控制夜间发作。当卡马西平血清水平达治疗浓度上限时,改服奥卡西平以避免严重的卡马西平副作用。另外,静注葡萄糖酸钙能减轻痉挛,减少发作,并维持数小时。另外,应用糖皮质激素(静脉注射泼尼松龙 20mg/kg,口服泼尼松龙 1.25mg/kg)及静脉输注免疫球蛋白(2g/kg)后,肌肉痉挛严重程度和发作频率均有所减轻,毛发重新生长,腹泻好转。雌性激素替代治疗可以恢复月经周期。

2. 副作用的治疗　为减少长期激素治疗的副作用,定期给予免疫抑制剂甲氨蝶呤(MTX)可阻止疾病的进展。

【患者资料】

患者女,30 岁。腹胀、腹泻 17 年,13 岁起就有腹泻、痛性肌痉挛,脱发、眉毛脱落,无新发再生,未长腋毛、阴毛,且症状逐渐加重,出现闭经、生长迟缓、营养不良,于 2007 年 12 月收入病房。入院时体重 22kg,重度营养不良,全身肌肉萎缩,皮下脂肪消失。大便潜血阳性。胃镜示增生性息肉,胃底体慢性萎缩性胃炎。结肠镜见回肠末端及全部结肠黏膜水肿、变薄、粗糙,有广泛散在分布的半球形小息肉及散在分布的红斑,活检提示为黏膜慢性炎。胶囊内镜示浅表性胃炎、十二指肠黏膜多发性病变,小肠造影提示十二指肠及上段空肠黏膜穿孔。综合以上诊断结果后确诊为 Satoyoshi 综合征。入院后予甲硝唑(佳尔纳)0.915g+0.9%氯化钠 100ml 每日 2 次抗感染治疗,静脉滴注足量氢化可的松琥珀酸钠 175mg,1 周后改为静脉滴注氢化可的松琥珀酸钠 100mg+口服泼尼松 15mg,入院第 3 周患者症状好转且腹泻次数减少,改为口服泼尼松 35mg 及肠外营养支持治疗,逐渐过渡到肠内营养支持治疗和摄入一般食物。经过以上治疗及对症护理后,患者症状好转,未出现感染等并发症,于2008 年 3 月好转出院。

【护理评估】

| 评估项目 | 评估内容 |
|---|---|
| 健康史 | ➢ 有无寒冷、感染、脱水及情绪应激等诱因<br>➢ 痛性肌痉挛:间歇性发作并且进行性加重,多开始于小腿腓肠肌,逐渐累及全身 |
| 症状 | ➢ 脱毛:为全身性,头发、眉毛脱落稀疏,无腋毛和阴毛<br>➢ 腹泻:以吸收不良性腹泻为主<br>➢ 内分泌紊乱,表现为原发或继发性闭经,子宫、卵巢发育不良<br>➢ 伴随症状:有无骨骼改变和生长迟缓、营养不良 |
| 身体状况 | ➢ 腹部体征:腹胀、腹泻或频繁排便<br>➢ 骨骼干骺端损害:骨骺及骺线增宽,干骺端稀疏区和疏密区相间、骨骺滑脱、关节畸形、骨囊性病灶、肌腱附着处骨碎裂<br>➢ 并发症:恶病质、雷诺现象、骨折 |
| 心理状况 | ➢ 有无焦虑、紧张等不良情绪<br>➢ 是否存在自我效能低下 |

【常见护理诊断/问题】

1. 腹泻　与肠黏膜炎症有关。

2. 有受伤的危险　与营养不良、肌肉萎缩有关。

3. 知识缺乏:缺乏疾病治疗和护理方面的知识。

4. 焦虑　与患者身体严重不适,对检查及治疗不了解有关。

【护理措施】

1. 腹泻的护理　以吸收不良性腹泻为主,见于 50% 的患者,且多在肌肉痉挛发生数年后起病。此患者自发病以来一直腹泻,每日 10 余次,量约

1000ml,我们每日观察其大便次数、性状及量,遵医嘱留取便标本并及时送检。嘱患者尽量卧床休息,减少肠蠕动。准确记录每日出入量,控制在入量2500ml,出量2000ml,以防频繁腹泻加重水电解质及酸碱平衡紊乱。患者长期腹泻导致皮肤反复受刺激,出现肛周皮肤淹红;加上长期使用激素治疗,抵抗力下降,造成肛周红肿疼痛,我们为患者使用柔软的卫生纸清洁,便后用温水清洗肛周,保持皮肤清洁干燥,每晚用1:5000高锰酸钾坐浴30分钟,每班观察肛周皮肤的情况,后患者肛周淹红好转,未出现肛周脓肿等感染情况。

2. 应用糖皮质激素的护理  由于患者长期应用糖皮质激素,会导致机体免疫功能下降,理应入住单人房间,但是本例因经济原因,很难负担单人房间费用,故我们将其安排在普通房间靠窗朝阳的床位。减少患者的探视次数及人数,并相对固定陪护人数为1人。此患者在入院时因长期腹泻,存在低钾、低钠血症,所以我们在工作中定时监测患者的生命体征,患者最初入院时体温在37.2～38℃,每日测6次体温,经过甲硝唑0.915g加入100ml生理盐水中静脉输液(2次/天),共7天治疗后,体温降至正常。患者在住院期间未出现交叉感染及伤口感染的情况。用药期间告知患者不能自行停药或减药,患者的依从性较好,配合医务人员的治疗,未发生此现象。定期监测肝肾功能及电解质水平,避免引起电解质紊乱及肝、肾损害,此患者在用药开始期间出现ALT升高,由入院时14U/L升至53U/L,遵医嘱予以易善复(多烯磷脂酰胆碱)465mg加入5%葡萄糖溶液100ml中静脉滴注,每日1次的保肝治疗,1周后ALT降至40U/L。

3. 营养支持治疗的护理

(1)肠外营养:此患者使用的是PICC管输入全合一的肠外营养液,全合一营养液是根据患者的体重和每日所需能量配置的,包括有10%葡萄糖1000ml、乐凡命250ml、水乐维他20西林、维他利匹特10ml、20%力保肪宁250ml、格列福斯1.08g、安达美5ml及电解质溶液。患者的输入总液体量约为2000ml,将肠外营养液的输入时间控制在12～15小时内。每周测体重1次,此患者的体重平均每周上升0.5kg,从入院时的22kg至出院时增长至28kg。住院期间患者出现低蛋白血症21g/L、双下肢水肿,与其长期禁食、腹泻有关,我们针对此并发症对患者限制入量,静脉输注人血白蛋白20g/d,应用白蛋白1周后ALB升至31g/L。

(2)肠内营养:在肠外营养过渡到普食之前,使用要素饮食,本例应用的是维沃肠内营养制剂。留置1根空肠造瘘管,保持空肠造瘘管的管路通畅,避免打折,常规每日用温水冲洗管路3次,用空肠造瘘管给药前后要用温水40ml冲洗管路,给药时药物要研碎,弃掉残渣,充分溶解后再注入空肠造瘘管。此患者应用鼻饲泵将营养液泵入空肠,营养液要倒入专门的营养袋内使用,并且需每日更换。本例因治疗费用问题,要求每周更换营养袋,故每日使用后,用温水将营养袋冲洗干净,放在阴凉通风处。输入营养液时,遵照医嘱调整用量及速度,开始先使用肠内营养粉从(维沃)25g + 温水 300ml,以 30ml/h 泵入空肠造瘘管,后逐渐过渡到肠内营养粉从 241.2g + 温水 900ml,以 100ml/h 泵入空肠造瘘管,并加用 L-谷氨酰胺呱仑酸钠颗粒(麦滋林)670mg,每日 3 次溶水后入空肠造瘘管。再逐渐过渡到摄入自然食物,如米汤、粥、面片汤,由经口进食半流食,患者可耐受,大便次数未增加,没有出现腹痛等不适。

4. 安全护理 患者因长期腹泻,营养不良,消瘦明显,呈恶病质,入院时体重只有22kg,四肢肌肉关节酸痛,有雷诺现象,全身肌肉萎缩、皮下脂肪消失。我们每小时巡视 1 次,患者床上活动时加床档保护。操作时动作要轻柔,避免发生骨折。对患者及家属进行安全宣教,下床活动时避免滑倒摔伤,注意空肠造瘘管及 PICC 管路避免滑脱及打死折,患者室内活动有头晕、心慌、出虚汗、肌肉痉挛等不适时,及时通知医务人员。

5. 心理护理 本例患者腹泻 17 年,所患疾病极其罕见,患者本人及家属都存在焦虑心理,护士耐心为患者介绍所用药物的作用、特性及每项诊治措施的必要性;把入院后一些连续监测且有改善的化验指标给患者看,从而让患者更清楚地看到病情的好转,最终取得患者及家属的全力配合。

【讨论】

Satoyoshi 综合征在临床上较为罕见,主要临床表现为痛性肌痉挛、脱发及频繁的腹泻。一般认为,Satoyoshi 综合征患者经对症治疗后可缓解肌肉痉挛,腹泻症状。但长期应用激素也会造成一定的副作用,故定期给予免疫抑制剂阻止疾病的进展。此病例中患者通过放置 PICC 管和空肠造瘘管分别输注肠外、肠内营养液,并有计划的从肠外逐渐过渡到肠内营养。有效地缓解腹泻、腹痛的症状,改善营养状况。这一疾病在临床较为罕见,且缺乏相关的护理经验,所以要求护士全面了解患者情况,仔细观察病情变化,及时发现问题并积极处理,同时不断总结经验,提高护理水平。此患者因积极有效的治疗,切实可行的护理措施,后痊愈出院。

(刘 婧)

# 第三节 Cronkhite-Canada 综合征的护理

【概述】

Cronkhite-Canada 综合征(CCS)又称多发性胃肠道息肉病(generalized gastrointestinal polyposis syndrome)、息肉-色素沉着-秃发-指(趾)甲萎缩综合征。以全胃肠道息肉、外胚层变化、无息肉病家族史、成年发病为主要特点。发病年龄多在 30~86 岁,男女比约为 1.3~1.5。由 Cronkhite 及 Canada 两人于 1955 年首次报道而得名。本病极其罕见,据不完全统计,迄今为止全世界仅有200多例报道,约80%来自日本。目前没有成熟的诊疗和护理措施可以依据。

【临床表现】

1. 消化系统症状　胃肠道多发性息肉、慢性腹泻、体重减轻和营养不良等。慢性腹泻是最常见症状,由于肠黏膜弥漫病变,可造成失蛋白性肠病,亦可因细菌过度生长造成腹泻。表现为吸收不良,引起电解质丢失,多种维生素缺乏,低蛋白血症,甚至达到恶病质衰竭而死亡。

2. 指(趾)甲萎缩、脱发、皮肤色素增多。

【治疗原则】

1. 营养支持　输注白蛋白,纠正电解质及补充维生素,提高营养状况后可以改善皮肤病损。

2. 抗生素治疗　部分患者应用抗生素药物治疗细菌过度生长,腹泻症状可得到缓解。

3. 激素治疗　应用激素治疗可改善毛囊状况,减少脱发,此外对腹泻也有一定的缓解。

4. 手术治疗　如患者并发肠梗阻需手术治疗。

【患者资料】

患者男,54岁。因腹泻8个月,毛发、指(趾)甲脱落7个月伴全身瘙痒1个月于2004年11月24日收入病房。入院确诊为Cronkhite-Canada综合征。

既往史:患者于2004年3月无明显诱因出现大便次数增多,5~6次/天,1个月内头发、眉毛全部脱落,伴阴毛、腋毛不同程度脱落及指、趾甲自根部脱落。入院查体:患者双手、前臂、躯干、双足及双下肢皮肤色素沉着,指(趾)甲长度仅占甲床2/3且表面凹凸不平,头发及眉毛稀疏,双下肢明显可凹性水肿。实验室检查:大便OB(+),TP 3.0g/dl,ALB 1.6g/dl,Hb 126g/L。胃镜示:胃腔狭小,全胃密集大小不等结节或成簇红色息肉,胃小弯扩大。十二指肠球部、球后及降部黏膜散在直径1~5mm无蒂息肉,表面光整。入院后予抗炎、对症及营养支持治疗。

【护理评估】

| 评估项目 | 评估内容 |
| --- | --- |
| 健康史 | ➢ 有无息肉疾病及息肉家族病史 |
| 症状 | ➢ 腹泻:慢性腹泻 |
| | ➢ 皮肤:双上肢及双下肢色素沉着 |
| | ➢ 脱毛:秃发、面部毛发、阴毛、腋毛脱落 |
| | ➢ 伴随症状:体重减轻、营养不良、指(趾)甲萎缩脱落、全身瘙痒、下肢水肿 |

| 评估项目 | 评估内容 |
|---|---|
| 身体状况 | ➤ 腹部体征:慢性腹泻最常见 |
|  | ➤ 甲萎缩综合征:胃肠道息肉-色素沉着-秃发-指(趾)。 |
|  | ➤ 并发症:失蛋白性肠病、电解质紊乱、恶病质、肠梗阻 |
| 心理状况 | ➤ 有无焦虑、紧张等不良情绪 |
|  | ➤ 是否由于病程较长而存在自我效能低下 |

【常见护理诊断/问题】

1. 腹泻　与肠黏膜炎症有关。

2. 潜在并发症:皮肤完整性受损、水电解质紊乱。

3. 焦虑　与对疾病治疗及护理不了解有关。

【护理措施】

1. 外胚层异常的护理

(1)皮肤:本病外胚层的异常主要表现为皮肤黏膜干燥、粗糙、色素沉着、毛发稀疏,体温易升高,热度与环境温度相关。故我们调整病房温度在20℃左右,保持相对湿度50%左右,开窗通风2次/天,保持室内空气清新,使皮肤易处于自然放松状态。监测体温至少(无发热时)3次/天,以便及时发现患者的体温变化,及时处理。

(2)指(趾)甲:患者指(趾)甲有断裂,容易造成手指及脚趾的损伤及皮肤抓伤。我们十分注意保护患者的手指和脚趾,2次/周为其修剪指(趾)甲,并嘱其尽量避免碰触硬物,必要时可戴手套,皮肤瘙痒时尽量用指腹摩擦,并及时使用止痒药。

(3)神经系统:因病变累及神经系统(尤其是外周末梢神经),患者有感觉迟钝、肢体麻木表现。所以我们特别注意患者用水温度,嘱其勿用热水袋,以防烫伤。

2. 腹泻的护理

(1)每日监测患者大便次数、性状及量等,并正确留取标本,及时送检。

(2)嘱患者尽量卧床休息以减少肠蠕动,并尽量减少腹部按摩、压迫等使肠蠕动加快的机械刺激。

(3)监测生命体征,严格记录患者出入量,并嘱患者饮水量要超过1500ml/d,以防频繁腹泻引起水、电解质及酸碱平衡紊乱。

(4)保护患者肛周皮肤:长期的腹泻,易因肛周皮肤反复受刺激及潮湿,而导致其完整性受损,加上患者长期服用激素可使其抵抗力下降,极易引起感染。保持肛周皮肤干燥、清洁是护理关键。我们嘱患者使用柔软的卫生纸,便后清洗肛周,每晚用1∶5000高锰酸钾溶液坐浴,并用100W灯泡行肛周照射理疗20分钟/次(灯泡距患者肛周20~30cm,防止被烫伤),保持肛周皮肤清洁、干燥。

3. 低蛋白血症的护理

(1)预防感染:患者经济状况难以负担单人间费用,我们将其安排在普通间靠窗朝阳床位;每日为患者更换床单被罩,保持患者床单位清洁;夜班护士每日晨起为患者擦背,动作轻柔,防止皮肤受损,协助患者搞好个人卫生;尽量减少患者的探视次数及人数,并相对固定陪护人员,减少交叉感染机会。

(2)水肿护理:患者因血TP及ALB均严重低于正常,血浆胶体渗透压较低,引起明显全身水肿,尤以下肢明显,故我们要求患者尽量卧床休息,抬高下肢。这样做的目的主要是减少消耗,减轻下肢静脉压及组织间压力,利于静脉回流及水肿消退,并可最大限度减轻因水肿引起的腹痛及活动困难。我们为患者选择宽松、柔软的病号服,嘱其穿棉质、透气性较好、宽松的内衣和鞋袜,以防止局部受压加重水肿。并每日定时测量体重和水肿患肢周径,随时观察水肿处皮肤颜色,监测水肿变化。

(3)饮食护理:患者血TP及ALB均严重低于正常,胃肠道多发息肉及水肿,影响营养物质消化吸收,并可进一步加重低蛋白血症。故我们予患者高蛋白、高维生素、高热量饮食,经常变换饭菜花样、口味以促进食欲,嘱其家属多为其准备平日喜好的食物,提倡少食多餐,细嚼慢咽。文献报道,胃肠内营养治疗本病可取得较好的疗效,但患者经济状况无法实行。于是我们请营养科会诊,根据其实际情况制订饮食计划,150g/d小米糊粥和适量蛋白粉冲水口服。

4. 长期卧床的护理　长期卧床可引发下肢静脉血栓、压疮、肺炎等并发症。为防止并发症发生,我们嘱患者约每2小时翻1次身,避免同一部位长时间受压,以防压疮的发生;每日上、下午各为患者按摩下肢约20分钟,以防下肢深静脉血栓形成。

5. 心理护理

(1)为患者介绍其所用药物的作用、特性及每一项诊疗措施的必要性,最终取得患者的全力配合。为其详细讲解疾病特点,并把一些长期连续监测的重要化验指标制成表格给患者看,这样各化验值的变化便可一目了然,让患者更清楚地看到病情变化的情况,树立战胜疾病的信心。

(2)因患者家属的言行举止对患者的影响很大,所以我们同样重视与家属的交流。告知家属本病的特点、治疗及预后,取得家属的全力支持配合,达到医护、患者及家属共同努力的目的。

【讨论】

CCS 十分罕见，发病机制不详，现阶段任何治疗均不能根治，只能通过对症支持治疗延缓疾病恶化，预防并发症。2004 年 11 月 24 日患者入院至 2005 年 1 月 13 日患者病情好转出院，由于我们耐心细致的护理，患者未出现任何感染、皮肤抓伤、破溃、压伤等问题，未出现体温超过 38℃ 的中高热情况，未出现消化道出血、肠套叠、肠梗阻等并发症。我们认为，因为外胚层异常为本病的特征性表现，它的变化在一定程度上代表疾病本身的变化，低蛋白血症可引发一系列如水肿、感染等严重并发症，故对该患者的护理过程中，针对外胚层异常和低蛋白血症的护理是关键所在。

（侯秀凤　刘昕仪）

# 第四节　隐源性多灶性溃疡性狭窄性小肠炎的护理

【概述】

狭窄性小肠炎（cryptogenic multifocal ulcerous stenosing enteritis，CMUSE），1964 年由 Debray 等首次报道。该病较罕见，至 2009 年 10 月共报道 27 例，多见于法国。发病年龄为 15～70 岁，无明显性别差异。临床特征包括：反复发作的小肠梗阻，且术后易复发，多发回肠、空肠溃疡，肠腔狭窄，体重减轻，腹痛，患者反复腹痛非常痛苦且不易确诊，故不能及时有效地进行有针对性的治疗和护理。北京协和医院于 2009 年 10 月收入 1 例 CMUSE 疾病患者，经过及早诊断、积极治疗和实施整体化护理，取得良好效果。患者于 2009 年 12 月好转出院。

【临床表现】

1. 肠道症状　由小肠多灶性狭窄导致的慢性或反复发作性小肠梗阻是本病的主要临床表现，且术后易复发。患者可有慢性腹泻、腹绞痛、体质量减轻和反复发作的中等度（不完全性）肠梗阻等；小肠多发性溃疡可能致消化道出血，如反复呕血、黑便等。

2. 全身症状　慢性或反复发作性小肠梗阻可致蛋白质丢失性肠病、重度营养不良、恶病质、气短、乏力、低热等。重度营养不良患者可出现胸腔积液、心包渗出、腹水、下肢重度水肿等。

【治疗原则】

1. 营养支持　重度营养不良患者可予以肠内外营养或其他必要的支持治疗。

2. 药物治疗　多数报道显示，予以糖皮质激素治疗有效，但多数患者形成激素依赖状态。也有部分报道显示糖皮质激素治疗无效,可能属于难治性病例。

3. 双气囊小肠镜治疗　由双气囊小肠镜进行气囊扩张治疗。

【患者资料】

患者男,62 岁。5 年前饱餐后出现中上腹阵发性绞痛,需肌注氢溴酸山莨菪碱方能缓解,后腹痛反复发作。半年前病情加重,腹痛发作频繁。外院查:HGB 85g/L,便 OB( + )、血清铁 1.9μmoL/L。2009 年 9 月于门诊就诊,腹平片:右侧脐区气液平,肠管积气。患者近半年体重减轻 6 ~ 8kg。入院后查HGB 58g/L,输血后升至 96g/L;小肠 cT 重建:回肠多发肠壁增厚,血管增粗紊乱。反复腹痛,予肌注药物可缓解。复查腹平片仍有气液平。考虑患者长期消化道出血、肠梗阻,反复检查未明确诊断,10 月 30 日行剖腹探查。术中见距Treiz 韧带 4.2cm 处小肠大面积扭曲、局部狭窄,病变肠段约 60cm。行部分小肠切除术,见切除肠段中有一直径 1.0cm 溃疡,挛缩生长,局部肠腔狭窄,肠腔直径 1.6cm。病理及光镜结果考虑小肠慢性溃疡,累及黏膜层及黏膜下层。术后患者恢复排气排便。11 月 11 日开始突发脐区疼痛,阵发性,伴大汗,禁食通便后腹痛无明显缓解。立腹见气液平。11 月 16 日出现右下腹压痛、反跳痛。加用琥珀酸氢化可的松 150mg 每日 1 次静脉滴注。患者自觉腹痛较前好转。11 月 19 日专业组查房,根据患者反复腹痛,消化道出血,术后小肠炎症特点,术后 10 天再发肠梗阻,经查阅文献,考虑患者 CMUSE 病可能性大,联合应用激素治疗:11 月 16 日至 11 月 29 日给予琥珀酸氢化可的松 150mg 每日 1 次静脉滴注,11 月 20 日至 11 月 26 日给予琥珀酸氢化可的松 150mg 每 12 小时1 次静脉滴注,11 月 27 日-12 月 27 日给予泼尼松片 50mg 每日 1 次口服。患者腹痛明显缓解,复查立位腹平片:梗阻逐渐解除。患者由肠外营养支持逐渐过渡到肠内营养支持治疗(安素),再过渡到分类摄入自然食物。患者经过激素、营养支持治疗及对症护理后,症状好转,于 12 月 3 日出院。12 月 28 日门诊随诊,一般状况良好,口服激素逐渐减量,继续门诊随诊。

【护理评估】

| 评估项目 | 评估内容 |
|---|---|
| 健康史 | ➢ 有无小肠手术史<br>➢ 有无小肠梗阻病史 |
| 症状 | ➢ 腹痛:疼痛呈绞痛、反复发作<br>➢ 腹泻:多为慢性腹泻<br>➢ 伴随症状:体重减轻、呕血、黑便、营养不良、气短、乏力、下肢水肿 |

| 评估项目 | 评估内容 |
| --- | --- |
| 身体状况 | ➤ 生命体征:低热 |
| | ➤ 腹部体征:腹部压痛、反跳痛 |
| | ➤ 并发症:消化道出血、胸腔积液、心包渗出、腹水 |
| 心理状况 | ➤ 有无焦虑、因疼痛引起烦躁等不良情绪 |

【常见护理诊断/问题】

1. 疼痛　与小肠溃疡及肠梗阻有关。

2. 有受伤的危险　与患者腹痛发作易坠床有关。

3. 知识缺乏:缺乏疾病治疗及护理等知识。

4. 焦虑　与疾病本身罕见及目前治疗方式不确定有关。

【护理措施】

1. 腹痛的护理　腹痛是此患者最主要的症状,也是患者最亟待解决的问题。

(1)腹痛的监测:观察并记录患者腹痛的部位、性质及程度,发作的时间、频率、持续时间。观察非药物性和药物止痛治疗的效果。

(2)非药物性缓解疼痛的方法:能减轻患者的焦虑、紧张,提高疼痛阈值和对疼痛的控制感。如行为疗法,包括指导式想象、深呼吸、冥想、音乐疗法、生物反馈等。

(3)用药护理:患者发生疼痛时,护士遵医嘱应用氢溴酸山莨菪碱或者盐酸哌替啶(杜冷丁)等止痛药物来止痛。此患者的症状大于体征,发生腹痛时腹部体征不明显,护士需要评估患者疼痛的真伪,判断是否是应用盐酸哌替啶导致的成瘾性。护士遵医嘱应用0.9%氯化钠注射液进行安慰治疗联合患者的腹部体征判断疼痛的真伪。观察应用止痛药物后患者疼痛缓解的时间、程度。观察药物的不良反应,如口干、恶心、呕吐、便秘等,并给予相应的护理。

2. 应用糖皮质激素的护理　由于患者长期应用糖皮质激素,会导致机体免疫功能下降,应入住单人房间,而患者经济状况很难负担单人房间费用,将患者安排在普通房间靠窗并且朝阳的床位。尽量避免或减少探视次数及人数,并相对固定陪护人数为1人。定时监测患者的生命体征。保持口腔、肛周、皮肤清洁,防止发生感染,如皮肤出现伤口要及时处理,避免引起感染伤口的情况。因此患者在住院期间未出现交叉感染及伤口感染的情况。用药期间告知患者不能自行停药或减药,患者的依从性较好,配合医务人员的治疗,未发生此现象。定期监测患者肝肾功能及电解质,避免引起电解质紊乱及肝肾损害。

3. 营养支持治疗的护理　患者随病情变化由肠外营养过渡到肠内营养，再逐渐过渡到经口进食。适当摄入自然食物（米汤、粥、面片汤等），由经口进食半流食，患者可耐受，最后至出院时可进食普食，未再出现腹痛等不适。患者在进行肠外营养时，不能经口进食，以免发生口腔感染，护士协助患者清洁口腔，当疼痛不能自理时给予口腔护理。护士通过监测患者体重及血红蛋白值来评估患者的营养状况，每周测量 1 次体重，患者体重由入院时的 40.5kg 升至出院时的 43.5kg，HGB 由 64g/L 升至 94g/L。

4. 安全护理　患者腹痛发作时大汗淋漓，身体蜷缩，容易发生坠床、跌倒。发生剧烈腹痛时嘱患者卧床休息，并加床档保护，护士每半小时巡视患者 1 次，随时了解和满足患者所需，做好生活护理，协助患者取适当体位，协助患者如厕。检查患者输液管路，保证输液通畅。

5. 焦虑的护理　因为此病极其罕见、病因不明、确诊困难、反复发作、迁延不愈、目前尚无规则治疗方式及激素副作用易导致患者产生心理问题，此患者及家属都存在焦虑，护士应为患者介绍所用药物的作用、特性及每一项诊治措施的必要性，最终取得患者及家属的全力配合，并为其详细讲解疾病特点，把入院后一些连续监测的重要化验指标拿给患者看，这样让患者更清楚地看到病情的好转，使患者树立战胜疾病的信心。

【讨论】

CMUSE 疾病的病因及发病机制不明。查阅文献，CMUSE 诊断的依据为：

1. 不明原因的小肠狭窄；

2. 仅累及黏膜层和黏膜下层的浅表溃疡；

3. 慢性病程，反复发作，术后易复发；

4. 炎性指标正常；

5. 糖皮质激素治疗有效。

同时需要排除其他肠道疾病。胶囊内镜和双气囊内镜（DBE）是小肠疾病的首选检查手段，但是小肠梗阻是胶囊内镜的禁忌证，所以 DBE 是 CMUSE 的首选检查手段，并且 DBE 还可以进行取活检及内镜下治疗。目前的治疗手段只有手术切除狭窄小肠、内镜下球囊扩张术、糖皮质激素治疗。其中糖皮质激素治疗为最有效的治疗方法，但是糖皮质激素如何应用目前还没有国际上的规范标准。在此患者住院期间，尽量为患者减轻痛苦，促进患者康复，通过查阅文献了解疾病特点并对应实施护理措施，经过对腹痛的护理，应用糖皮质激素时的严密观察，营养支持，以及对患者焦虑的疏导，使患者病情好转出院。

（王　月　刘昕仪）

# 第五节　急性重症胰腺炎的护理

**【概述】**

急性重症胰腺炎(severe acute pancreatitis,SAP)为临床常见危急重症。起病凶险,病情复杂,并发症和死亡率高。从 20 世纪 90 年代以来,内科治疗已经成为治疗急性胰腺炎的主要手段。禁食、胃肠减压,抑制胃酸、胰液的分泌,肠内外营养是治疗急性胰腺炎的要点。我院在治疗急性胰腺炎中广泛应用醋酸奥曲肽注射液。醋酸奥曲肽注射液是一种人工合成天然生长抑素八肽衍生物,具有生长抑素的生物活性,可抑制胰液、胰高血糖素、胆囊收缩素、脂肪酶和淀粉酶的分泌,抑制胃泌素、胃酸与胃蛋白酶的释放,还能减少腹腔和胰腺的血流量。但是醋酸奥曲肽注射液在治疗胰腺炎的同时也有不良反应,主要有以下多个方面:①胃肠紊乱:腹泻、腹痛最为常见;②皮肤和皮下组织紊乱:表现为瘙痒、皮疹;③绝大多数患者都有注射部位局部疼痛;④神经系统紊乱:头痛、头晕都比较常见。本节对 2007 年 6 月至 2009 年 6 月,我科接收的 32 例胰腺炎患者应用酸奥曲肽注射液(善宁)治疗后进行总结,以了解患者应用醋酸奥曲肽注射液后的不良反应及护理措施。

**【临床表现】**

1. **急性胰腺炎**　发作前多有暴饮暴食或胆道疾病史。急性胰腺炎可分为普通型和出血坏死型。出血坏死型较少见,但病情严重,死亡率高。

(1)休克:患者常出现休克症状如面色苍白、冷汗、脉细、血压下降等,引起休克的原因可有多种,如由于胰液外溢,刺激腹膜引起剧烈疼痛;胰腺组织及腹腔内出血;组织坏死,蛋白质分解引起的机体中毒等。休克严重者抢救不及时可以致死。

(2)腹痛:腹痛常位于中上腹部,有时向腰背部呈束带状放射,弯腰或前倾坐位可减轻;常突然发作于大量饮酒或饱餐后,程度不一,轻者为钝痛,重者多呈持续性绞痛。

(3)恶心、呕吐:多数患者起病即呕吐胃内容物,甚至呕吐胆汁,吐后腹痛并不缓解。

(4)发热:多数急性胰腺炎患者出现中度发热,一般持续 3~5 天。

(5)水电解质及酸碱失衡:患者有不同程度的脱水,频繁呕吐者可发生代谢性碱中毒,重症胰腺炎常伴有代谢性酸中毒、低钙血症、血糖升高、低血钾、低血镁。

2. **慢性胰腺炎**

(1)腹痛:多位于上腹部,弥散,可放射至背部、两肋,坐起或前倾有所缓解。

（2）胰腺功能不全：不同程度的消化不良症状如腹胀、纳差、厌油、消瘦、脂肪泻等；半数患者因为内分泌功能障碍发生糖尿病。

（3）体征：轻度慢性胰腺炎很少有阳性体征，部分病例有上腹轻度压痛；晚期慢性胰腺炎因脂肪泻可有营养不良的表现；若急性发作，则可出现中至重度的上腹压痛。

【治疗原则】

## （一）急性胰腺炎

1. 一般治疗　急性胰腺炎的初期，轻型胰腺炎及尚无感染者均应采用非手术治疗。

（1）禁食、鼻胃管减压：持续胃肠减压，可减少胃酸与食物刺激胰液分泌，减轻呕吐与腹胀。给全胃肠动力药可减轻腹胀。

（2）补充体液，防治休克：全部患者均应经静脉补充液体、电解质和热量，以维持循环稳定和水、电解质平衡。预防出现低血压，改善微循环。

（3）解痉止痛：诊断明确者，发病早期可对症给予止痛药。但宜同时给解痉药。禁用吗啡，以免引起 Oddi 括约肌痉挛。

（4）抑制胰腺外分泌及胰酶：胃管减压、$H_2$ 受体阻断药、抗胆碱能药、生长抑素等，一般用于病情比较严重的患者。胰蛋白酶抑制剂如抑肽酶、加贝酯等具有一定的抑制胰蛋白酶的作用。

（5）营养支持：早期禁食，主要靠完全肠外营养（TPN）。当腹痛、压痛和肠梗阻症状减轻后可恢复饮食。除高脂血症患者外，可应用脂肪乳剂作为热源。

（6）抗生素的应用：早期给予抗生素治疗，在重症胰腺炎合并胰腺或胰周坏死时，经静脉应用广谱抗生素或选择性经肠道应用抗生素可预防因肠道菌群移位造成的细菌感染。

2. 手术治疗　胰腺脓肿、胰腺假性囊肿和胰腺坏死合并感染是急性胰腺炎严重威胁生命的并发症。如诊断不确定；继发性的胰腺感染；合并胆道疾病；虽经合理支持治疗，而临床症状继续恶化，应手术治疗。

手术方式主要有两种：①剖腹清除坏死组织，放置多根多孔引流管，以便术后持续灌洗，然后将切口缝合。②剖腹清除坏死组织、创口部分敞开引流术。术中可同时行胃造瘘、空肠造瘘（用于肠内营养支持）及胆道引流术。偶有单发脓肿或感染性胰腺假性囊肿可采用经皮穿刺置管引流治疗。

在重症胆源性胰腺炎伴有壶腹部嵌顿结石，合并胆道梗阻或胆道感染者，应急诊手术或早期（72 小时内）手术，解除胆道梗阻，取出结石，畅通引流，并根据病情需要选择做胆囊切除术或小网膜腔胰腺区引流术。在有条件的情况下，可经纤维十二指肠镜 Oddi 括约肌切开取石，其疗效显著，并发症少。

### (二)慢性胰腺炎

慢性胰腺炎应予以病因治疗,如:治疗胆源性疾病;戒酒;饮食疗法,少量多餐,高蛋白、高维生素、低脂饮食;补充胰酶;控制糖尿病;营养支持疗法。必要时行胰管引流术和胰腺手术。

【患者资料与方法】

1. 研究对象　2007 年 6 月至 2009 年 6 月消化内科急性重症胰腺炎患者 32 例。其中男性 15 例。女性 17 例,年龄 22～96 岁,平均 54 岁,所有患者均符合急性胰腺炎诊断标准:①急性上腹痛发作伴有上腹压痛或腹膜刺激征,恶心、呕吐、发热;②白细胞总数高于正常及血、尿淀粉酶升高;③腹部 B 超或 CT 发现胰腺炎症的间接改变;④诱发病因常有胆囊颈部结石、胆总管结石、饮酒过度以及 ERCP 术后等。32 例患者中并发胆结石者 16 例,胆囊炎 1 例,急性呼吸窘迫综合征 1 例,高血压 2 例,高脂血症 6 例,冠心病 2 例,胸腔积液 1 例,慢性肾衰竭 1 例。

2. 方法　明确诊断入院后都给予禁食水,抗生素(包括注射用亚胺培南西司他丁钠、注射用甲硝唑磷酸二钠等)抗感染治疗。补液,注射用奥美拉唑钠抑制胃酸,醋酸奥曲肽注射液 0.1mg,q8h 皮下注射抑制胰酶治疗,4 例患者保守治疗不佳,予外科手术胆囊切除。其中所有患者在急性胰腺炎急性期都应用了醋酸奥曲肽注射液,患者均于发病 6～12 小时即给药。

【结果】

给予上述常规治疗后,除去 4 例外科手术治疗患者,其他患者预后良好,胰酶指标降至正常。但患者在治疗中也出现了不良反应,其中腹痛 11 例,应用醋酸奥曲肽注射液注射部位不适 28 例,高血糖 2 例,皮疹 1 例,头晕、头痛 2 例。

【护理评估】

| 评估项目 | 评估内容 |
| --- | --- |
| 健康史 | ➢ 发病前有无暴饮暴食等不良饮食史<br>➢ 有无胆道疾病史 |
| 症状 | ➢ 腹痛:常位于中上腹,向腰背部呈束带状放射,常于大量饮酒或饱餐后突然发作,程度不一,轻者为钝痛,重者多呈持续性绞痛<br>➢ 休克:苍白、冷汗、脉细、血压下降<br>➢ 恶心、呕吐:多数患者起病即呕吐胃内容物,甚至呕吐胆汁,吐后腹痛不缓解<br>➢ 伴随症状:腹胀、纳差、厌油、消瘦、脂肪泻 |

| 评估项目 | 评估内容 |
|---|---|
| 身体状况 | ➤ 生命体征:中度发热,一般持续 3～5 天<br>➤ 腹部体征:腹部压痛、腹膜刺激征<br>➤ 并发症:水电解质紊乱、糖尿病 |
| 心理状况 | ➤ 有无焦虑、烦躁、悲观等不良情绪 |

【常见护理诊断/问题】

1. 疼痛　与重度胰腺炎有关。

2. 潜在并发症:水电解质紊乱。

3. 焦虑　与治疗效果不明确有关。

【护理措施】

1. 一般护理　患者在急性重症胰腺炎发病期均出现腹痛、腹泻等症状,密切观察患者生命体征,观察腹部体征,记录大便次数、量,准确记录 24 小时出入量。其中 19 例患者留置空肠营养管肠内营养。要观察患者有无肠鸣音、腹痛和腹泻。所有患者监测胰酶,防止治疗中胰腺炎复发。

2. 营养支持

(1)肠内营养护理:对 19 例留置空肠营养管肠内营养的患者,给予肠内营养时严格遵循循序渐进、浓度从低到高、用量从小到大、速度从慢到快的原则。患者在介入科留置空肠营养管后,用胶布固定好管路位置,记录管路深度,每班观察管路位置,防止脱出,不使用鼻饲营养液时每天用 20ml 温开水冲洗管路 1 次,保持管路通畅。在使用营养液鼻饲前,先用 5% 葡萄糖氯化钠溶液 500ml 鼻饲,观察患者是否耐受,患者可以耐受再应用维沃、百普力鼻饲,泵速从 50ml/h 开始,逐渐加快泵入速度。鼻饲过程中,11 例患者出现腹痛并伴有腹泻,对于这些患者,先将肠内营养减量,并注意在鼻饲时用加热棒预热营养液,每日更换营养泵袋,防止长时间使用一个营养袋,袋内滋生细菌引起腹泻。

(2)肠外营养的护理:本组患者中在应用肠内营养前,先留置经外周静脉穿刺置入中心静脉导管(PICC)管路应用 TPN 肠外营养者 6 例,对于这些患者,护理时每班观察管路位置,穿刺点有无感染,每周 2 次换药,更换无菌敷料,输液前用生理盐水冲洗管路,输注完毕后,再用 10ml 生理盐水冲管后,用 1∶2000 肝素盐水 5ml 封管。PICC 管路不可用于输血、输蛋白等用途。6 例患者都无管路感染,3 例因 TPN 用量较大,出现输液侧上肢水肿,予以抬高输液侧上肢后缓解。

3. 应用醋酸奥曲肽注射液的护理

(1)醋酸奥曲肽注射液的规格和储藏:规格为 1ml∶0.1mg,保存在 2～8℃的冰箱中,防冷冻和避光。需要每日使用时,安瓿在 30℃下保存 2 周。

（2）注射部位不适的护理：醋酸奥曲肽注射液的注射频率是 q8h，本组中有 28 例患者出现注射部位局部反应，包括疼痛和注射部位的针刺、麻刺或烧灼感。对于这些患者，给予宣教告知患者这些反应属于正常现象，注射后大约持续 15 分钟就能消失。注射前注意药液达到室温再用，注射时慢推，以减少局部的不适感。

（3）胃肠道症状的护理：使用醋酸奥曲肽注射液时，11 例患者出现腹泻、腹痛。此状况出现后，根据医嘱给予患者抑制胃酸的药物，延长用药和进食的时间间隔，即在两餐之间或者鼻饲前后用药，会减轻胃肠道副反应的发生。但是上述 11 例患者腹痛症状不能肯定都由醋酸奥曲肽注射液引起，也可能和原发病及肠内营养相关，所以同时也要注意肠内营养的用量和鼻饲速度。

（4）神经系统症状如头晕、头痛的护理：本组中 2 例患者出现头晕、头痛，在使用醋酸奥曲肽注射液期间，嘱托患者尽量注意卧床休息，发生了头晕、头痛，给予患者监测血压，并告知患者活动时尽量有医护人员及家属陪伴。

（5）皮肤和皮下组织紊乱：应用醋酸奥曲肽注射液可能引发瘙痒、皮疹。本组中 1 例患者出现皮肤瘙痒并有高出皮肤表面的皮疹，护理上嘱患者不要用手抓挠。注意皮肤的清洁，不能随便涂抹药膏。

（6）高血糖：由于对生长激素、胰高血糖素和胰岛素释放的抑制作用，醋酸奥曲肽注射液可影响机体对血糖的调节。餐后血糖的耐受能力有受损的可能。有报告提示长期皮下用药可能引起持续的高血糖。上述研究中发生高血糖的患者有 2 例，均没有糖尿病病史，治疗过程中，予患者监测血糖变化，出现了高血糖，根据医嘱予患者注射胰岛素降血糖。

4. 心理支持　在本组患者的护理过程中，有 3 例患者因得病后治疗时间长、费用高，且肠内营养后腹泻症状明显，出现了急躁、悲观的情绪。因此护士给患者做心理疏导，解释肠内营养的重要性和可能出现的不良反应，帮助患者树立信心。随着病情的稳定，这些患者的不良情绪得到了改善。

【讨论】

急性重症胰腺炎是一种全身性疾病。发病中，机体的多个器官或系统受到不同程度的损伤，胰腺消化酶被激活，进而使胰腺破坏和发生自身消化作用，引起胰腺损伤。醋酸奥曲肽注射液可以减少胰腺的内分泌和外分泌，从而达到治疗胰腺炎的目的。应用醋酸奥曲肽注射液后会发生不良反应，如腹痛、腹泻、头痛、注射部位皮肤红肿、皮疹、高血糖。在护理中，密切观察患者生命体征和腹部体征，注重肠外营养患者 PICC 置管情况，防止管路感染。肠内营养患者，鼻饲时遵照用量由少到多、速度由慢到快的原则，避免用凉的营养液直接鼻饲，保持空肠营养管的通畅。应用醋酸奥曲肽注射液治疗时，做好宣教，告知患者可能的不良反应，皮肤不适时不要用手抓挠，尽量卧床，防止头晕时摔伤,并按医嘱做好血糖的监测。给患者创造一个安静、舒适的休养环境,帮助患者尽快恢复。

(叶 维)

# 第六节 急性蜂窝织炎性胃炎的护理

**【概述】**

急性化脓性胃炎(acute purulent gastritis)又称急性蜂窝织炎性胃炎,其病情严重,临床上十分少见,多由化脓菌通过血液循环或淋巴播散至胃壁所致。致病菌以溶血性链球菌最为多见,其次为金黄色葡萄球菌、大肠杆菌、产气荚膜杆菌等。以全身败血症和急性腹膜炎为其主要临床表现,常有上腹剧痛、寒战、高热、上腹部肌紧张和明显压痛。早期确诊后可经内科保守治疗,胃肠减压、大剂量抗生素控制感染;若内科治疗无效,全身中毒症状重或伴有休克者,应立即手术治疗。

**【临床表现】**

1. 常以急腹症形式发病。突然出现上腹部疼痛,伴发热、寒战、恶心、呕吐等。腹痛可渐进性加重,坐位时疼痛有所缓解,卧位时加重,此为本病具有特异性的症状。随着病情的发展体温可进一步升高,呕吐物可由脓性液变为脓血性液。还可出现腹胀、腹膜炎体征及黑便,但多无腹泻。

2. 病程后期可出现休克征象,与细菌毒素造成的感染中毒及失血、失液有关。严重病例休克出现较早,预后不良。除早期外常有腹膜炎体征,腹部较膨隆、压痛、反跳痛及肌紧张,以上腹部为重。

3. 如炎性渗出液较多,可有炎性腹水,表现为移动性浊音阳性,但罕有大量腹水。肠鸣音在早期亢进,以后则渐弱或消失。

**【治疗原则】**

1. 非手术治疗 通过应用大剂量广谱抗生素及积极手术可提高存活率。当出现水、电解质及酸碱平衡紊乱或休克时,应积极纠正,同时加强输血、补液等一般支持疗法,大部分病例经保守治疗有望痊愈。

2. 手术治疗 如保守治疗期间腹膜炎未减轻或反而加重则认为是手术的适应证。手术方式有胃蜂窝织炎引流术及胃部分切除术。在患者病情许可的情况下以后者为宜。腹腔内应常规注入适量抗生素。如病灶切除及腹腔清理较彻底,可不放置引流。经综合治疗后的化脓性胃炎存活率近70%。

3. 术后处理 需手术治疗的患者病程往往已为中晚期,病情较重,术后应注意以下情况:持续胃肠减压,保持引流通畅;监测生命体征,密切注意水、电解质及酸碱平衡;注意肾功能变化;继续应用大剂量广谱抗生素;加强营养支持,条件允许应给予静脉营养。

【患者资料】

患者女,19岁,学生。因"腹痛、腹胀、恶心、呕吐35天"入院。患者入院前35天无诱因出现腹痛,以剑突下方偏右侧为主,为持续隐痛,阵发加重,与进食及排便无关,1天后转为全腹疼痛,伴恶心、呕吐胃内容物,当地医院查体:T 37.2℃,右下腹压痛及反跳痛,无肌紧张。查血AMY 120U/L。考虑为"急性阑尾炎"行急诊阑尾切除术,术中见"阑尾迂曲充血,腹腔内可见少量淡黄色液体(约20ml)",术后病理显示"阑尾慢性炎急性发作"。术后继续予以抗感染补液治疗,2天后开始进食流食,进食1天后出现寒战、发热(体温38.5℃),上腹胀满,伴恶心、呕吐,呕吐物含胆汁,同时有下腹坠痛、腹泻及里急后重,排褐红色稀便,便常规发现大量白细胞,考虑为"痢疾"予以左氧氟沙星治疗,5天后大便减为2~3次/天,但仍有上腹胀痛及恶心,喜前屈位。腹部B超提示"胆囊结石,胆囊炎",腹部CT示"胆囊结石,胰腺饱满,胰尾小囊肿?",复查血AMY正常,尿AMY 809U/L,予醋酸奥曲肽(善宁)0.1mg ih q8h治疗,症状缓解不明显,尿AMY降至104U/L,发病以来体重下降7kg。

我院急诊查血WBC 8.3×10⁹/L,NEUT% 80.1%,Hb及PLT正常,肝肾功能正常,血AMY 156~131U/L,LIP 676~755U/L。腹部B超:胆囊多发结石。立位腹部平片:下腹部肠管积气,未见液气平面。为进一步诊治入院。入院后查大便常规发现RBC 2~4/HPF,WBC 5~10/HPF,粪OB(+),大便苏丹Ⅲ染色(-)。胃镜示"胃体至胃窦黏膜充血水肿,皱襞粗大迂曲呈结节状,表面散在出血、糜烂及浅溃疡,幽门结构变形,十二指肠降段黏膜多发条形充血糜烂",幽门螺杆菌尿素酶快速实验及银染均为(-);查肿瘤标志物抗原均为阴性。最后诊断急性蜂窝织炎性胃炎。

【护理评估】

| 评估项目 | 评估内容 |
|---|---|
| 健康史 | ➤ 发病前有无皮肤破损及病菌感染病史 |
| 症状 | ➤ 腹痛:突然出现上腹剧痛、渐进性加重,坐位时有缓解,卧位时加重 |
|  | ➤ 恶心、呕吐:可出现脓血性呕吐物 |
|  | ➤ 伴随症状:腹胀、寒战、黑便、全身中毒症状、休克 |
| 身体状况 | ➤ 生命体征:高热 |
|  | ➤ 腹部体征:腹部明显压痛、反跳痛、肌紧张,以上腹部为重,腹部膨隆,如有腹水可有移动性浊音 |
|  | ➤ 并发症:感染、休克、水电解质紊乱 |
| 心理状况 | ➤ 有无恐惧、紧张等不良情绪 |

【常见护理诊断/问题】

1. 有感染的危险　与疾病本身所致化脓性炎症扩散有关。

2. 潜在并发症:出血。

3. 疼痛　与化脓性炎症细菌扩散有关。

4. 知识缺乏:与缺乏疾病治疗及护理知识有关。

5. 恐惧　与担心出血有关。

【护理措施】

1. 胃肠减压的护理

(1)胃肠减压前的护理:插胃管前耐心做好解释工作,让患者有充分的思想准备,主动配合插管,选择合适的胃管(18号)及插管长度,长度一般为发际至剑突加5cm,胃管插入过深则盘在胃内易打折,过浅则不能充分有效吸引,插管前用石蜡油充分润滑胃管,清洁鼻腔后用石蜡油棉签再润滑鼻腔,以减轻患者的不适感。

(2)胃肠减压中的护理:插管过程中嘱患者放松,像吃面条一样做吞咽动作,并随着吞咽动作送管,动作要轻柔迅速,以减轻患者的不适感。传统的胃管固定方法易脱落,采用自制改良方法,取白色医用胶布约3cm×8cm,从中间剪开至约余3cm,未剪开端固定在鼻尖,剪开的两端则交叉缠绕固定胃管,此法不易脱落。

(3)胃肠减压后的护理:胃肠减压后嘱患者禁食、禁水,口腔护理,每日两次。要注意保持有效的负压吸引,负压鼓位置不宜过高,引流液不宜过满,约至2/3满时应及时倾倒,以维持有效负压,同时要注意观察记录引流液的颜色、量、性质,及时报告医生。翻身或起床时要保持身体和负压鼓同步进行,以免胃管扭曲、受压、脱落。

2. 病情观察

(1)消化道出血:观察呕血或黑便的量、性质、次数、颜色及时间,密切观察血压、脉搏、呼吸、尿量、末梢循环、肢体温度、皮肤弹性等。如出现呕血或黑便量增多、次数增加、颜色由黑转红、性质由稠转稀、血压下降、脉搏增快、尿量减少、四肢冰冷等,应立即报告医生,遵医嘱交叉配血,迅速建立多条静脉通道,快速输液,以补充血容量,必要时输血,准备好一切急救药品和用物。

(2)发热:密切观察体温变化,注意热型及伴随症状。遵医嘱给予物理或药物降温,根据药敏结果选择敏感抗生素,并观察疗效、记录。做好口腔、皮肤护理,出汗后及时更换衣物,以免着凉。

(3)腹痛:观察腹痛的性质、部位、持续时间,按医嘱给予奥美拉唑抑酸,持续静脉输注,微量泵调节。正确掌握注射泵使用方法,及时排除报警故障,以确保药物持续匀速滴入。并采用分散注意力的方法,如玩电子游戏、听音乐等以减轻患者的痛苦。

3. 心理护理　患者害怕出血,担心治疗的效果及疾病的预后,害怕陌生的环境,感到紧张不安,不能积极配合治疗和护理。因此要安慰体贴患者,为患者提供一个安全舒适的环境,嘱卧床休息,保持安静。让患者了解疾病的起因、诱因、发生发展过程、治疗、护理计划及预后。大出血时,医护人员应争分夺秒地进行抢救,同时应保持镇静,做到有条不紊,及时清理血迹,倾倒床旁呕吐物或引流物,避免不良刺激,以消除恐惧气氛。胃镜检查前,耐心做好思想工作,必要时留亲属陪伴。使其配合各种检查、治疗及护理。

4. 饮食护理　指导患者进食应定时,不可暴饮暴食。出血严重、呕吐频繁时禁食,症状缓解后可从流质饮食开始,逐渐过渡到普食。避免过冷、过热、油炸、辛辣等刺激性食物及浓茶、咖啡等饮料。

5. 用药护理　注意观察药物的作用和副作用,禁用或慎用吲哚美辛栓、阿司匹林、泼尼松等药物,大剂量使用抗生素要注意二重感染和肾毒性。正确掌握服药方法,某些药物,如硫糖铝等须饭前服用。

6. 出院指导　嘱患者养成良好的饮食生活习惯,合理安排日常活动,避免剧烈运动,保持情绪稳定。

【讨论】

急性化脓性胃炎合并出血临床上较为罕见,其发病机制可能与患者体质弱、抵抗力下降有关。患有胃溃疡者胃酸相对减少,利于细菌生长繁殖;饮食不洁而呕吐引起胃黏膜损伤、出血、局部痉挛,导致细菌侵入,继而形成脓肿。尽早采用胃肠减压、大剂量抗生素、止血等治疗,配合相关护理措施,加强胃肠减压护理及病情观察是保证治疗成功的关键,避免了手术风险,降低了费用,最终恢复良好。

（李　冉　刘昕仪）

## 第七节　食管化学性灼伤后瘢痕狭窄的护理

【概述】

吞服腐蚀剂后1周为急性期,此期食管黏膜水肿、溃疡、感染坏死,整个食管腔完全梗阻、不能进食。此后,食管黏膜水肿逐渐消退、感染坏死黏膜脱落、溃疡面有新鲜的肉芽形成、食管腔有不同程度的再通。2～3周后组织愈合、瘢痕开始形成,由于大量结缔组织增生,食管瘢痕挛缩形成狭窄,临床上再次出现进食梗阻症状,并渐趋严重。食管黏膜损伤的程度与腐蚀剂的化学性质、剂量、浓度及吞服时间长短有关,轻者表现为黏膜表浅的充血水肿,大约10天内痊愈,不留明显瘢痕。重者可导致黏膜糜烂、溃疡、出血、穿孔,甚至造成纵隔炎、食管-气管瘘和食管-主动脉瘘,后者多发生在腐蚀剂停留最久的部位。

对瘢痕狭窄较轻或病变较短的病例,早期采用探条式或循环式食管扩张可获较肯定的疗效。对于广泛食管狭窄,扩张无效者,均需要外科手术治疗,欧美国家多采用切除术,而国内不论瘢痕段食管是否切除,多采用胃或结肠替代食管,少数用空肠代替胃者。

【临床表现】

吞服酸碱等化学品后,口、咽、胸骨后至上腹部立即呈现烧灼痛,并有流涎、恶心、呕吐、低热、烦躁不安、拒绝进食等。灼伤程度轻者数日后黏膜水肿逐渐消退,能开始进流质食物。如灼伤程度较重并在愈合过程中形成瘢痕组织,则在灼伤后数日水肿、痉挛消退,吞咽功能一度暂时改善,2~3周后瘢痕组织收缩,造成食管腔狭窄,又呈现吞咽困难症状,并因此而出现消瘦、脱水等征象。严重灼伤引致食管穿孔或胃穿孔的病例,则在灼伤后早期即呈现休克、高热、急性纵隔炎和腹腔感染的症状和体征。如化学品吸入喉部引致喉水肿,则临床上呈现呼吸困难。胃食管反流引致的食管瘢痕狭窄,往往有长期食管炎病史,食管黏膜形成溃疡后,可能有少量呕血。食管狭窄部位在食管下段,范围比较局限。手术后食管狭窄则常在术后2~3周开始呈现吞咽困难症状。

【治疗原则】

1. 对症治疗　吞服碱性或酸性化学品后立即对食管造成损害,可服用食醋或苏打水等拮抗剂、催吐药或洗胃可加重食管损伤,不宜采用。食管灼伤后早期应用抗生素和肾上腺皮质激素治疗,可能预防或减轻感染和炎症反应,减少日后瘢痕形成。

2. 早期经鼻腔放置胃管,既可用以喂饲食物,又可支撑食管腔。灼伤后2周左右经食管镜及X线食管钡餐检查显示食管腔形成狭窄者,可经食管镜试行食管扩张术,适宜做食管扩张术的患者需定期多做扩张术。狭窄程度重、狭窄段范围长的患者经食管镜做扩张术难于获得成功。由于进食困难,往往需先做胃造瘘术。事先吞咽一根粗线,如能经胃造瘘口将粗线引出体外,则可在粗线导引下作逆向食管扩张术。未能做扩张术的病例则需改善全身营养状况后,施行手术治疗。

3. 手术治疗　食管化学性灼伤往往造成食管长段狭窄,且胃也大多同时受累,甚或造成瘢痕挛缩,难于施行高位食管胃吻合术。手术治疗方式通常采用结肠替代食管。

【患者资料】

患儿,男性,15岁。因"进食困难2年"入院。2年前,患儿因误服过氧乙酸一小口后出现口咽部及胸骨后疼痛,逐渐出现进食困难,伴进食后胸骨后梗阻感。遂行空肠造瘘术,予空肠营养支持治疗。先后于外院行 6 次食管扩张术。前 3 次扩张后患儿可进半流质饮食,故拔出空肠造瘘管,但 3~4 天后进食困难又渐加重,再行 3 次食管扩张术后症状无明显缓解。钡餐检查提示:食管中下段明显狭窄,为进一步治疗入院。起病以来患儿生长发育迟缓。入院诊断:食管化学性灼伤后瘢痕狭窄,扩张治疗后。入院后胃镜检查示:距门齿 13cm 处食管狭窄,导丝继续进入 10cm 遇阻力。胸外科会诊意见:结肠代替食管手术治疗的风险较大,容易出现术后食管瘘。故先后于我院行 20 次食管扩张术,术后予以抑酸剂和黏膜保护剂治疗。治疗期间患儿一般情况可,食量较前有所增加,可进食面包等干粮(需水送服),平均体重每月增加 0.5kg,身高每月增加 2.5cm。末次扩展术后患儿出现持续性上腹疼痛,伴恶心、呕吐。查体:中上腹明显压痛伴反跳痛、肌紧张。立位腹平片提示:膈下可见游离气体。胸片:未见明显纵隔内气体。胸部 CT:未见明确纵隔内气肿。上消化道造影:见食管膈下段近贲门处有一渗漏处。予禁食并放置空肠营养管营养支持治疗,经内科保守治疗一周后腹痛症状完全缓解,膈下游离气体吸收。最终,患儿行食管支架置入术,放置支架后患儿进食明显改善。

【护理评估】

| 评估项目 | 评估内容 |
| --- | --- |
| 健康史 | ➤ 发病前有无吞食酸碱等腐蚀剂病史 |
| | ➤ 有无食管炎病史 |
| 症状 | ➤ 腹部烧灼痛:上腹部,于吞服化学品后 |
| | ➤ 恶心、呕吐 |
| | ➤ 进食梗阻:吞咽困难、逐渐加重 |
| | ➤ 呼吸困难:化学品进入喉部 |
| | ➤ 伴随症状:流涎、烦躁不安、拒绝进食、消瘦、脱水、少量呕血 |
| 身体状况 | ➤ 生命体征:低热 |
| | ➤ 食管黏膜:糜烂、溃疡、出血、穿孔 |
| | ➤ 并发症:纵隔炎、食管-气管瘘和食管-主动脉瘘、休克、腹腔感染 |
| 心理状况 | ➤ 有无紧张、悲观、恐惧等不良情绪 |

【常见护理诊断/问题】

1. 疼痛　与食管腐蚀伤有关。
2. 吞咽障碍　与食管黏膜损伤,黏膜充血水肿有关。
3. 营养失调:低于机体需要量　与营养摄入减少有关。
4. 有感染的危险　与穿孔或形成食管瘘有关。

5. 知识缺乏:缺乏疾病治疗、护理等知识。

【护理措施】

## (一)食管腐蚀伤的急救处理

食管腐蚀伤后应简要采集病史,包括吞服腐蚀剂的种类、时间、浓度和量。于伤后数小时内来医院者,最关键的是迅速判断患者一般情况后,立即进行急救处理。

1. 全身治疗 禁食、抗感染、镇静、止痛,纠正低血压和低血容量,保持水、电解质及酸碱平衡,早期营养支持。

2. 保持呼吸道通畅,必要时行气管切开及机械辅助呼吸。

3. 吞服量大者放置鼻胃管用少量温盐水反复洗胃,以减少毒素吸收。胃管予以保留,可早期鼻饲饮食,同时对食管腔起着支撑作用,避免食管完全闭锁。针对腐蚀剂性质采用中和治疗,以弱酸中和强碱,常用橘子汁、柠檬汁和食醋,以弱碱中和强酸,如肥皂水、氧化镁、蛋清和植物油等。但由于担心中和治疗可能因酸碱反应产热加重对消化系的损伤,因此尚有争议。

4. 对吞服腐蚀剂量多、浓度高的患者,可有上消化系统的广泛坏死、穿孔、严重出血,常需急诊手术。视损伤情况可施行胸腔闭式引流术、纵隔扩清术、食管切除、颈部食管外置、食管胃切除术或空肠造瘘术等。

## (二)食管支架置入术的护理

1. 心理护理 由于患者吞咽困难,精神紧张,情绪不稳定且大多悲观,要耐心细致地做好患者的沟通工作,向患者介绍该方法可能达到的临床效果及安全性和注意事项,说明术中可能出现的不良反应及相应的处理方法,以消除恐惧心理,取得信任,并积极配合治疗。

2. 术前准备 术前6小时禁食,行钡餐造影。术前10分钟口服2%利多卡因胶浆10ml。对精神紧张患者给予肌内注射地西泮,禁用吗啡、哌替啶等以免引起呼吸抑制,局部麻醉要充分,以利于支架置入,减少不良反应。

3. 呼吸道护理 支架置入时有可能引起误吸,注意保持患者头部位置不动,牙垫不可脱出,嘱患者不能吞咽唾液以免呛咳,观察呼吸、脉搏、面色变化,如有异常及时给予处理。术后2小时协助患者坐起拍背,深呼吸及有效咳痰,同时遵医嘱给予抗生素及营养支持治疗。

4. 饮食护理 置入支架半小时后指导患者饮100ml的温开水,如感觉吞咽通畅,2小时后可指导患者进流质饮食,如豆浆、牛奶、米汤等易于消化的高热量、高蛋白、高维生素食物。当天进食流质饮食,24小时后改半流质,逐渐过渡到正常饮食。以温软饮食为主,忌酸辣冷硬食物,注意进食时取半坐卧位,并在餐后饮水,以清洁可能停留在支架上的食物碎屑。进食后多咀嚼,勿进大块食物,禁冷、烫的食物,以防支架变形移位。

5. 并发症护理

（1）疼痛、不适和异物感：由于病灶的生长，使管腔变得狭窄，支架置入后因强行撑开管腔而引起胸骨后痛、不适和异物感，可适当给予止痛药物，一般5～7天可缓解。出现恶心、呕吐者给予甲氧氯普胺等对症治疗，同时补充水、电解质，7天内症状缓解。

（2）胃食管反流：食管下段病变放置支架后影响贲门收缩功能，患者自觉恶心、呕吐、反酸、烧心和胸痛，可给予多潘立酮餐前30分钟口服，进食尽量取坐位或抬高床头，进食1～2小时后再取卧位，以缓解反流症状。

（3）出血：置入支架后，给予8%去甲肾上腺素＋生理盐水局部喷洒。密切观察生命体征以及大便的情况。必要时给予抑酸和止血药。

（4）穿孔：多因置入支架时用力过大或导引钢丝插入受阻时还盲目插入所致。穿孔时患者有剧烈疼痛或喝水呛咳，一般穿孔可用覆膜食管支架，严重穿孔则应选择手术治疗。

6. 出院指导　要做好患者的健康教育，指导患者出院后生活要有规律，正确进食，对疾病有正确的认识，树立战胜疾病的信念。告诫患者出院后可能出现的并发症如支架阻塞、脱落、移位产生的餐后呕吐、进食困难，反流性食管炎产生的反酸、嗳气、烧心感等症状，消化道出血产生的呕血、黑便等，建议患者及时就诊。定期复查胸片，了解支架位置是否正确，有无移位、脱落等情况。

### （三）食管碱烧伤瘢痕狭窄结肠代食管术的护理

1. 术前护理

（1）心理护理：此类患者误服者占多数，并多次住院检查和治疗，心理十分复杂和敏感，对将要进行的手术治疗存在着多种顾虑，如手术能否成功、家庭经济状况、术后恢复如何等等，对医疗护理挑剔、要求高、不信任年轻护士、不愿意接受重复治疗等，心理护理的目的在于使患者认识疾病、介绍手术的方法、手术的意义、手术可能的并发症以及预防措施，并以优质的服务、精湛的护理技术消除患者的疑虑，使其情绪稳定，树立信心，配合医务人员共同完成治疗任务。对于患儿，医护人员应多与其沟通，用爱抚、温柔的言语感染患儿，使其对我们有依赖感，手术后在无陪人的情况下，也能很好地配合治疗。

（2）营养支持：患儿因食管狭窄，长期不能正常进食，术前我们要评估患儿的营养状况，向患儿和家长讲明术前营养支持的重要性和必要性。了解患儿有无贫血、低蛋白血症、酸碱失衡、电解质紊乱，必要时静脉补液、输血、输白蛋白、静脉高营养等，以纠正贫血、低蛋白血症和酸碱电解质紊乱。从胃造瘘管注入营养流质饮食，以增强机体抵抗力和手术耐受力。

2. 术前准备

（1）皮肤的准备：手术区彻底备皮并保持清洁。

（2）消化道准备：术前3天进行回流灌肠，并使用肠道消炎药物，术前1天给予无渣造瘘管进食，术日晨遵医嘱清洁灌肠，生理盐水冲洗食管。

（3）了解患者的口腔情况，有无活动性义齿，近期内有无咽部炎症及口腔溃疡等，若有，及时通知医生。做好口腔护理，常规给予漱口水漱口，4次/天，对炎症较重者，早期处理如采用冲洗，用敏感的抗生素控制感染，预防吻合口瘘的发生。

（4）此类患者病程一般较长，长时间进食困难，消瘦，除行胃肠造瘘进行肠内营养外，应用静脉置管进行静脉营养，采用3升袋，根据患者的体质及生化指标情况补充氨基酸、葡萄糖、脂肪乳、微量元素及各种维生素，必要时输血和白蛋白，增加患者的抵抗力和纠正水、电解质紊乱，以便接受手术治疗。

（5）术前8小时禁食、禁水，防止因麻醉或手术过程中引起呕吐导致吸入性肺炎或窒息。

3. 术后护理

（1）术后ICU监护：全麻未醒者用呼吸机辅助呼吸、心电监护、血氧监测，严密观察生命体征及病情变化。保持呼吸道通畅，及时吸出呼吸道分泌物。若患儿神志清醒，病情稳定，握手有力，血气分析在正常范围内，可充分吸痰后试停呼吸机，观察30~60分钟，无异常后再拔气管插管，拔管后给予吸氧。密切观察患儿的面色、呼吸情况，如有异常及时报告医生处理。

（2）移植肠管的护理：为保证移植肠管的成活，患者术后应绝对卧床休息，室内温度保持在18~20℃，同时全身应用血管扩张药和抗凝药，如罂粟碱、低分子右旋糖酐，防止移植肠管血管发生痉挛和血栓形成。由于移植肠管位于胸骨后或胸前皮下无法直接观察，因此，听诊至关重要，即听诊移植肠管径路处有无肠鸣音，有肠鸣音说明移植肠管有良好的血运，蠕动良好；无肠鸣音说明肠管血运较差，肠管蠕动较差，应及时报告医生，采取必要措施。

（3）胃管、伤口引流管的护理：妥善固定胃管，防止脱出，以保证支架作用。持续有效的胃肠减压，注意引流物的性质、量并详细记录。保持伤口引流管通畅，严密观察引流液性质和量。

（4）疼痛的护理：术后切口疼痛会影响呼吸的深度及咳嗽排痰的有效性，不利于肺扩张，影响患儿的休息，增加体力消耗，因此应给予舒适的体位，病情允许取半卧位，理顺各种管道，勿受压、扭转、屈曲，以减轻疼痛。多与患儿沟通，分散其注意力，必要时给予镇痛剂，以减少患儿痛苦，有利于康复及术后患儿配合治疗。

（5）饮食护理：①禁食期间给予营养支持，保持输液通畅，观察药物反应。②根据胃肠功能的恢复及术中吻合口张力、血供情况决定进食时间，一般7~10天开始进食，做好饮食指导，自少量饮水起，流质、半流质饮食，少量多餐。

给予高蛋白、高维生素、低脂、少渣饮食。并观察进食后有无梗阻、疼痛、呕吐、腹泻等情况,若有异常应暂停饮食。

(6)并发症的观察:①呼吸道感染:由于插管全麻、手术干扰、伤口疼痛,患儿不敢用力排痰等所致,表现为发热、咳嗽、咳痰、肺部闻及啰音等。②伤口感染:表现为红、肿、有脓性分泌物渗出。③吻合口瘘:若出现高热、伤口红肿、渗出较多并有异味,发现食物残渣,应考虑有吻合口瘘。④移植结肠坏死:如出现发热,引流多而且有坏死组织引出,须再手术治疗,抗感染及营养支持。⑤吻合口狭窄:术后2～3周最易出现,表现吞咽困难、呕吐等。

4. 健康教育　忌辛辣食物,合理调节饮食,注意细嚼慢咽,定期复查。做好宣传工作,嘱家长将带腐蚀性的液体置于小孩不能拿到的地方,禁用饮料瓶混装该类液体。

【讨论】

食管化学性灼伤后出现黏膜水肿、溃疡、感染坏死,导致食管腔梗阻、不能进食。此后组织愈合,瘢痕形成,食管瘢痕挛缩形成狭窄,患者出现进食梗阻症状,并日趋严重。通常,早期行食管扩张术并留置胃管进行鼻饲,严重者行胃造瘘或外科手术治疗。此病例中患者先后行食管扩张术数次,症状未见明显好转,并于末次扩张术后出现穿孔迹象,遂留置空肠营养管予肠内营养支持,并行食管支架置入术,术后患者进食明显改善。护理上着重管路的护理、肠内营养支持、疼痛及术后并发症观察,并做好饮食指导和健康宣教,由于患者多次行食管扩张,还应关注患者的心理,做好沟通,使患者积极配合。

# 第八节　蓝色橡皮大疱痣综合征的护理

【概述】

蓝色橡皮大疱痣综合征(blue rubber bleb nevus syndrome,BRBNS)为一种罕见的多发的静脉畸形,主要累及皮肤和胃肠道,但中枢神经系统、甲状腺、腮腺、眼、口腔、骨骼肌、肺、肾、肝、脾、膀胱也有受累的报道。该疾病全球文献报道仅约200余例,国内仅20余例,多数为散发性,也有常染色体显性遗传的报道。1860年Gascoyen首次描述,1958年Bean命名。该疾病并不恶变,但严重胃肠道出血和中枢系统受累可导致死亡。皮肤血管畸形可在出生时或儿童早期发现,一般出现症状的年龄在12～20岁。组织学表现为毛细血管性或海绵状血管瘤,在真皮深层或皮下可见扩张的不规则血管腔,腔内含有红细胞和纤维蛋白性物质,管腔内壁被覆单层内壁细胞,很少增大。胃肠道受累开始于青中年,常累及小肠,易出血,出现黑便,可造成缺铁性贫血。目前无理想的根治方法,大多数是根据胃肠道受累的程度和患者的需求选择不同的治疗方案。皮肤病变一般不需要治疗,仅在美容方面考虑可采用激光、液氮、冷冻或手术治疗。对于胃肠道受累的患者需要行内镜或腹腔镜手术治疗。

【临床表现】

临床上患者常有呕血、便血及直肠出血,以致引起贫血。皮肤静脉扩张,似疣样突出,为紫红色或蓝色肿物,质软。小的病变压迫后可褪色,局部有疼痛或触痛,肿块上方有多汗现象。

【治疗原则】

采用手术或内镜下激光、微波治疗胃肠道出血;皮肤疱痣病变较大者可行手术切除。

【患者资料】

患者男,31岁。因"间断活动后乏力、心悸、气短3年"入院。患者于2003年10月无明显诱因出现活动后乏力,心悸、气短,休息后可缓解,同时家人发现患者面色发黄,无巩膜黄染。尿颜色及性状无异常,未注意粪的颜色。无发热、盗汗、胸痛、咳嗽、头晕、黑蒙、腹痛、腹泻、夜间阵发性呼吸困难。此后上述症状逐渐加重。就诊于当地医院,查 WBC $2.1 \times 10^9/L$,Hb 57g/L,MCV 17.2pg,MCHC 309g/L,PLT $175 \times 10^9/L$。骨穿及血涂片示缺铁性贫血。腹部B超示脾大,予口服铁剂1个月,患者症状好转后自行停药。2004年10月上述症状再次出现,当地医院予铁剂治疗后缓解,复查 WBC $5.4 \times 10^9/L$,Hb 143g/L,PLT $221 \times 10^9/L$。治疗2个月后自行停药,2005年3月,上述症状再次出现,WBC $3.2 \times 10^9/L$,Hb 68g/L,RET 2.5%,PLT $142 \times 10^9/L$;粪常规及OB:黄色软便,OB(−);胃镜示:"距门齿35cm食管见一隆起,大小0.4cm×0.4cm,表面光滑,色蓝,提示食管血管瘤";结肠镜未见异常。予铁剂治疗,症状缓解,2个月后自行停药。此后多次复查血常规,仍示小细胞低色素性贫血,Hb较前明显增多,但有缓慢下降趋势,WBC仍略低,血小板正常。2006年1月患者上述症状再发,查 Hb 59g/L,予输全血800ml后症状有所缓解。2006年5月就诊于外院,查 SF 0.2ng/ml;肝肾功能无异常;胃镜:食管静脉瘤;腹部B超:脾厚5.3cm;骨穿:增生性贫血(以小细胞为主);骨髓象及铁染色:细胞外铁(−),铁粒幼红细胞0.02,诊为"缺铁性贫血",予静脉铁剂治疗。1个月后自行停药。此后于当地医院曾行2次粪OB,一次OB(++),一次OB(±)。患者入我院后查体:生命体征平稳,无黄染。全身皮肤多发蓝紫色瘤状物,直径0.5~1cm,突出皮面,分布于下腹部、背部、下肢屈侧、足底等处,黄豆至蚕豆大小,无压痛。全身皮肤、黏膜、口腔、甲床未见毛细血管扩张。追寻病史,患者5岁起全身出现多发瘤状物,逐年增多,曾行手术切除、激光切除10余次,结合临床,入院诊断为:蓝色橡皮大疱痣综合征。

【护理评估】

| 评估项目 | 评估内容 |
|---|---|
| 健康史 | ➢ 出生或儿童时有无皮肤蓝紫色瘤状物病史 |
| 症状 | ➢ 皮肤血管畸形:皮肤静脉扩张,疣样突出,为紫红色或蓝色肿物,质软 |
| | ➢ 呕血、黑便 |
| | ➢ 伴随症状:头晕、乏力、心悸、气短、面色苍白、口渴。 |
| 身体状况 | ➢ 脾大、贫血表现、Hb 降低 |
| | ➢ 并发症:缺铁性贫血、周围循环衰竭 |
| 心理状况 | ➢ 有无悲观、绝望、焦虑、急躁等不良情绪 |
| | ➢ 有无对疾病治疗缺乏自我效能的表现 |

【常见护理诊断/问题】

1. 活动无耐力　与疾病导致周身不适有关。

2. 潜在并发症:出血。

3. 知识缺乏:缺乏疾病治疗、护理知识。

【护理措施】

**(一) BRBNS 合并消化道出血时期的护理**

1. 心理护理　BRBNS 发病年龄早,尚无根治的治疗方法,并发消化道血管畸形者,易引起长期慢性消化道出血、缺铁性贫血,加上长期的治疗和治疗所带来的经济压力,因此患者及家属易产生悲观、绝望、焦虑、急躁的情绪及心理。护士应及时予以安慰,解释疾病知识,增强其治疗的信心,告知各种治疗的重要性,使患者积极配合治疗。

2. 饮食护理　患者出现消化道出血期间予禁食禁水,症状缓解后可由温凉流质、半流质饮食逐渐过渡到普通软食,并制订了详细的出院饮食计划,居家如出现黑便现象,应进食温凉流质或半流饮食,大便颜色正常后,饮食也应软烂易消化。平时不食刺激性、粗糙、带刺(骨头)食物,不食生冷、粗纤维多的食物。食物种类中应多含血制品、蛋白质类及水果,以补充丢失的铁剂、蛋白质及其他造血原料。

3. 出血的观察和护理　出血期间密切观察患者意识、精神状态,大便颜色、量、性状,监测生命体征,观察有无周围循环衰竭的症状,如表情淡漠、出冷汗、脉搏细速、血压下降、尿量减少等症状。嘱患者卧床休息,保持呼吸道通畅,建立有效的静脉通道,以备及时地补液、扩容、输血处理。在使用奥曲肽类药止血、降低内脏血管压力时,要匀速输注,保证有效的血药浓度,观察药物的副作用。教会患者出院后观察大便的方法,注意黑便期间可能并发的症状,如头晕、乏力、面色苍白、口渴等,出现后要及时就医,预防跌倒、摔伤。

4. 输血治疗的护理　此患者因慢性失血需长期的输血治疗,以改善贫血症状。输注前保持良好的输血通道,输注前予地塞米松 2mg 静脉入壶,并在输注前 15 分钟滴速控制在 20 滴/分钟,观察患者无反应后,可调节至 40~60 滴/分。输注过程中密切观察,及时发现输血反应。

5. 胶囊内镜检查的护理　胶囊内镜技术在小肠检查中的安全、无创、有效性,使其在临床中应用越来越广泛。检查前向患者及家属讲解胶囊内镜的技术特点、作用、优越性,解除患者和家属的顾虑。检查前 2 日进食易消化的食物,检查前 1 日晚 8 点开始服用肠道清洁剂,观察患者直至排出无粪渣的清水便。服用胶囊前 8 小时禁食。嘱患者在胶囊服后 2 小时内禁食和有色饮料,床边活动,远离磁场。检查后 2~3 天观察胶囊排出情况。

### (二)围术期的护理

1. 术前护理

(1)心理护理:患者的病程较长,症状反复发作,护理人员在做好临床工作的同时,耐心向患者及家属做好宣传和解释工作,做好心理护理,使患者获得最大的心理支持。

(2)铁剂服用的护理:口服铁剂是治疗患者贫血的主要方法,告知患者服药时不要咀嚼药片,用水送服,以免染黑牙齿。按医嘱服药,不能随意加大剂量,以免引起铁中毒,当出现头晕、恶心、呕吐、腹泻、腹痛等症状时及时通知医生调整剂量。另外,铁与大肠内硫化氢反应生成硫化铁,使大便颜色变为黑褐色,类似消化道出血,不必紧张,停用铁剂后就会消失。告知患者琥珀酸亚铁宜饭后服,以减轻胃肠道反应,并且可与维生素 C 同服。因为维生素 C 能让小肠内保持一定的酸度,使食用的铁呈可溶状态以利小肠吸收。

(3)术前准备

1)术前给患者及家属讲解疾病相关知识及术中、术后注意事项,让患者及家属对手术有初步认识。

2)加强饮食指导,避免进食粗糙、干硬、带骨头或鱼刺,以及油炸或辛辣的食物。饮食不宜过热,以免损伤食管黏膜而诱发消化道出血。术前 2 天开始进半流食,口服肠道抑菌剂甲硝唑、大蒜肠溶片,2 次/天,同时补充维生素 $K_1$。

3)术前 1 天进行肠道准备,将 3 包复方聚乙二醇电解质散(和爽)用凉开水配成 3000ml 溶液,以每小时 1000ml 的速度服用,至排出无粪渣液体为标准。肠道准备过程中观察有无腹胀、腹痛,有无脱水、低钾表现;肠道内有大量血管瘤者,应严密观察患者有无出血症状。

4)术前皮肤准备应特别注意脐部的清洁与消毒,备皮时用 0.1% 苯扎溴铵擦拭脐部,动作要轻柔,以免擦伤脐部造成感染。一般患者全身有大小不等的血管瘤,容易损伤瘤体引起出血,保护皮肤非常重要,所以备皮时可使用脱毛剂,保护皮肤的完整性。

2. 术后护理

(1)一般护理:患者手术后回到监护病房,给予特级护理,24 小时监测生命体征变化。保持呼吸道通畅,遵医嘱给予低流量吸氧(2L/min),以促进 $CO_2$ 气体的排放。保证静脉通路通畅,准确记录 24 小时出入量,维持水、电解质及酸碱平衡。做好基础护理,满足患者的基本生活需要,及时更换污染的衣物、被褥。室内做到光线、湿度、温度适宜,无异味。护理人员应做到"四轻",保证患者充分的休息,注意患者的安全,加用护栏,防止坠床。

(2)疼痛的护理:因切口疼痛及管道限制,患者不能在短期内下床活动,易产生烦躁情绪,对治疗、护理不予配合。疼痛时及时通知医生,协助查明原因,并及时给予有效的处理;可酌情使用镇痛药物。在疼痛治疗实施之前,应对患者解释操作过程,减少患者对操作的恐惧。注意保护好患者隐私,操作完毕及时整理用物。

(3)胃肠减压的护理:通常保留胃管 3~5 天,因留置胃管为侵入性操作,患者常有紧张、恐惧情绪反应,耐心解释进行此项操作的意义及注意事项,争取患者的合作。同时在操作过程中动作轻柔熟练,态度亲切,随时注意患者的反应和不适主诉,妥善固定胃管,防止上下移动。禁食水期间保持口腔的清洁,每日口腔护理 2 次,雾化吸入 2 次,提高患者的舒适度。

(4)并发症护理:①出血:术后 24~48 小时易发生出血,应严密观察生命体征及伤口敷料有无渗血。严密监测患者意识、脉搏、呼吸、血压、眼结膜、四肢皮肤温度、尿量、大便及腹腔引流液的色、量、性状,认真听取患者的不适主诉,有无面色苍白、口渴、脉速、血压下降等表现,术部敷料有无渗血、渗液以及有无腹痛、腹胀等。②吻合口瘘:观察体温的变化,若体温 >39℃,伴有感染指征及腹痛症状,提示有吻合口瘘的可能。妥善固定引流管,避免其受压、扭曲及打折,定时挤压引流管,保持通畅。嘱患者及家属在下床活动时,注意保护引流管,以防牵拉、脱出。严密观察、记录引流液的颜色、性质和量,若引流量增多,如粪水一样,提示有吻合口瘘发生,应立即禁食,半卧位,保持引流管通畅,给予胃肠外静脉营养,同时观察患者有无发热、腹痛和腹膜刺激征的表现。

(5)饮食护理:肛门排气后方可进少量流食,若无不良反应,改为半流质饮食,术后 1 周可进少渣饮食,2 周左右可进普食。进食要细嚼慢咽,禁食酸、辣、硬、带壳及刺激性食物,多吃含铁丰富以及含维生素 C 多的食物,年龄小的患者应尽量避免进食一些膨化食物及碳酸饮料。

(6)出院指导

1)用药指导:告知药物的作用、用法、用量、使用中的注意事项,告知患者补铁药物可能出现的副作用及长期服用的重要性。指导患者和家属早期识别出血征象及应急措施。

2）饮食指导：饮食应规律、卫生，食物软烂易消化，营养丰富，避免纤维、过硬、过冷或过热的食物，禁烟、酒、浓茶或咖啡等。

3）活动和休息：根据贫血严重程度，制订活动计划，鼓励进行有氧运动，如慢走、打太极拳等，活动时以不感到头晕、乏力为度。早期活动可减少肺部并发症，防止血栓形成；有利于肠蠕动的恢复，减少腹胀的发生。

4）嘱患者保持乐观积极的心态，使家属成为其强有力的精神支柱，告知患者观察出血症状的方法以及就医程序。

5）长期随诊，定期复查血常规、便常规及潜血。因患者以慢性贫血、反复多次消化道出血为主要症状，故最好每年进行 1 次内镜检查，以早期发现是否有血管瘤复发，早期治疗。

【讨论】

蓝色橡皮大疱痣综合征为一种罕见的多发的静脉畸形，主要累及皮肤和胃肠道，胃肠道受累常累及小肠，易出血，出现黑便，可造成缺铁性贫血。目前无理想的根治方法，国内常行内镜或腹腔镜手术治疗。此病例中患者表现为缺铁性贫血，予输全血及铁剂治疗后症状缓解，但自行停药后症状反复发作，后多次行手术及激光切除术好转。由于本疾病属于罕见疾病，国内尚缺乏相应的护理经验，故我科采取对症护理，包括严密监测生命体征，警惕出血的风险，术后疼痛的护理，饮食从禁食水、温凉流食、半流食过渡到少渣饮食，用药特别是铁剂的用药指导，不可咀嚼、不可随意加大剂量或停药，做好患者的心理护理和健康宣教，帮助患者尽快恢复。

# 第九节　Cowden 综合征的护理

【概述】

Cowden 综合征又称多发性错构瘤综合征，1963 年首次报道，临床上非常罕见，多有家族史，是一种常染色体显性遗传性疾病（与 *PTEN/MMAC1* 基因突变有关），特征性表现为多个脏器发生错构瘤，包括皮肤、黏膜、乳腺、甲状腺及女性生殖器官，并且常表现巨头、共济失调、小脑发育不全、神经节细胞瘤等神经系统症状。Cowden 病在消化道病变发生率高，Umemura 等报道其发生率高达 85.5%，小肠、大肠表现为多发性息肉，组织学常诊断为增生性息肉或幼年性息肉。食管多为白色扁平小隆起息肉，类似糖棘皮症，组织学变化不明显，常为轻度增生或正常鳞状上皮下见少量慢性炎细胞浸润。在有限的报道中，胃肠道息肉的类型、部位、形状、大小及数量均有差异。需密切随访患者及亲属，警惕乳腺、胃肠道、甲状腺和甲状旁腺等内分泌器官伴发恶性病变可能。发病年龄 6～65 岁，以 25 岁前多见，好发于女性，男女发病之比为 1:3。

1. 消化道病变　本症消化道病变的发生率很高，欧美报道为 35%～70%，日本报道为 94%。其发生部位据 1987 年 Chen 报道为胃 36%、小肠 31%、结肠 60%；铃木报道的则更高，为食管 67%、胃 89%、小肠 67%、结肠 100%。

（1）大肠：息肉主要分布于直肠、乙状结肠、降结肠，结肠的其余部分亦可发生。呈大小不等的半球状，密集分布，呈群生貌，亦可见到多个结肠孤立性息肉。且常与幼年性息肉、脂肪瘤样息肉、直肠平滑肌瘤、结节样淋巴样增生及肠腺癌等共存。

（2）食管、胃、小肠：食管息肉多为白色扁平小隆起，类似于糖原的棘皮症（glycogenic acanthosis）；胃内有直径为 1.0～30.0mm、呈丘疹样大小不等的息肉，表面为正常黏膜，多发于幽门至胃底，息肉间黏膜凹凸不平；全小肠可见多发性息肉，以十二指肠为最多。

2. 消化道外病变

（1）皮肤黏膜病变：发生率极高，好发于面、颈部，如口周、鼻孔、耳轮、前额部，为多发性扁平隆起性小丘疹。口腔黏膜、牙龈多见细小的圆石样丘疹、疣状小丘疹。有时可见舌体肥厚增大、龟裂、阴囊舌等。四肢末端除见丘疹外，尚有点状半透明的凹形角化性和小圆石样病变。其他皮肤病变有白斑、黄色肿瘤、咖啡牛乳色斑，亦有少数合并恶性黑色素瘤、扁平上皮癌、基底细胞癌、肉瘤等。

（2）甲状腺：约 70% 的患者可见甲状腺病变，其中以甲状腺肿胀及腺瘤多见，还可有甲状腺炎及甲状舌骨囊肿，偶尔见青少年发生甲状腺癌者。

（3）乳房：女性约 80% 合并某些乳房病变，以纤维性及囊肿性为主，如纤维腺瘤等。还可有乳头、乳晕畸形。约 30% 的患者合并乳腺癌，往往呈双侧性，发病年龄较低。

（4）其他：全身各系统可出现性质各异、程度不等的病变，因而症状和体征更为多样化而变得复杂，如卵巢囊肿、子宫肌瘤、膀胱癌、骨囊肿、病理性骨折、手指畸形、意向震颤、运动协调障碍、思维迟钝、动静脉畸形、房间隔缺损、二尖瓣关闭不全、视网膜母细胞瘤、白内障、耳聋、急性骨髓性白血病、糖尿病、甲状旁腺瘤、肾上腺囊肿、自身免疫性溶血、重症肌无力、T 淋巴细胞系统免疫不全等。

【治疗原则】

可在纤维结肠镜或乙状结肠镜直视下，行息肉摘除或套扎术。个别患者，必须行结肠部分切除乃至全结肠切除术。

【患者资料】

患者男,51岁。皮肤多发小丘疹和皮赘43年,间断腹痛、腹泻3年。患者7岁时无明显诱因出现颈部皮肤多发小丘疹,直径约2～5mm,无红肿、疼痛,不伴瘙痒。10岁时,感冒后出现双侧扁桃体肿大,局部放疗无效,行扁桃体切除术;术后病理诊断:乳头状增生,未发现恶性病变。术后扁桃体窝处淋巴组织增生,乳头状瘤变;并出现耳廓、外耳道、唇、口腔黏膜、双侧腋下、前臂多发小丘疹、皮赘,嗓音改变。16岁行面颈部赘生物切除,病理诊断:乳头状瘤。喉镜发现鼻咽、喉咽多发息肉,多次行喉镜下息肉摘除术,但易复发,后未继续治疗。近几年出现下腹部不适,3年前出现中下腹阵发性绞痛,不向其他部位放射,与饮食无关;近1年症状加重,平卧位明显,侧卧可缓解,伴腹泻,为黄色水样便,内有粪渣,不伴黏液、脓血及里急后重感,每次量不多,由2～3次/日渐至5～6次/日,腹泻后腹痛可缓解。否认有发热、盗汗、恶心、呕吐、腹胀及黑便,否认便中带油花及恶臭;止泻固肠丸治疗有效,大便1～2次/日,成形。发病时患者精神、睡眠差,食欲尚可,小便正常。近3年自己可扪及下腹部有一质硬包块,体重下降15kg。既往史:自述自幼无眉毛、睫毛及腋毛;1961年患"黄疸性肝炎",2001年患甲肝;确诊高血压约15年,最高180/90mmHg,服用硝苯地平缓释片治疗效果尚可;1963年行双侧扁桃体切除术;1988年因甲状腺结节行甲状腺部分切除术。否认家族性遗传病史及类似病史。入院查体:营养欠佳,双耳廓、外耳道、上唇、双侧颈部、腋下、前臂多发大小不等小丘疹和皮赘,口腔黏膜、咽部多发息肉,直径约3～8mm,左前臂见一5～7cm搏动性包块,左后腰部皮下可扪及一鸽蛋大质软包块,无压痛,右侧腰部片状褐色色素沉着。左颌下可触及一蚕豆大淋巴结,活动好、质软、无压痛,于浅表淋巴结未扪及异常肿大。双手指甲无脱落,毛发稀少、谢顶,双侧眉毛、睫毛阙如。左颈部可及一约3～5cm肿物,随吞咽活动,质软,无压痛,未及血管杂音及震颤。心肺(-),腹稍膨隆,压痛、反跳痛(-),右下腹可及一拳头大质中偏硬包块,表面尚光整,无搏动及压痛;Murphy征(-),肝脾肋下未及。肛门指检:肛周多枚息肉,直径3～5mm,进指可及多枚小息肉,指套退出无血迹。

【辅助检查】

入院后查血、尿、便常规,肝肾功能、血脂均正常;便OB(+)苏丹Ⅲ染色(-);尿D-木糖:1.5g/5h(尿量260ml);ANA、dsDNA(-);ESR 15mm/h;CRP 3.64mg/L;甲状腺功能:正常;CEA 4μg/L,CA$_{50}$ 1U/ml,CA$_{199}$ 15U/ml,CA$_{242}$ 27U/ml;ECG正常;胸部平片:双肺纹理略重,右膈角胸膜病变,心影正常;腹部平片:多发小液体平面。颈部B超:甲状腺多发实性结节,左叶部分结节伴粗大钙化;双侧颈部淋巴结增大。甲状腺核素显像:结节性甲状腺肿,多发"冷结节",术后甲状腺。腹部B超:右肝实性占位;胆囊结石、多发息肉,胆囊壁稍厚;左肾小囊肿。腹、盆腔 CT 增强扫描:①腹腔内占位性病变,肝内可见多发低密度影,右膈下不规则肿物,考虑为腹腔内占位,恶性可能性大,肝内及膈下病变为转移;结合病史,肝内及膈下病变错构瘤亦不能除外;②右肾下极可见低密度病灶,错构瘤? 转移灶? ③胆囊结石、胆囊炎;④肝、肾多发小囊肿。胃镜:食管、胃、十二指肠多发息肉。病理诊断:(十二指肠)小肠黏膜显慢性炎症改变;(胃体)胃黏膜显慢性炎症改变;(食管)数小片鳞状上皮。结肠镜:大肠息肉病。直肠息肉活检病理诊断:增生性息肉。小肠造影:胃、回肠多发息肉,空肠、盲肠及升结肠可疑息肉;十二指肠降部小憩室。皮肤活检病理:①皮赘;②疣状肢端角化症。骨显像:颅骨、四肢长骨摄取增高。下腹部包块穿刺病理:(下腹)玻璃样变的纤维平滑肌组织中可见数团上皮样细胞,结合免疫组化不除外神经内分泌肿瘤或肝细胞癌。免疫组化:AE1/AE3( + ),AFP( + ),CgA( + ),Syn( ++ ),EMA( + ),SMA( - ),CEA( - ),K- i67( - )。

【护理评估】

| 评估项目 | 评估内容 |
|---|---|
| 健康史 | ➤ 有无错构瘤综合征家族病史 |
| | ➤ 有无皮肤黏膜病变及胃肠道息肉病史 |
| | ➤ 是否为青年女性 |
| 症状 | ➤ 神经系统症状:巨头、共济失调、小脑发育不全、神经节细胞瘤 |
| | ➤ 皮肤黏膜病变:面、颈部多发性扁平隆起性小丘疹 |
| | ➤ 腹部症状:腹痛、腹泻 |
| | ➤ 伴随症状:手指畸形、震颤、运动协调障碍、思维迟钝、耳聋 |
| 身体状况 | ➤ 多个脏器错构瘤:皮肤、黏膜、乳腺、甲状腺及女性生殖器官 |
| | ➤ 胃肠道息肉:大、小肠多发性息肉;食管白色扁平小隆起息肉 |
| | ➤ 并发症:乳腺、胃肠道、甲状腺和甲状旁腺等内分泌器官伴发恶性病变。如卵巢囊肿、子宫肌瘤、膀胱癌、骨囊肿、运动协调障碍、动静脉畸形、房间隔缺损、视网膜母细胞瘤、白内障、急性骨髓性白血病、糖尿病、T 淋巴细胞系统免疫不全等 |
| 心理状况 | ➤ 有无恐惧、抑郁等不良情绪 |
| | ➤ 有无对手术相关知识缺乏及紧张、焦虑心理 |

【常见护理诊断/问题】

1. 腹泻　与炎性细胞浸润有关。

2. 疼痛　与胆囊炎发作有关。

3. 知识缺乏:缺乏疾病治疗、护理、预后等知识。

4. 恐惧　与对治疗及检查不了解有关。

【护理措施】

本例中患者行喉镜下息肉切除及结肠息肉切除术,针对息肉切除术开展相应的护理措施。

### (一)喉镜下息肉切除术的护理

1. 术前护理

(1)心理护理:做好心理护理首先要建立良好的护患关系,护理人员态度热情、和蔼、关切、同情,工作作风认真仔细、严肃负责,以熟练的技术获得患者的信赖,以改变患者的心理状态。此外,我们还加强术前卫生指导,根据患者的年龄、个体差异,在手术前以通俗易懂的语言,深入浅出地讲解治疗疾病的有关知识并介绍成功的病例及手术的医生,减少患者对手术的恐惧和焦虑,并告知术后可能出现的问题及注意事项,以取得患者的配合。

(2)口腔护理:由于麻醉插管和经口腔插入喉镜,为防止感染,术前2天除刷牙外再给予氯己定漱口液漱口,一天3次。

(3)保证患者有足够的睡眠:睡眠可以增加食欲,改善营养情况,提高机体的免疫功能。护理人员为术前患者创造安静的环境,适合的温度、湿度,以促进患者的睡眠,必要时给予适当量的安眠镇静药物。

(4)术前12小时禁食及4~6小时前禁水,以防因麻醉或手术进程中的呕吐而引起窒息或吸入性肺炎。

(5)术前10分钟肌注地西泮10mg,阿托品0.5mg,可起到镇静、抗焦虑和减少口腔、喉及气管分泌作用。

(6)其他:术前对患者的各种实验室检查结果和特殊检查的报告都要查看清楚,注意体温、脉搏、呼吸情况。

2. 术后护理

(1)卧位全麻尚未完全清醒时,为了防止舌根后坠和口腔内呕吐物或分泌物吸入气管内引起吸入性肺炎或窒息,应去枕平卧,将头转向一侧。

(2)术后静脉滴注抗生素和适量的地塞米松,预防切口感染和喉头水肿。

(3)注意生命体征变化:每15~30分钟测血压、脉搏、呼吸一次至平稳,尤其注意患者有无呼吸困难情况,给予氧气吸入,氧流量为2~4升/分,床头备放气管切开包、吸引器等。

(4)生活与饮食:待麻醉完全清醒后可进温凉半流质饮食,注意患者保暖,避免上呼吸道感染,以免影响切口愈合。

(5)超声雾化吸入,术后第1天即开始给患者超声雾化吸入。药物配制:生理盐水20~30ml,加庆大霉素8万U,地塞米松5mg,1天1次,以解除喉头痉挛与水肿。

(6)禁声护理:由于声带手术,术后应禁声1~2周,对于复杂型声带息肉,由于手术创面大,术后恢复时间长,应延长禁声时间。为患者床头准备笔纸,若患者需要表达思想,用文字代替语言,达到禁声目的。对文盲患者可用打手势来表达。

(7)保持口腔清洁,术后第 1 天开始给漱口液漱口,1 天 3 次,以防感染。

## (二)结肠多发息肉切除术的护理

### 1. 术前护理

(1)患者肠道准备:患者于结肠息肉切除术前 3 天,进食少渣食物,食用易消化饮食,避免食用产气多的食物,如乳制品、豆类等。术前 1 天食用流质饮食,禁食粗纤维食物如韭菜、芹菜、蒜薹等。术前当天早餐吃粥,半小时后服泻药清洁肠道,中午禁食,下午 2 点以后做结肠息肉切除术,将 3 袋复方聚乙二醇电解质散(和爽)用凉开水配成 3000ml 溶液,以每小时 1000ml 的速度服用,至排出无粪渣液体为标准。肠道准备过程中观察有无腹胀、腹痛,有无脱水、低钾表现;结肠息肉切除术肠道准备禁止服用 20% 的甘露醇,因甘露醇进入到肠道后经细菌发酵会产生氢气及甲烷等易燃气体,做电切术会发生爆炸而致命。

(2)切除术前物品准备:消毒后的电子结肠镜一条;高频电发生器;高频电凝电极(球形);高频电凝圈套器;息肉取出器;金属钛夹;调节好负压吸引器;备好氧气;心电监护仪;止血药;生理盐水;注射器等。

(3)术前心理护理:患者在息肉切除前都有紧张、恐惧心理。尤其是在签知情同意书前,医生与患者及家属交代风险时,患者紧张担心加剧。护士应向患者及家属耐心解释,讲解息肉切除的重要性、基本操作过程、切除的安全性,以及怎样预防并发症。介绍术者医师的资历、技术熟练程度,介绍环境,解答疑问。一系列有效沟通可取得患者信任,使患者以最佳状态接受息肉切除术治疗。

### 2. 术中护理

协助患者左侧屈膝卧位,脱下内裤至臀部暴露肛门。将电极板贴于患者的大腿或臀部。使电极板与患者的皮肤足够接触。接触面积太小,会产生异常电流,引起接触部位皮肤灼伤。润滑肠镜前端。当肠镜进入肠腔 40cm 左右时,根据进镜顺利程度,协助患者变换体位,按压左侧腹部。进镜过程中密切观察患者的神志、呼吸及患者的反应。认真对待患者的主诉,解释腹胀、腹痛的原因及缓解方法,指导患者深呼吸放松腹部,与患者交谈分散注意力。根据息肉的大小及是否有蒂,备好球形电凝电极或高频电凝圈套器。调整高频电发生器至最佳级别。使用高频电凝圈套器时一定要套在基底远端,留蒂 1cm,观察电凝电切效果及创面有无出血。

### 3. 术后护理

结肠息肉切除术后,嘱患者尽量卧床休息 6~12 小时,避免做剧烈运动。根据息肉切除的大小、数量可适当延长卧床时间。在 1 周内进食易消化食物,禁食粗纤维食物,避免吃产气多的食物,保持大便通畅排软便,必要时给以缓泻剂。注意观察有无腹痛、腹胀、便血等。切除术后 3 周内不做重体力劳动。

### （三）腹泻的护理

1. 护理工作人员及时观察并记录每日大便的性状及量，做好动态比较，定期留取标本送检。注意患者腹部保暖，避免腹部压迫、按摩等刺激。

2. 当患者腹泻较重时应短暂禁食，腹泻较轻时可以给予脂肪含量较低及低渗的肠内营养液或将肠内营养稀释后给予。并严密观察生命体征变化，包括体温、脉搏、呼吸、血压，有无水、电解质紊乱及发热等全身中毒症状，监测血生化指标，按病情做好各种护理记录，准确记录出入量及大便量。同时观察患者有无精神萎靡、躯干四肢乏力、腱反射减弱或消失、腹胀、肠鸣音减弱或消失等低钾血症，观察患者的神志、意识，有无体温低于正常、血压降低、脉细速、四肢厥冷、尿少或无尿等脱水休克表现，有异常立即通知医生并积极配合抢救。

3. 注意监测患者的体重、白蛋白指标，了解营养状况。

4. 给患者提供安静、舒适的休息环境，以减少患者的胃肠蠕动及体力。必要时为患者提供床旁便器。

5. 肛周皮肤的护理　注意保护肛周皮肤，嘱其便后使用软纸擦拭，每日用温水清洗肛门，并涂凡士林油保护皮肤。

6. 预防和控制感染　严格执行无菌操作，保护易感人群，严格执行手卫生，控制传染源，对于有肠道传染病的患者要做好隔离工作。同时做好患者及家属的健康教育。

7. 用药的护理　遵医嘱给予止泻药和肠道益生菌，但应注意肠道益生菌与抗生素同服时，应间隔 2 小时以上，根据引起腹泻的病因不同，遵医嘱予对因治疗，同时注意观察药物的疗效及不良反应。

8. 饮食护理　患者应进食无渣流质或半流质饮食，禁食生冷食物及含纤维素多的蔬菜，病情严重者应禁食，并给予胃肠外营养，使肠道得以休息利于减轻炎症，控制其症状。

9. 心理护理　由于有些腹泻病程长，症状反复出现，患者易出现抑郁或焦虑，护理人员应耐心向患者做好宣教解释工作，使其了解后积极配合治疗，注意生活中的自我调节，让患者认识到不良的心理状态不利于本病的康复，从而帮助患者建立起战胜疾病的信心及勇气。

### （四）出院指导

嘱患者禁烟酒，忌酸、辣等刺激性饮食。纠正不良的发音习惯，避免高声讲话。注意保暖，避免上呼吸道感染。

【讨论】

Cowden 综合征又称多发性错构瘤综合征，在临床上非常罕见，Cowden 病在消化道病变发生率高,其发生率高达 85.5%,常表现为小肠、结肠多发性息肉,可在内镜下行息肉摘除或套扎术。此病例患者出现鼻、喉、咽部及直结肠多发息肉,多次息肉切除后反复发作,并伴腹泻、腹痛。护理针对喉镜下息肉切除及结肠息肉切除开展,术前包括心理护理、口腔护理,为防感染,术前嘱患者刷牙并予氯己定漱口。术后适当应用抗生素及激素防止感染和喉头水肿,严密监测生命体征,备好气管切开包、吸引器等。予庆大霉素及地塞米松行雾化吸入以解除喉头痉挛与水肿。活动的护理,避免剧烈运动。饮食方面禁食粗纤维食物和产气多的食物。患者排便次数多,还需做好肛周皮肤的护理,遵医嘱应用止泻药和肠道益生菌。目前患者经过积极治疗已出院。

## 第十节　C1 酯酶抑制物缺乏症的护理

【概述】

C1 酯酶抑制物(complement 1 esterase inhibitor,C1INH)缺乏症,亦称遗传性血管性水肿(hereditary angioedema,HAE),是一种罕见的常染色体显性遗传病,多为杂合体方式遗传,约 80% 有家族史,50%~75% 的患者在 12 岁前发病(5 岁前发病约占 40%,偶有 1 岁前发病的个案报告),全球发病率约为 1/10 000~1/50 000。该病于 1888 年由 William Osler 首次描述,此后 100 年内国内外陆续报道了 500 余例;1963 年 Donalson 和 Evans 证实其为血液和组织中 C1INH 水平下降或活性降低所致,故被称之为 C1INH 缺乏症,其病变基因位于 11q11-q13.1。

C1INH 缺乏症的临床表现为:发作性、局限性、非凹陷性、无痛性、非瘙痒性、非红斑性皮肤及黏膜水肿,主要累及肢体、颜面、上呼吸道及胃肠道等组织疏松处(眼皮、嘴唇、外生殖器),影响其真皮深部及皮下组织小血管。外伤、拔牙(约占诱因的 50%)、雌激素、ACEI、精神紧张均可诱发;累及肠道可出现腹痛(绞痛)、恶心、呕吐及水样泻,累及上呼吸道时可引起喉头水肿及(或)窒息。肿胀于几小时内逐渐发作,12~36 小时达高峰,1~3 天自行缓解;30% 患者可因突发喉头水肿窒息而死亡。约 2/3 的患者可因黏膜水肿出现发作性腹痛、腹胀、呕吐及不能排气等肠梗阻的表现。

C1INH 缺乏症是目前唯一能通过治疗而得到控制的遗传性补体缺失性疾病。根据病情可进行三种处理:①水肿发作时的紧急治疗:予 C1INH 聚合物(我国暂无该药)、新鲜冷冻血浆、大剂量服用炔睾酮(丹那唑)、干扰素和肿瘤坏死因子抗体治疗,必要时行气管插管或切开;②短期预防性治疗:对于即将接受手术(如拔牙、扁桃体切除术、内镜手术)的患者,必须于术前予雄激素、抗纤溶药、新鲜冷冻血浆提高 C1INH 水平,抑制纤溶酶活性;③长期预防性治疗:对于发作频繁,有喉头水肿及反复发作剧烈腹痛患者,可持续予雄激素、抗纤溶药物(6-氨基己酸、氨甲苯酸、凝血酶)、外源性 C1INH 浓缩制剂等治疗,维持 C1INH 水平。有报道幽门螺杆菌(H. Pylori)可能是复发性 C1INH 缺乏症的主要原因,故根除 H. Pylori 对控制该病有一定意义,但需进一步证实。

【临床表现】

以反复发作的急性皮肤黏膜水肿为主。

1. 反复发作的面、颈、躯干及四肢局限性皮下水肿。往往在局部受到轻微外伤时发生。起病突然,局部不痛、不痒,亦无明显潮红,一般持续 48～72 小时后自然缓解。

2. 可发生喉头、呼吸道、消化道黏膜水肿,出现呼吸困难、声嘶、窒息,以及腹痛、腹泻、恶心、呕吐等症状。

【治疗原则】

1. 氨甲环酸,1～3g/d,分 3 次口服。

2. 抗组胺药物,如马来酸氯苯那敏、苯海拉明、去氯羟嗪等。

3. 皮质激素可用泼尼松口服、氢化可的松静滴、地塞米松口服或静滴。

4. 输入正常人血浆,可暂时补充 C1 酯酶抑制因子。

5. 局部冷湿敷。

6. 发生喉头水肿时,立即给予肾上腺素 0.5mg 或麻黄碱(麻黄素)15mg,肌注,并可考虑气管切开。

7. 同化激素,如达那唑、去氢甲睾酮、司坦唑醇等,可诱导 C1 酯酶抑制物的合成,从而防止发作。

【患者资料】

患者女,28 岁。因"间断呕吐 12 年"于 2006 年 12 月就诊于本院消化科。患者 12 年前无明显诱因出现非喷射性呕吐,每日 10～20 次,每次 10～20ml,为胃内容物,混有胆汁,呕吐剧烈时可呕出黑红色血块,不能进食水,大、小便量次数减少,排便后呕吐不减轻,当地医院检查除血钾偏低外,无异常发现。大量补液 5 天后症状可缓解,缓解后未再复查。症状每年反复发作 1～3 次,补液 1～9 天后可缓解。10 年前呕吐发作时,腹部 B 超发现腹盆腔少量积液,缓解期复查积液消失;后再次发作时行剖腹探查术,术中除少量淡黄色清亮腹水外(＜300ml),无特殊发现,行阑尾切除术,腹水未送检,术后症状仍间断发作;4 年前,呕吐发作前有下腹痛,但无包块,腹部 B 超仍提示少量腹腔积液,予大量补液及抗生素治疗 1 周后症状缓解,腹部 B 超复查正常。近 2 个月来口服避孕药后腹痛、呕吐发作频繁,约 20 天发作 1 次,曾出现肢端肿胀,不伴憋喘及呼吸困难,当地医院查甲状腺功能:游离 $T_3$($FT_3$)4.8pmol/L,FT 23.5pmol/L,

促甲状腺素（TSH）1.3mU/L，甲状腺球蛋白抗体（TG 抗体）3%，甲状腺过氧化物酶抗体（TPO 抗体）0%；血生化：总蛋白（TP）70.9g/L，血浆白蛋白（Alb）43.5g/L，谷氨酸氨基转氨酶（ALT）56.7U/L，碱性磷酸酶（ALP）58.8U/L，谷氨酰转移酶（GGT）93.6U/L，电解质、葡萄糖、尿素氮（BUN）、肌酐（Cr）和尿酸（UA）均正常，三酰甘油（TG）2.04mmol/L，总胆固醇（CHO）、高密度脂蛋白胆固醇（HDL-C）、低密度脂蛋白胆固醇（LDL-C）均正常，为进一步诊治来本院。

患者否认工作压力，家人关系和睦，体重无变化。既往史：否认肝炎、结核、高血压、糖尿病等病史，偶有颜面、四肢、会阴水肿 12 年，近 5 年有四肢及头部阵发性肿胀 3 次，为非对称性、非可凹性水肿，无须处理 3 天后可自行缓解。无家族同类病史。外院多次血常规、肝肾功能等均无异常，妇科检查无异常。门诊查体：一般情况好，丰满，体毛略多；皮肤、巩膜无黄染，无可见凹性水肿和胫前水肿，浅表淋巴结未及肿大，心肺查体无异常发现；腹软，肝脾未触及，无压痛、反跳痛及包块。入院最后诊断为 C1 酯酶抑制剂缺乏症。

【护理评估】

| 评估项目 | 评估内容 |
|---|---|
| 健康史 | ➢ 有无 C1 酯酶抑制物缺乏症家族病史<br>➢ 发病时患者是否为幼年<br>➢ 发病前有无外伤、拔牙、雌激素、ACEI、精神紧张等因素 |
| 症状 | ➢ 皮肤及黏膜水肿：反复发作性、局限性、非凹陷性、无痛性、非瘙痒性、非红斑性皮肤及黏膜水肿。主要累及肢体、颜面、上呼吸道及胃肠道等处<br>➢ 肠道症状：腹痛（绞痛）、恶心、呕吐及水样泻<br>➢ 上呼吸道症状：喉头水肿<br>➢ 伴随症状：肠梗阻表现、呼吸困难、声嘶、窒息 |
| 身体状况 | ➢ 喉头、呼吸道、消化道黏膜水肿<br>➢ 并发症：窒息、水电解质紊乱 |
| 心理状况 | ➢ 有无焦虑、抑郁等不良情绪<br>➢ 有无对治疗不配合的情况 |

【常见护理诊断/问题】

1. 有窒息的危险　与疾病累及上呼吸道所致喉头水肿有关。

2. 潜在并发症：水、电解质紊乱。

3. 疼痛　与喉头水肿后行气管插管有关。

4. 焦虑　与疾病治疗、预后等不确定有关。

【护理措施】

## (一)急性喉头水肿的护理

1. 雾化吸入的护理

(1)立即雾化吸入:喉水肿病情来势凶险,患者多为面唇青紫,吸入性呼吸困难,躁动不安,必须当机立断,氧气吸入的同时立即按雾化剂配方给予大剂量雾化吸入,护理人员必须专人操作,把雾化量调至最大,经口腔和鼻腔交替行雾化吸入。开始吸入时,由于雾气的刺激,患者可能不适应,有时发生呛咳,此时可移开雾化管,待呛咳过后再行雾化吸入。呛咳意味着雾化剂已吸入喉-气管。麻黄素是强烈的血管收缩剂,地塞米松有强大和持续的抗炎作用,酚磺乙胺有抗血管渗出作用,阻断水肿继续发生,一旦与会厌-喉腔壁黏膜接触,就会立即使黏膜和黏膜下组织血管收缩,抑制炎性反应,渗出减少,使喉水肿减轻。雾化吸入约 10 分钟,患者呼吸困难减轻。第一次雾化吸入结束后,严密观察患者呼吸症状与体征,如面唇青紫有无减退、三凹征或五凹征的幅度、精神状态等。无论呼吸困难的缓解程度如何,15 分钟后进行第二次雾化吸入,间隔 30 分钟后麻黄素剂量减半进行第三次雾化吸入;第四次减去麻黄素进行雾化吸入,每次 10 分钟,连续 3 次,每次间隔 1 小时,之后改为常规雾化吸入。

(2)启动急性喉水肿的护理预案:超强雾化吸入,监测生命体征,建立静脉通道,三人组合,各负其责。超强雾化吸入是打开呼吸道梗阻之门户、保持呼吸道通畅的主要措施,必须专人负责,监测生命体征变化,记录呼吸频率,仔细观察并记录呼吸困难的程度,如面唇青紫,三凹征或五凹征程度以及指端和眼球结膜充血水肿等微循环状态,以此对患者的病情做基本评估,调度护理力量,同时为医师抢救治疗提供相关参数。迅速建立静脉通道,根据医嘱加用药物,必要时建立两条静脉通道给药,以保证对症治疗的同时,及时处理原发病。

(3)超强雾化吸入的管理:本超强雾化剂不同于普通的常规雾化吸入,在 70 分钟内吸入 3 次共 35 分钟含有麻黄素雾化剂,因此这种雾化吸入必须有专人管理。

(4)严格雾化剂配方:本雾化吸入剂中含有麻黄素,麻黄素是强血管收缩剂,并具有一定的毒性,因此对儿童和老人以及严重的心血管疾病患者要严格执行医嘱处方。雾化吸入用一次配一次,切忌随意。麻黄素以吸入 3 次为宜,不能骤停,第 3 次减半量。

(5)防治雾化剂反应:少数患者初期的副反应是血压升高和心率加速,原有高血压或因喉水肿恐惧而血压升高的患者可因麻黄素吸入吸收而加重血压升高。因此,如果雾化吸入时血压升高可舌下含化硝苯地平片剂,或肌注降压药。心率加速是麻黄素和激素反应,如果成人心率超过 100 次/分钟,儿童超过 120 次/分钟,可肌注地西泮减慢心率。少数患者因麻黄素和地塞米松吸入而头痛,可为其进行额部热敷和按摩。

(6)眼睛的护理:因大量的气雾在面部弥漫,可刺激眼角膜,发生流泪,甚至可使球结膜血管收缩痉挛,损害角膜上皮。因此,在雾化吸入时,用纱条遮盖双眼,避免角膜上皮损伤。

(7)准确判断体征变化:不能仅仅依靠心电监测判断心肺功能和呼吸是否改善,要认真观察体征,如胸廓呼吸的动度,测量脉搏,听诊心肺状态。在吸入麻黄素雾化剂时,口唇的颜色因局部吸收麻黄素致口唇血管收缩而苍白,难以反映是否缺氧,要认真观察指端微循环状态,作为判断标准。

2. 气管切开的护理　当雾化吸入后,喉头水肿仍不能缓解者应立即行气管切开术。气管切开术后如果护理不当,易出现许多并发症,所以术后须特别护理。

(1)室内应保持适当的温度和湿度,若室内空气干燥,可在气管套管口覆盖一层湿纱布,让患者取半卧位或平卧位,去枕使颈部舒展,以利于吸痰和咳嗽。

(2)气管切开后严密观察是否有出血等并发症的发生。

(3)保持呼吸道通畅,套管内滴入抗生素、糜蛋白酶混合液,及时吸痰,吸痰时间控制在 15 秒内,压力不宜过大,间隔时间根据分泌物多少而定。

(4)密切观察气管切开导管的位置。每日检查,防止导管脱出,并做好急救工作。

(5)切口周围应及时更换纱布垫,每日更换两次,保持清洁干燥,经常观察颈部皮肤,必要时用纱布保护。

(6)术后给予流质或半流质饮食,注意增加营养,同时做好口腔护理。

(7)拔除气管切开管后,要训练患者经口咳嗽,伤口及时更换敷料,促进愈合。

(8)心理护理:气管切开是有创操作,给患者带来身心两方面的痛苦,加上气管切开造成的情感交流与思想表达受限,患者情绪容易低落,不配合治疗,护士应针对患者的情况,充分发挥人文关怀,给予患者高度同情和理解,鼓励其树立治疗信心,同时耐心向患者做好宣教解释工作,使其了解后能积极配合治疗,注意生活中的自我调节,让患者认识到不良的心理状态不利于本病的康复,从而帮助患者建立起战胜疾病的信心及勇气。

3. 炔睾酮药物治疗的护理

（1）炔睾酮治疗该病的机制尚待明确,服用禁忌证为:①未满16岁的青少年患者;②妊娠哺乳期妇女;③肝功能异常。

（2）炔睾酮相关副作用主要为月经不调、提前绝经、体重增加、体液潴留和肌肉发达等,还有肌肉疼挛、肌痛、血清磷酸激酶增高、ALT、谷草转氨酶增高、头痛、血清胆固醇升高、持续性镜下血尿及血糖不稳(低血糖或原有糖尿病患者病情加剧)等,服用时需注意。

（3）注意观察患者有无心脏功能损害、肾脏功能损害、生殖器官出血及肝脏功能损害,对男性应注意睾丸大小。若发现异常,应及时报告医生并协助做好相应处理。

（4）心理护理:患者患病期间由于自我形象的改变,会产生自卑甚至轻生的表现,护理人员要态度热情、和蔼、关切、同情,对患者提出的问题应耐心解释,多讲解一些励志事迹,与患者建立良好的医患关系,改变患者的心理状态,以取得患者的配合。

4. 水肿的护理

（1）加强皮肤的护理:患者发生水肿后会出现感觉障碍,对冷、热、痛刺激不敏感,所以在护理过程中应特别注意皮肤的护理。①慎用热水袋:告诉患者及陪护使用热水袋时一定要用棉布或毛巾包裹,温度小于60℃,并经常检查,更换位置,查看局部皮肤有无变红,对变红皮肤可局部外敷75%酒精纱布;对有水疱者,应用无菌针穿出水分,局部用碘附消毒,2次/日,并保持干净无菌。②对卧床患者应定期翻身,每次翻身后轻轻按摩骨突部位,床单位保持平整、清洁、干燥;便盆要轻拿轻放,严防擦破皮肤。若发生压疮可做相应处理。③注意个人卫生:平时协助患者搞好个人卫生,每晚用温水清洁皮肤1次,注意温水小于50℃,擦洗皮肤时动作要轻。勤剪指甲,做到"三短、六洁"。更衣2~3次/周,保证患者的饮食卫生。

（2）心理护理:由于病程长,症状反复出现,患者易出现抑郁或焦虑,护理人员应耐心向患者做好宣教解释工作,使其了解后能积极配合治疗,注意生活中的自我调节,让患者认识到不良的心理状态不利于本病的康复,从而帮助患者建立起战胜疾病的信心及勇气。

【讨论】

C1酯醋酶抑制物缺乏症,亦称遗传性血管性水肿,是一种罕见的遗传病,以反复发作的急性皮肤粘膜黏膜水肿为主。发生在喉头、呼吸道、消化道的黏膜水肿,会出现呼吸困难、声嘶、窒息,以及腹痛、腹泻、恶心、呕吐等症状。此例患者出现急性喉头水肿,立即应用麻黄素(血管收缩剂)、地塞米松(缓解水肿)、酚磺乙胺(抗炎)进行雾化治疗,并防止雾化剂反应,由于此患者有高血压病史,应用麻黄素后会出现血压升高,故嘱患者舌下含服硝苯地平。而由于麻黄素和地塞米松导致的心率过快可肌肉注射地西泮减慢心率。雾化治疗时应做好眼睛的护理。此患者还应用炔睾酮药物治疗,需对患者行用药指导和健康宣教。另外,患者存在非凹陷性水肿,还需加强皮肤护理,慎用热水袋并定期为卧床患者翻身。观察水肿程度及护理效果,使患者尽快康复。

(尤丽丽)

# 第六章　消化内科护理发展趋势

## 第一节　消化内镜护理的现状和发展

消化内镜是一套完整的体系,近年随着图像采集技术的进步,电子内镜也在不断改进,出现了高分辨率电子内镜、放大电子内镜、经鼻内镜、电子染色内镜、激光共聚焦电子内镜。随着光学技术的不断发展,内镜图像的放大效果也在不断进步,放大内镜可以清晰地观察到黏膜表面微血管、腺管,对于早期胃癌的诊断大大提高。激光共聚焦内镜,通过激光共聚焦显微镜的原理,在内镜下对细胞进行模拟切片,可以放大1000倍,观察细胞核,指导内镜医师有针对性地活检,提高病理的阳性率。与之对应的消化内镜护理无论在仪器使用维护方面,还是手术配合技能、消毒隔离控制等方面,都应快速发展,以达到实现医疗预期、降低并发症发生率的目标。

### 一、消化内镜护理的未来发展

消化内镜护理的发展应建立在消化内镜护士对于自己工作的理解及对内镜新技术不断学习的基础上进行。目前我国仍没有内镜操作配合规范,这需要护士在工作中依据实际情况,运用消化疾病的知识及内镜配合的技能,结合无菌原则、节力原则、爱伤观念,总结摸索出消化内镜护理常规,总结成书,以便新护士学习使用。而对于内镜配件也应分类讲解说明,标明参数和适应证。总之,我们应该走规范化的道路,进行消化内镜专科护士的培训与考核,持证上岗。这一点我们可以借鉴美国消化疾病协会的做法。

消化内镜操作技术发展很快,比如内镜诊断方面,现已有放大胃镜、电子染色胃镜、共聚焦技术,在微血管、腺管、细胞水平将内镜技术与病理诊断联系到一起;内镜检查方面,胶囊胃镜、胶囊小肠镜、胶囊结肠镜、单气囊电子小肠镜,使消化道检查已经没有了死角;内镜治疗方面,EMR术、ESD术、POEM术,已部分取代外科手术。因此,对于众多内镜新技术,护士应积极学习,不断总结,达到能够对病变进行思考判断,在充分理解主刀医生意图的前提下,进行操作配合。

## 二、消化内镜护理信息化的需求与探索

消化内镜护理信息化,主要体现在预约检查方面。护士使用计算机及网络系统,运用预约参数设置,将患者的检查日期及顺序按开单的时间顺序自动排序,这样既可以减少患者在医院中的办事路程,减少患者的候诊时间,也为预约台护士节约了时间,以便她们可以有充足的时间为患者提供咨询服务。

## 三、消化内镜护理专家的岗位需求与设置

消化内镜护士的职业发展规划、护理专家的培养与发展是每一个内镜中心的重要任务。护理专家应具备丰富的消化疾病知识,熟练的消化内镜配合技能,精通各种仪器、配件的使用,并具备高级技术职称,通过 N4 级别的护士考试。在日常工作中起到定海神针的作用。

(刘逢辰)

## 第二节　肠内肠外营养护理的现状和发展趋势

肠外营养(parenteral nutrition,PN)和肠内营养(enteral nutrition,EN)是近代医学史上发展较快的领域之一。肠外肠内营养支持在我国已经有 40 多年的历史,1963 年北京协和医院外科曾宪九教授建立了"营养代谢实验室",1971 年开创了有关肠外肠内营养的医、教、研工作,并做了大量营养药物输入体内的代谢研究工作,从而得出了专家共识,认为当患者肠功能受到障碍时,应用肠外肠内营养支持可维持其生命,改善营养不良状况,提高患者的生存质量,同时也可提高医疗整体治疗的水平。肠外营养支持与肠内营养及天然饮食营养有很大的区别,前者是从静脉供应患者所需要的营养要素,包括热量、必需和非必需氨基酸、维生素、电解质及微量元素,使患者在不进食的状况下仍可以维持营养状况、体重增加、创伤愈合,幼儿可以继续生长和发育。后者是经胃肠道提供代谢需要的营养物质及其他各种营养素的营养支持方式,其主要途径有口服和经导管输入两种,其经导管输入包括鼻胃管、鼻十二指肠管、鼻空肠管和胃空肠造瘘管,以往由于肠外营养被过分强调,而忽视了肠内营养的价值及实施。目前,这种偏向在发达国家已被纠正,肠内营养也受到了应有的重视和应用。在我国,肠内营养的起步虽较肠外营养晚了近 10 年,但这种偏向也正在纠正中。

目前,我国肠外肠内营养护理还未形成明确的专业,而实际上多年实践已经证实,护士在肠外肠内营养领域中扮演着非常重要的角色。国外已有文献报道,当医院内有营养支持小组(nutritional support team,NST)时(其中包括医生、护士、药师和营养师),可以降低治疗中的并发症,避免不合理应用肠外肠内营养支持造成的并发症所致费用的增高。

# 一、肠内肠外营养护理的现状

## (一)掌握 PN/EN 置管相关技术

无论是 PN 还是 EN 的实施均离不开治疗途径的建立,这就要求专业医生和专科护士为患者及时建立营养支持途径,以便为患者进行营养输液治疗和必要的药物治疗。作为医务人员,应该在给患者治疗的过程中力求将其痛苦降到最低点,所以需要不断提高置管技术,以及对导管相应并发症的预防和准确的处理。静脉导管材质的发展(指外周静脉导管和中心静脉导管)给众多患者带来福音,减少了反复穿刺的痛苦。外周静脉导管主要为头皮针和留置针,中心静脉导管分为经外周静脉植入中心静脉导管(PICC)、经皮穿刺中心静脉导管(CVC)、隧道式中心静脉导管(CVTC)、静脉输液港(PORT)等。选择何种输注途径,需考虑以下因素:患者以往静脉置管史,静脉解剖走向,输注抗肿瘤药物的种类,出、凝血时间,预计化疗周期,护理环境,潜在疾病及患者的治疗时间等。1997 年,北京协和医院最先引进了 PICC 技术,近 12 年来,这一技术已逐渐成为护理领域中最为尖端的临床操作技能。PICC 置管操作虽然比其他深静脉置管技术简单,但仍需经过正规授课和标准模拟培训并获得资格证书后,才能进行实际操作。在临床应用中,因患者的血管条件和其他个体差异,使用 PICC 中可能会发生一系列不同程度的并发症。因此,置管后的导管维护也必须经过专业培训后的护理人员进行处理,才能真正解决患者的输液途径安全问题。置管后的患者应定期接受护理巡诊,观察滴速,观察穿刺点有无红肿等,以便及时处理,避免导管堵塞。国内外均有文献证明,由专业医护人员操作 PICC,可以大大减少并发症,加强维护,改善置管前后患者的心理障碍等。2007 年,为了促进刺激血管的抗肿瘤药物输注途径的正确应用,由中华医学会肿瘤学分会及中华护理学会肿瘤专业委员会共同组织了部分医护专家完善输注途径,达成了共识。

## (二)熟练掌握肠外肠内营养支持相关器材的使用

在肠外肠内营养治疗中,很多并发症是因为输注方法不当和患者耐受问题造成的,如肠外营养输液速度过快,造成患者出入平衡失调,重者出现心、肺功能衰竭等严重并发症。肠内营养输液速度过快,可造成腹胀、腹痛、腹泻;老年患者由于胃排空障碍,可造成反流性肺部感染等严重并发症。为了预防并发症发生,专科护士必须熟练掌握肠外肠内营养相关器材的应用,如输液泵(静脉输液泵、微量注射器泵、胃肠输液泵)的安装及使用等。

### (三)营养液配制技术和输注方法

肠外肠内营养液的合理配制和输注也是治疗的重要环节之一。因此,这一技术也必须经过正规培训的护士或药师操作,并应掌握层流洁净室内的操作程序。由于将所有静脉营养药物在无菌配液条件下与全部营养素混入 3L 静脉输液袋内,避免了医源性感染的发生。同时要求专业护士了解各种疾患的配方是否合理以及药物的配伍禁忌知识,并及时与相关医生沟通,避免给患者输注不合理配方和不规范输注方法造成不良的后果。层流洁净室内必须定期进行空气培养,定期更换滤器,才能有效预防营养液的污染反应。

### (四)监测并记录患者营养支持并发症的重要性

当患者需要进行营养支持时,医生必须根据患者的生化指标结果、体重和身体耐受来计算营养配方。作为专科护士,应协助医生详细记录患者的生命体征、给药时间、输入方法及出入量,了解记录体液平衡的重要性,并指导家属和患者如何留取、记录出入量。新近的临床研究提示,单纯由 ICU 专科护士调节血糖,更能够减少低血糖的发生,改善临床结局。

### (五)重视专科护士在肠外肠内营养工作中的作用

据文献报道,外科住院患者入院时约有30%～40%处于营养不良(营养风险)状态,有营养不良的患者易发生院内感染并发症,并对住院费用有显著影响。对于已有营养不良(营养风险)的患者,给予临床肠外肠内营养支持可以改善其临床结局,缩短住院时间。在营养风险的评估操作中,可以由经过培训的护士完成;而在营养治疗的实施中,由医生制订营养支持配方后,具体实施也均由护士完成,其中包括导管维护、营养液配制及输注、患者心理辅助治疗及宣教问题,以及相关领域患者资料的保管。因此,培养肠外肠内营养的专科护理人员,充分发挥护士的作用,是健康、稳定地发展肠外肠内营养技术的当务之急。

随着肠外肠内营养治疗技术在临床的广泛应用,护理工作发挥了越来越重要的作用。包括肠内肠外营养的一般护理、输液管路的护理,以及肠内营养的误吸、倾倒综合征、腹泻等并发症的护理。尤其随着医学模式的转变,心理护理越来越受到人们重视。护士可通过运用心理学的理论干预患者的心理活动,根据患者不同的心理状态采取有针对性的、有效的心理护理尤为重要。

## 二、肠内营养支持的护理

1. 一般护理　患者在营养支持过程中除原有的护理外,其本身即需特别的护理。首先要认真评估患者入院前的生活习惯、身体状态,选择合适的营养液。口服 EN 制剂患者一般较为平稳。但需观察有无并发症的发生。在 EN 输注过程中观察患者生命体征及胃肠道的反应情况,主动询问患者有无不适主诉,如有无腹胀、腹痛、恶心、呕吐、反流及腹泻等,轻度腹胀、腹泻患者减慢输注速度,可减少或缓解腹泻的发生,同时安慰患者。症状严重者就停止输入,并对症处理。经造瘘输入还需注意造瘘口的护理。治疗期间正确记录每日的出入量,观察患者有无口渴、皮肤黏膜弹性及尿量变化,定期检查肝肾功能、电解质、血糖,必要时可留 24 小时尿测定氮平衡,以评价肠内营养的效果。根据评估结果调整 EN 的配比。危重患者应用肠内营养,应严密监测其生命体征,测血糖、尿糖、尿酮体、尿素氮、血清电解质、血气分析,平稳后每周测 1 ~ 2 次。

2. 心理护理  随着医学模式的转变,心理护理越来越受到人们重视。护士可通过运用心理学的理论干预患者的心理活动,根据患者不同的心理状态采取有针对性的、有效的心理护理尤为重要。通过实施正确的心理护理,能调整患者的身心状态、减轻心理压力、控制消极情绪,从而帮助患者保持最佳身心状态,以减少不良反应的发生,提高营养质量。实施之前应向患者详细解释 EN 的意义、优点,告知患者配合要点,介绍成功病例,给予心理支持,使其增强信心,消除恐惧心理,并取得患者的信任,建立良好的护患关系,与其建立良好的沟通平台。有时可带患者观看正在使用肠内营养的患者,让他们之间相互交流。插管时,详细介绍插管的过程及可能出现的情况,指导患者如何配合,插完后询问患者有无不适。患者因营养液输注时间长而产生心理厌烦与焦虑、恐惧。护士就首先了解心理状态,加强沟通,不断安慰和鼓励患者,并告知患者病情的进展,帮助其树立信心,化被动为主动。

3. 营养管的护理  妥善固定营养管,避免打折或脱出,以免管腔堵塞和误吸。观察肠内营养管的外固定长度,并做好标记,保持营养管通畅,在每日输注前后用生理盐水或灭菌水冲洗管道,以防营养液在管内结块,防止营养液残留堵塞管腔。如遇滴注不畅,可给予 5% GS 20ml 冲洗或适当活动营养管,但避免幅度过大,造成脱落。如有引流的胆汁、胰液、胃液回输,应先予以过滤,然后装于无菌容器中,再行回输。输注过程中密切注意有无营养管的堵塞和移位、脱落,营养液反流和外漏等情况,并及时加以处理。

4. 输注过程的护理  输注肠内营养时要注意"三度":速度、浓度、温度。营养量要循序渐进由少到多、由慢到快、由稀到浓的原则,使胃肠功能逐渐适应,采取重力滴注和经营养滴注泵持续滴注方式,全天量注入,速度要慢,可遵循以下方式滴入,输注营养液时患者宜取 30 度半卧位、缓慢、均匀地滴入。常用营养滴注泵控制输注速度,适应胃肠,以 50ml/h 速度输入。每 8 ~ 12 小时后逐渐加快速度,3 ~ 4 天后达到全量,即 1 天总量约 2000ml。最大速度控制为 100～120ml/h，要避免一次性大量推注营养液，以免发生腹胀、腹泻。室温较低时要将营养液适当加温。肠内营养液的温度易受室温、营养液的量、营养管的粗细等因素的影响，在配制及使用过程中，应避免各种影响因素，以保证营养液的适宜温度。输液恒温器通过自动控温，温度保持为 24～37℃，保证了肠内营养液所需的恒定温度，有利于患者胃肠功能恢复，维持肠道及机体的免疫功能，有效地避免了腹泻等并发症的发生。

5. 并发症预防及护理　由于胃肠本身的吸收和调节作用，代谢性并发症很少。主要并发症来源于输注营养液的过程。主要有以下几点。

（1）误吸：患者年老体弱，昏迷或存在胃潴留，当通过鼻胃管输入营养液时，可因呃逆后误吸而导致吸入性肺炎。预防：患者取 30 度半卧位，输营养液后停输 30 分钟，若回抽量＞150ml，则考虑有胃潴留存在，应暂停鼻胃管灌注，改用鼻腔肠管输入。

（2）倾倒综合征：是由高渗性营养液进入小肠引起，应及时稀释营养液或减慢输入速度，亦可酌情给予阿片类等药物减慢胃肠蠕动。

（3）腹泻：EN 支持过程中每日排稀水样便 4 次以上，即可称为腹泻。发生率 3%～5%，与输注速度及溶液浓度有关，与溶液的渗透压也有关。输注太快是引起症状的主要原因，应该强调缓慢输入，应用甘油灌注亦可缓解。因渗透压过高所致者可按倾倒综合征处理。营养液污染亦可引起，出现较少。营养液在温度高的条件下容易滋生细菌和真菌，故营养液应现配现用，瓶装营养液开启后不超过 8 小时，或存放在 4℃以下的冰箱内，并 24 小时内用完，防止营养液被细菌污染。滴注所用输液器每日（24 小时）更换。另外，需将粪便送检，为控制腹泻提供依据，并在病情允许的情况下，尽可能停用与腹泻有关的药物，并采用抗腹泻药物。腹泻导致肛周皮肤红肿、糜烂，也是发生压疮的危险因素，应保持床单与皮肤清洁，减轻受压等措施。注意房间通风，保持空气清新。此时还应注意患者心理的变化，及时给予心理护理，EN 患者并发腹泻时不仅加重了患者的痛苦，同时给患者造成心理恐惧。因而要及时地提供心理支持，让患者认识肠内营养的重要性和腹泻的有关问题，加强心理护理，给予精神上的安慰和理解，同时及时解除腹泻症状。

（4）腹胀：多由营养液输注过快引起，可参照腹泻处理。由于目前我国医务人员对 EN 的认识程度不够，EN 的运用相对于国外还比较滞后，EN 与 PN 的使用比例约为 1∶20。营养治疗的最终目的是减少与感染有关并发症，降低死亡率，缩短住院时间并降低住院费用。而在以上各方面，均要优于 PN，其不仅有利于患者康复，还会大大节省有限的医疗卫生资源。因此 EN 支持应该作为临床营养支持的首选途径。遵照"当肠道有功能，且能安全使用时，应用EN"原则。

总之，在临床工作中，我们应做到勤观察、精心护理，重视治疗过程中的观察和护理，遵循操作规程和无菌操作原则，练好过硬的技术本领，及时了解患者用药后的各种反应，发现问题及时采取相应措施，防止并减少并发症的发生。为确保肠内肠外营养在临床工作中发挥其应有的作用，高质量的护理工作是非常重要的。

## 三、肠外营养支持的护理

1. 营养液配制及保养　营养液在专用配液间配制，室内每天紫外线照射2次。使用一次性静脉营养输液袋(3L)作为容器，先将电解质、维生素配置在水溶性液体中，再将脂溶性维生素及药物配置在脂肪乳剂内，依次将水溶性液体、脂溶性液体配置入3L袋内，并摇匀混合，排出袋内气体，用调节夹及无菌纱布封闭入口，同时应避免将电解质直接加入脂肪乳剂内，防止发生沉淀。根据医嘱现用现配，常温下24小时内输注完毕，因故不能及时输注时，应放入冰箱保存(4℃)。

2. 插管前后的护理　对神志清醒的患者要做好思想准备，讲解完全胃肠外营养的治疗方法和意义，以消除顾虑，取得患者合作。告知输注高能营养液时可能出现的不适及处理方法，以取得患者积极配合；穿刺时严格无菌操作，以防感染。插管后要注意观察伤口有无出血，患者有无发绀气急、呼吸困难，穿刺一侧有无呼吸音减弱或消失等症状，防止气胸。穿刺处每天更换敷料1次，发现局部潮湿或有渗血时应及时更换，保持导管妥善固定、通畅。每日更换输液器；严格按照医嘱控制输液速度。应用完全胃肠外营养的患者病情较重时，要密切观察病情，正确留置标本。每周测体重1次，随时观察完全胃肠外营养的治疗效果。同时向患者示范保护管路的方法，如翻身、活动时要注意静脉导管的固定，防止扭曲、牵拉甚至脱出。因此，要加强巡视患者，防止液体管路输完形成空气栓塞。血栓栓塞是深静脉插管的常见并发症，每天输液前需用无菌注射器回抽确认有回血后才能接输液管，输完后用浓度为10～100U/ml肝素钠稀释液10ml封管，防止营养液堵塞造成栓塞。封管时应采用正压封管，边推注肝素边缓慢退出，防止形成涡流造成堵管。一旦发生导管堵塞，可抽少许肝素盐水轻轻冲洗导管，然后尽量往外抽出血栓，不可硬性向内推注，以免导致血栓栓塞性并发症。血小板减少等凝血机制障碍及肝素过敏患者不应使用肝素液封管，可改用生理盐水冲洗封管。肠外营养是一种从静脉补充营养的治疗措施，当胃肠道功能因解剖或功能障碍而不能经胃肠道进食时，肠外营养作为患者获得营养的唯一途径，能替代胃肠道提供机体所需要的营养素，使胃肠道处于功能性的休息状态，可减少胃肠道的负担。

## 四、肠内肠外营养的发展趋势展望

肠内肠外营养的循证应用已有 40 年的发展历史,临床技术日趋成熟,应用领域日趋广泛,但临床上疾病种类繁多、问题层出不穷,肠内肠外营养的发展也是没有止境的。

1. 肠内肠外营养的循证应用　未来肠内肠外营养支持是建立在结局评价基础之上的新技术/新方法,其有效性反映在患者的受益方面。临床上,营养问题涉及几乎所有学科,不同医生对肠内肠外营养的认识水平有较大差别,即使在外科,也有很多医生对新的概念和技术了解较少,大力开展继续教育的目的就是促进肠内肠外营养的规范化应用,来源于循证医学的 CSPEN 指南是中华医学会推荐的临床应用依据。

2. "团队管理"是我国肠内肠外营养临床应用的发展方向,由专业的肠内肠外营养医师、药师和护师等组成的营养支持小组,在美国、欧洲和国内北京、上海等少数医疗机构运行的结果显示,可以明显减少肠内肠外营养的并发症、住院时间和医疗费用,符合国家医疗政策,可促进患者康复。

3. 深入开展基础和临床研究,充分发挥营养素的药理作用　肠内肠外营养临床应用中还存在很多问题,包括应激状态下蛋白质和碳水化合物代谢变化的机制,应激后的"胰岛素抵抗"如何预防和处理、特殊营养素(如生长激素、精氨酸等)的作用机制及临床评价、肝硬化和恶性肿瘤及器官移植等特殊患者的营养支持等,都有待于进一步研究。更多的前瞻性、随机对照和多中心的研究势必推动肠内肠外营养的发展。

4. 肠内肠外营养新制剂的开发及应用　在 PN 方面,新配方的脂肪乳剂如橄榄油或鱼油等、氨基酸如谷氨酰胺双肽等,临床已开始应用,多种处方的双腔袋、三腔袋的 PN 产品对于病情稳定的大多数患者,具有少污染和杂质、方便、减少医疗差错的优点,但新型产品的价格普遍较高,临床医生应权衡性价比,慎重使用,避免医疗资源浪费。在 EN 方面,已有糖尿病、肺病和免疫增强型 EN 制剂上市,但还需要开发针对肝病、肾病等更多的疾病专用型制剂。

随着临床有效的新技术/新方法的研究证据的不断更新,肠内肠外营养支持的临床实践也将获得越来越坚实的让患者受益的基础。

## 第三节　炎症性肠病护理的现状与展望

炎性肠病简称 IBD,是一种特殊的慢性肠道炎症性疾病,主要包括克罗恩病(CD)和溃疡性结肠炎(UC)。在过去几十年中,不管是西方国家还是发展中国家,克罗恩病的发生率都有上升。男性与女性患病大致相等。从人种上看,犹太人最多见。有克罗恩病或溃疡性结肠炎家族史的人发病率更高。多数患者在 30 岁以前发病,高峰发病年龄是 14 24 岁。溃疡性结肠炎可发生于任何年龄,但一般以 15～30 岁起病最常见。也有少数患者在 50～70 岁间初次发病。

临床上,炎性肠病患者会表现为反复的腹痛、腹泻、黏液血便,甚至出现各种全身并发症如视物模糊、关节疼痛、皮疹等。经治疗可好转,也可自行缓解。但多数患者反复发作,迁延不愈。

克罗恩病(又称局限性肠炎、肉芽肿性回肠结肠炎)是小肠壁的一种慢性炎症,最常见的早期症状是慢性腹泻、痉挛性腹痛、发热、食欲下降和体重减轻。体格检查时可在下腹部,尤其是右下腹部触及肿块。大约 1/3 的克罗恩病患者有肛门周围病变,尤其是肛瘘和肛裂。因此身患克罗恩病的患者时常有腹痛等症状,久之可能出现慢性病容,心情低落,情绪难以调节,有些患者有肛瘘的现象,影响患者的自尊心,产生自卑感。克罗恩病有很多都在青年甚至儿童时发病,肠道的疾病造成患者营养不良,使生长发育迟滞,影响患者的外观。克罗恩病病情会时好时坏,每次发作的病变一般仍在原来的病变部位,手术切除后病变可扩散到其他部位,所以一旦得了克罗恩病就会终生患病,给患者的生活、工作、感情都造成严重影响。

溃疡性结肠炎是大肠炎症和溃疡形成的一种慢性疾病,常出现血性腹泻、腹痛和发热。溃疡性结肠炎的主要表现是剧烈腹泻、高热、腹痛和腹膜炎。出血是最常见的并发症,常引起缺铁性贫血。大约 10% 的溃疡性结肠炎患者初次发病迅猛而严重,出现大量出血、肠穿孔或广泛的感染。中毒性结肠炎是一种非常严重的并发症。溃疡性结肠炎的患者,常被长期腹泻困扰,不分昼夜的腹泻,每天多达 20～30 次的频率,严重影响了患者的休息,并且在腹泻时,肠道大量丢失蛋白和电解质,使患者消瘦、乏力,抵抗力低下。腹泻前腹部的绞痛症状使患者抑郁、焦虑,时刻担心病情的反复和加剧。

## 一、炎症性肠病的护理措施

1. **休息护理**　急性发作时应绝对卧床休息,以改善局部血液循环,缓解症状。提供安静的休养环境,保证患者有充足的睡眠,以减少机体能量消耗,从而缓解症状,促进康复。轻症患者不宜劳累,生活有规律,劳逸结合,有利于疾病的康复。

2. **饮食护理**　对炎症性肠病患者应给予易消化、少纤维、优质蛋白、高热量、高维生素的食物。避免刺激性食物,不吃过冷过热的食物,避免食用冷饮、水果、纤维素多的蔬菜。一些人对于乳糖(牛奶中含有的一种糖)不能耐受。这是由于小肠上皮缺少一种消化酶——乳糖酶所致。乳糖不耐受会导致肠痉挛、腹痛、腹胀、腹泻、排气增多等症状。因此,缺少半乳糖酶 IBD 患者禁食牛奶或乳制品。伴有腹痛、腹胀、呕吐者,注意补充水分,以纠正电解质紊乱。患者由于腹泻、发热、瘘管等,电解质的丢失明显,必须加以补充。需要减轻肠道负担,应循序渐进,少量多餐。要观察患者的进食情况,定期测量体重,了解患者的营养状况。

3. 心理护理 IBD 不是一般的肠炎、痢疾等消化道疾病,有时患者会对病情产生过轻或过重的错误认识,从而延误治疗,或治疗不得当造成经济损失,或对治疗不满意造成医患纠纷。IBD 是伴随患者终身的慢性病,患者必须学习处理可能使症状恶化的生活压力,以及控制由于对恶化期的无能为力感所引起的焦虑。长期反复腹痛、腹泻引起睡眠质量下降,伴有失眠、多梦、记忆力减退,同时悲观失望,烦躁不安,不能主动配合治疗。所以,护理人员应帮助患者学习,让患者了解 IBD 的发病规律,充分认识该病的特点,正确对待疾病。做好心理护理,提高患者生活质量,树立战胜疾病的信心,促进康复。

4. 腹痛的护理 腹痛时应密切观察疼痛部位、性质、程度,疼痛时的体位、时间等,并及时汇报医生。注意腹部体征变化,注意有无肠梗阻、肠穿孔、腹腔内脓肿等并发症的表现,如出现持续性腹痛和明显压痛,提示炎症波及腹膜或腹腔内脓肿形成。全腹痛和腹肌紧张,可能系穿孔所致,应及时汇报医生,配合做好抢救工作。

5. 腹泻的护理 观察并记录大便次数、颜色、量、性质,肛周皮肤。便后肛门擦拭干净,并适当温水坐浴,以改善肛门皮肤血液循环,减轻水肿疼痛。破损时肛门周围涂凡士林或抗生素软膏。腹泻严重者应进温凉流质饮食,按医嘱给予静脉高能营养及电解质,及时留取便标本。

6. 呕吐、腹胀的护理 患者呕吐时使其头偏向一侧,防止呛咳,帮助患者漱口,更换污染的衣服、被褥。严重腹胀者行胃肠减压,引流潴留在胃肠道的内容物,以减轻胃肠道内压力。同时观察口腔黏膜变化,做好口腔护理,预防口腔并发症。

7. 发热的护理 大多为低热或中度热,如有腹腔脓肿可有高热,高热时要积极采取降温措施,如使用抗菌药物、物理降温、药物退热等。

8. 营养支持护理 IBD 患者长期反复腹泻、呕吐、厌食和吸收障碍导致营养不良,是该类患者较突出的并发症。需要通过肠内或胃肠外途径补充机体所需的各种营养成分。遵医嘱静脉补液,如葡萄糖、人血白蛋白、血浆、电解质、复方氨基酸等。临床上要素膳,主要经过口服、管饲、造瘘 3 种方式给予,根据病情给予不同营养膳食。完全胃肠内营养时注意饮食卫生,定时定量,少量多餐,细嚼慢咽,才能控制病变的活动性,特别适用于无局部并发症的小肠CD。完全胃肠外营养仅用于严重营养不良、肠瘘及短肠综合征者,应用时间不宜太长。

炎症性肠病的治疗目标是减少腹泻次数,缓解腹痛症状,控制病情发作,减少并发症的发生。炎症性肠病的治疗是随病情进展逐步调整的管理,伴随着患者终生,大多数时间的疾病控制并不是发生在住院期间,而是在出院后,这时,疾病控制和病情管理的主体变成了患者本身,而管理疾病的基础就是患者的自我管理。炎症性肠病的患者长期与疾病做斗争,熟悉疾病的全过程,有潜力控制和管理自身疾病,有可能成为疾病管理的主要责任承担者。WHO 早在 2003 年就指出,提高慢性病患者的自我管理水平对于提高患者的健康水平比其他任何干预措施都有效。Clark 认为,自我管理是个体每日所必须完成的用以控制以减少疾病对于身体健康影响的任务。炎症性肠病患者的自我管理是指患者自觉执行有助于疾病控制与治愈的行为,具体包括遵从医嘱服药、情绪管理、饮食调理、规律锻炼、疾病的自我监测等。

慢性病的自我管理在我国刚刚处于萌芽阶段,主要集中在糖尿病、心衰、高血压、支气管炎等方面。而关于炎症性肠病患者自我管理的研究也处于研究的起步阶段。有报道显示,炎性肠病患者的自我管理水平处于一个较低的水平。黄美娟等人用自行设计的炎性肠病自我管理问卷评价得出克罗恩病患者自我管理得分平均为(2.3±0.3)分,处于低水平。肖生翠通过对 65 例溃疡性结肠炎患者进行出院后的跟踪回访发现,76.5% 的患者意识不到缓解后治疗的重要性,69.2% 的患者因药物副作用大难以坚持服药,47.7% 的患者不能坚持合理饮食和运动。因此,我们应该进一步关注和研究炎症性肠病的延伸护理。

## 二、炎症性肠病的延伸护理

在新的生物-心理-社会护理模式中,护理工作已不仅仅是简单的打针、发药等技能和盲从医嘱、机械性操作,而是包括了心理护理在内、进一步体现人文关怀更为人性化的护理活动。这些活动需要通过有效的护患人际沟通来完成,有效沟通是实施身心整体护理的关键,能使患者从身心方面得到满意的康复。针对患者不同的文化程度和心理状态进行相应的健康教育和有的放矢的个体化心理干预,纠正患者及亲属对疾病的不良认识,增强其战胜疾病的信心,这对改善预后有着重要意义。

国内外研究表明,使患者倾听温馨舒缓的音乐,能缓和交感神经的过度紧张,促使情绪镇静,减轻压力反应,达到宣泄感情、放松的效果。舒适护理中悠扬缓慢的乐曲可消除紧张,具有安神宁心的效果,使患者的注意力集中在音乐的旋律中,心情处于放松状态。将人文关怀的理念应用于舒适护理模式,使患者进行长期治疗的依从性更好。患者接受治疗时充满信心,感受到舒适和亲人般的温暖,在心理上获得安全感,提高耐受力,在尽可能放松的情况下,降低迷走神经张力,以达到顺利完成治疗的目的。

此外,2007 年,欧洲炎症性肠病组织成立了专门针对 IBD 护理的 N-ECCO 组织,每年举办针对 IBD 护理方面的网络会议、学术论坛、继续教育项目,2013 年约 210 名来自世界各地的护理专家参加了 N-ECCO 会议,2013 年 N-ECCO 发布了 IBD 护理共识意见。除了为患者提供基础护理,还会为患者提供高级护理,包括患者教育、提供医疗信息、怀孕与生育指导、儿童成长过渡、生物治疗、疾病评估、随访、资料整理和回顾。

目前我国 IBD 的发生率不断增加,如何为 IBD 患者提供专业的护理,如何维护好 IBD 患者的健康,提高 IBD 患者的生活质量,为 IBD 患者提供全面、系统、规范、完善的服务仍是我国护理人员面临的主要课题。需要我们不断总结和借鉴国外先进经验,探索适合于我国 IBD 患者的护理模式。

(李宾宾)

## 第四节　胃肠动力护理的现状和展望

从 100 多年前美国胃肠病学家 W. B. Cannon 利用 X 线影像技术对人和动物的胃肠动力的观察开始,人们对胃肠运动功能紊乱所引起的胃肠动力障碍越来越重视。胃肠动力是指胃肠壁肌肉有序、自主地收缩,推动食物沿肠腔前进的过程。胃肠动力障碍主要是指各种病因引起胃肠道平滑肌细胞运动功能发生障碍的病理过程。胃肠动力障碍可见于胃肠动力性疾病,如碱性反流性胃炎、肠易激综合征等,亦可见于危重症疾病,如重症急性胰腺炎及术后炎性肠梗阻等。由胃肠或全身系统性疾病引起的胃肠表现,无论是器质性的,还是功能性的,只要导致胃肠平滑肌运动功能障碍,都可称为胃肠动力障碍。胃肠动力障碍时,胃肠蠕动减弱使肠道内细菌过度生长繁殖,引起菌群失调,加重胃肠道屏障功能损害,可导致肠道内细菌移位和肠源性感染。胃肠动力障碍是临床治疗的难点,评估胃肠动力的重要性也越来越受到人们广泛的关注,通过不同的检测方法对胃肠动力状况做出准确的评估具有重要意义,有助于更有效地指导临床诊治。

在 80 年代初,武汉、上海、北京等地开始研究消化道运动功能,首先开展了经导管和外传感器测定下食管括约肌压力的研究,填补了我国胃肠动力研究的空白。此后,逐渐开展了从幽门到直肠的多种测压技术,应用同位素测定胃排空和胆汁反流,用超声检查胃的液体排空、胆囊排空和充盈以及用不透 X 线标志物测定全胃肠通过时间等研究。90 年代后,较多单位开展了食管 pH 监测,少数单位开展了 Bilitec2000 监测胆汁反流等工作。此外,还开展了应用体表胃电图检查胃动力疾病的胃电节律,应用超声多普勒检查胃壁运动和腔内容物的运动方向等研究。对胃肠动力性疾病如胃食管反流病、功能性消化不良、糖尿病性胃轻瘫、肠易激综合征、慢性便秘、贲门失弛缓症、假性肠梗阻等,也进行了多方面研究。我国有关胃肠动力的研究,在 90 年代后呈现出繁荣景象,迄今国内已有装备胃肠动力设备、能开展胃肠动力检查的实验室近 30家。胃肠动力性疾病的基础和临床研究,在我国已初具规模并与国际接轨。

胃肠动力学检查包括:①与胃肠测压相关的检查,如食管压力测定、胃-幽门-十二指肠压力测定、肛门直肠压力测定;②与胃食管反流相关的检查,如食管 pH 监测(酸反流)和食管胆红素监测(胆汁反流);③胃肠道传输时间检查:胃排空和全胃肠通过时间测定;④胃的电生理检查:体表胃电图;⑤内脏敏感性检查:如水负荷试验、营养餐负荷试验。有些患者还需要进行自主神经功能检查和精神心理方面评价等。

# 一、胃肠动力学的护理现状

## (一)食管 pH 检测的护理

Allison 于 1946 年介绍了"反流性食管炎"这一诊断名词,用于描述刺激性的胃液从胃内反流到食管内的情况。随着临床医师对胃食管反流病(gastroesophageal reflux disease,GERD)的逐步熟悉,发现许多患者表现反流症状,但没有病理学或内镜下食管炎的证据,因此在诊断方法上也需要有新的进展。持续性 pH 监测技术为 GERD 的诊断提供了一种新的方法,随着这项技术的发展,我们对反流性疾病的认识也越来越深入。随着时间的推移,食管 pH 监测技术被广泛应用于 GERD 的诊断和治疗中,并被患者和医师广泛接受。

1. 检查前的护理

(1)适应证:有典型的胃食管反流病(GERD)症状(烧心、反流),但内镜检查正常,且对抑酸治疗无反应。GERD 症状不典型:无法解释的非心源性胸痛;肺部症状——咳嗽、哮喘、复发性吸入性肺炎;耳鼻喉症状——声音嘶哑、喉炎;其他拟诊为 GERD 的不典型症状,如非溃疡性消化不良、嗳气、呃逆、上腹痛。对药物治疗无效。手术前为进一步证实 GERD 的诊断。

(2)禁忌证:鼻咽部或上食管梗阻,严重而未能控制的凝血性疾病,严重的上颌外伤,食管黏膜的大疱性疾病,心脏疾病未稳定的患者或对迷走刺激耐受差的患者。

(3)健康教育:简要地跟患者及家属介绍检查的目的、意义和方法,签署同意书。检查前 24 小时停服抗酸药物,质子泵阻断药(如奥美拉唑)应停服 7天,其他影响胃功能或者胃酸分泌的药物应停用 48 小时以上。检查前 6 小时开始禁食。由于检查期间受试者进食的各种食物和饮料的 pH 值不同,因此在早期的研究中都推荐标准饮食。酸性食物如腌菜、橘子汁、土豆制品和碳酸饮料(尤其是可乐)都不允许食用,需注意到是这些食物对食管 pH 值的影响时间很短,对大多数患者的结果影响不大,可以忽略。其实,把进食这段时间从总分析时间中剔除就能消除进食引起的 pH 小于 4 的情况,能更好地把正常和异常情况分开来。我们最近的做法是不限制检查期间患者的饮食。鼓励患者在检查期间保持平时的饮食习惯和运动量,并尽量诱发出症状。许多患者不吃某些食物,不做某些运动,因为这些食物和运动可能引起症状。在 pH 监测期间进食这些能引起症状的食物有助于诊断。

2. 检查时的护理　插管前 1 小时,将导管浸泡入温水中,并尽量使其不浮出水面,使导管柔软,患者取平躺位,鼻部用丁卡因凝胶局麻。等数分钟待麻药生效。导管顶端涂上润滑剂,轻柔地将导管插入鼻腔,感觉到导管进入鼻咽部时,使患者头前倾,直至下颌碰到胸部,嘱患者正常呼吸并做吞咽动作,顺势将导管向前推进插至胃内,记录仪显示酸性 pH 值,表示 pH 探头已进入胃内。缓慢向外牵拉 pH 导管,使 pH 电极置于 LES 上端上方 5cm 处。若患者咽部敏感,呛咳明显,不能配合吞咽时,可予 2% 利多卡因 10ml 口服后再行置管。

3. 检查后的护理　拔除测压导管,用肥皂水冲干净,而后浸泡在 2% 的戊二醛消毒液里 20～30 分钟,再用清水冲净,待干备用。

4. 小结　食管 pH 监测使诊断 GERD 的过程由繁杂、令人厌烦变得让患者和医务人员都乐于接受。多通道 pH 监测现在很常用,食管内 pH 监测可以用来评价质子泵抑制剂的疗效。另外,检查可以在患者熟悉的环境中进行,饮食不受限制,把不适减到最小。将来一定会出现更新的技术使医生和患者更乐意接受,使我们对反流性疾病的病因,特别是其食管外的表现有更新的认识,更好地评价各种最新的治疗方法的疗效。

**(二)食管压力测定的护理**

食管测压检查作为食管疾病的一种诊断方法已有 20 余年了,它可以用于食管压力、协调性及动力的定性和定量评估。食管测压检查用于评估有食管源性症状的患者,这些症状包括吞咽困难、吞咽痛、烧心及难以解释的胸痛等。食管测压检查同样适用于评估反流,并且应该作为抗反流手术前的常规检查。此外,还有助于明确系统性疾病如硬皮病和慢性特发性假性肠梗阻等是否累及食管。

1. 术前准备

(1)仔细询问患者的病史、症状、用药史、过敏史。对有胸痛、吞咽困难、食管反流等症状的患者,首先要进行食管钡餐或胃镜检查,以了解食管有无解剖异常,排除食管机械性梗阻(例如食管瘘、食管狭窄等)。

(2)向患者解释检查目的,详细介绍检查过程,消除其恐惧心理,使其配合插管。

（3）患者测压前3天，停用一切影响胃肠动力功能的药物，尤其是影响食管压力的食物。禁食、禁烟、酒12小时，以防呕吐或误吸，如有明显的吞咽困难，前日晚餐应进流食，必要时还要延长禁食时间。

（4）用物准备：润滑剂、纱布、10ml注射器、带吸管的水杯（盛有200ml温水）、无菌手套、纸巾。

（5）仪器准备：将插管连接于测压导管和压力传感器，驱除传感器内的气泡，并与PC polygraf HR高分辨上消化道动力检测系统连接。测压前先进行压力校正，使基线在0mmHg。协助患者取坐位，经鼻腔将食管测压管插入胃内。

2. 术中配合　将食管测压管经鼻腔插入胃内65cm，严密配合医生用定点牵拉将测压导管每次向外牵拉1.0cm，协助患者做吞咽动作：将患者头偏向一侧，吸少量温水含在口腔内，遵医嘱咽下，密切观察患者的反应，避免引起呛咳。测压过程中，要保持患者安静，避免外界各种刺激。

3. 术后护理　协助患者擦干脸上污渍，倾听其不适主诉，并告知患者，检查已完毕，情绪放松、勿紧张，协助其进休息室休息。嘱术后当天进流质饮食，如有腹痛、腹胀、恶心、呕吐等不适，及时告知医生。注意观察粪便颜色。整理用物，协助医生整理数据。

4. 小结　食管测压检查是临床医师及临床研究者定量评估食管动力的有效手段。这些动力学研究可为各种疾病引起的食管肌肉异常提供有价值的指导意见。技术的进步使测压检查更简单而可靠，同时，软件的开发节省了大量的分析时间。

### （三）肛管-直肠压力测定的护理

肛门直肠动力的记录有多种不同的方法，每种方法有长处也有潜在的缺陷。全部导管经传感器与生理记录仪相连。

1. 检查前护理

适应证：①便秘；②大便失禁；③药物、手术或生物反馈治疗前的评价；④先天性巨结肠术前；⑤术后评价；⑥无肛或肛门狭窄、肠造瘘术后评价。

禁忌证：①有严重的肛门狭窄；②严重而未能控制的凝血性疾病；③疑有下消化道溃疡；④出血或穿孔者禁做此项检查。

术前给患者及家属说明检查的目的、意义和大致步骤，消除疑虑及恐惧心理，以避免不必要的紧张。检查前5天停用胃肠动力药，如多潘立酮、西沙比利等。先天性巨结肠术前一周每天清洁灌肠，术前2小时均用开塞露灌肠。

2. 检查时的护理　患者取左侧卧位将导管及气囊涂上润滑油，对肛门收缩紧张者嘱其深呼吸，插入时持续适当用力，待肛门外括约肌舒张时缓缓进入,给气囊注气的同时往外牵拉导管,使气囊充分伸展,导管到达每个定点位置要准确,从肛门缘读导管刻度;无肛或肛门狭窄术后患者,长期因粪便排出不通过肛门,肛门括约肌废用性萎缩,直肠顺应性差,导管插入时易产生痛感,特别要注意动作轻柔,多鼓励,安抚患者,使其能安静地接受检查;对直肠敏感性差收缩反射减弱、顺应性差的患者给气囊注气的同时注意观察肛门有无收缩,有无排便迹象,先天性巨结肠,因肠管壁神经节细胞阙如或减少,病变肠段平滑肌持续收缩,呈痉挛状态,痉挛肠段的近端由于粪便长期淤积,逐渐扩张、肥厚,导管经过狭窄段要注意防止患者暴发性排便,避免污染衣物。直肠容量最大测试时,部分患者由于缺乏直肠耐受性,无法忍受排便的感觉,可表现为腹痛、腹部不适、欲解小便、下肢移动、脚趾屈曲等反应,此时气囊内所注入的气体量即为直肠最大容量。

3. 检查后的护理  拔除气囊导管,用清水将表面污物冲洗干净,四个通道分别用针筒注水冲洗,而后浸泡于戊二醛消毒,再用清水洗净晾干备用。

4. 小结  在对大便失禁和排便异常患者进行评价时,需了解肛门直肠生理学,并恰当应用当前可利用的技术来衡量肛门直肠功能。

### (四)体表胃电图监测的护理

体表胃电图是应用腹部体表电极记录胃电活动的一种技术,作为诊断胃肠动力障碍疾病的检测手段之一。Alvarez 于 1922 年第一次介绍胃电图。Davis 等人于 1957 年重新认识。由于胃电图的非创伤性特点,使之在医学研究和临床医生中受到越来越广泛的注意。与其他电生理测定方法,如心电图和脑电图的发展相比,胃电图的发展相对缓慢。然而,在过去的 10 多年里,发表了大量的有关胃电图的文章。胃电图已经成为一种研究胃电生理和胃动力性疾病病理生理的一种吸引人的工具。目前它被广泛应用于医学研究和临床中。

1. 心理护理  由于胃肠动力障碍病程较长,病情较迁延,给患者的生活带来一定的影响,操作者应该根据患者的不同特点进行心理治疗,帮助患者克服焦虑、紧张心理,减轻压力,改善其身心健康。

2. 皮肤准备  由于操作过程中需要在腹部放置电极,因此需要对腹部进行清洁、备皮和涂抹皮肤用胶状液,以使两电极之间的阻抗降低。如果皮肤准备不好,胃电图可能包含严重的运动干扰。

3. 合适的记录长度和试餐  胃电图记录通常在禁食 6 小时或以上进行。试验前应停服改变胃动力的药物至少 48 小时。餐前记录 30 分钟或以上(任何情况下不应少于 15 分钟),餐后记录 30 分钟或以上。短于 30 分钟的记录不能提供可靠的数据,而且不利于在禁食状态下重复不同时相的移行性复合运动。试餐应包括至少 250 大卡热量,脂肪含量不多于 35%。虽然少数观察者用水作为试餐,通常推荐用固体试餐。

4. 健康指导 在行检测前应耐心了解病情,原则上应排除溃疡、肿瘤等器质性疾病后再行检查。有些患者怕做胃镜,而要求做本检查是患者认识的误区,护理人员应耐心解释两种检查的不同之处:胃镜是通过光学原理直观胃黏膜的病变及进行各项操作,体表胃电图是通过胃肌电生理的活动了解胃功能的变化,胃镜和体表胃电图是两种截然不同的检查方法,其诊断结果也是不一样的。

此外,大多数胃动力障碍患者存在不同程度的腹胀或腹痛,在护理中应告诫患者建立良好的生活习惯,饮食要定时定量,忌暴饮暴食或不必要的空腹,避免个人生活经历中会诱发症状的食物,如牛奶过敏、面食后胀气等。

5. 小结 由于胃电描记法的无创伤性(无放射性或插入),它是非常吸引人的。虽然胃电图仍在广泛的评估和发展阶段,有关它的临床应用已在观察者中达成共识。一旦掌握技术,进行研究相对容易。胃电图虽然有无创性的优点,但也受到几种因素的限制。如电极的位置、皮肤的准备、记录的姿势和环境都可能影响结果。记录期间,患者的活动可能产生人为干扰。如果这些人为干扰不剔除,可能错误诊断为"异常节律"。因此,胃电图的准备、记录和分析应格外谨慎。虽然对胃电图已进行了大量的研究,该项技术已经被批准用于临床,涉及胃电图的技术仍需进行更多的研究和发展。为进一步了解胃电生理,也需进行更多的生物医学研究。方法学先进性的进一步研究,可能更有利于从胃电图上识别胃收缩和预测胃排空延迟。记录技术的新发展,可能提供有关胃肌电活动更多的信息,如新产生的多导胃电描记法,需要进行更多的临床研究,以进一步确定胃电图在胃动力性疾病诊断中的价值。

### (五)检查中心理问题的护理

由于对检查目的不明确和检查过程的担心,许多患者都存在着抑郁、焦虑等精神障碍,因此,检查人员不仅要有扎实的专业理论知识基础、丰富的专业技能和临床经验,还应具有社会学、心理学知识和良好的道德修养,才能胜任这一职业。

1. 检查前的心理护理 待检患者一方面对检查有着殷切希望,另一方面又对检查的最终结果心存疑虑,加之经济困难等因素的影响,往往存在着严重的焦虑、抑郁等精神障碍。这就要求检查人员要对患者抱着积极的态度,耐心倾听患者对病情的陈述,用自己所掌握的专业知识向患者做详细耐心的解释说明,如检查目的、必要性、适应性。客观地向患者介绍现代化设备的先进性、安全性、检查步骤,解除其思想顾虑和紧张情绪,使患者扫除心理障碍,树立战胜疾病的勇气和信心。

2. 检查过程医疗服务语言的运用 医疗服务语言是医疗服务的手段和信息交流的载体,具有较强的服务性、专业性和可操作性,在临床医学活动中对解决患者心理问题的作用正日益突出。在实际工作中,要多用"请""您""谢谢""对不起""没关系"等礼貌性语言,对患者要有包容精神。医患的信息交流在很大程度上反映着双方的心理交流。患者就医时,心理上往往存在着对医务人员潜在的依赖感,这种潜在的心理状态能否得到满足,决定了其能否对医务人员产生信任感,而信任程度影响着医患双方的合作程度,也就是说,医患间的心理交流是满足患者依赖心理的重要手段之一。我们要在实际工作中,利用医疗服务语言的良性刺激,消除患者的消极心理状态,使患者增加对医务人员的信任程度,从而积极配合检查,使检查顺利完成。

3. 检查中的心理护理措施 检查人员应对患者怀有强烈的同情心和责任感,尊重同情、理解患者,全神贯注倾听患者对病情及有关情况的陈述,耐心解释患者提出的各种问题,同时运用所学的心理知识对患者进行心理护理,使其通过交谈缓解焦虑和郁闷的情绪。在可能的情况下,要尽可能获得患者以前的有关资料,如手术情况、病理检查结果、CT 或 X 线、胃镜、B 超及血常规检查结果等第一手资料,为检查积累必需的材料。胃肠动力学检查一般都需要进行插管检测,需要患者密切、积极的配合。检查过程中,医务人员动作要轻柔、敏捷,操作中不断与患者交谈,分散其注意力,使其全身放松,适当地鼓励患者,更好地配合操作。对患者的焦虑、抑郁等精神障碍,要进行一些心理治疗,如心理疏导等。事实证明,坚定的信念,乐观的情绪,愉快的心境,宽广的胸怀,可以提高患者身体的免疫力,使患者积极配合检查,有助于提高患者治疗效果,延长患者的生存时间,提高患者的生存质量。

## 二、胃肠动力学的发展趋势

胃肠动力学领域是多学科的,需要整合分子和细胞生物学、器官生理学和症状学的知识。因此,平滑肌细胞、神经环路、Cajal 间质细胞、激素、脑肠相互作用以及情感等都可以归入胃肠道神经肌肉功能及其障碍的范畴内。

现在临床医生已能很好地理解为何大多数烧心的患者没有食管溃疡,为何大多数消化不良的患者没有消化性溃疡,为何大多数便秘的患者没有结肠机械性肠梗阻。为了诊断胃肠动力性疾病,临床医生必须想到胃肠道结构改变以外的问题。

多个学科之间不断的相互融合产生了一个新的专业——神经胃肠病学,它主要研究胃肠道肠神经和激素的动能,以及神经肌肉疾病的诊断和治疗。神经胃肠病学家未来可以判断胃肠道和胆道系统神经肌肉功能的正常和异常,并将它们与许多现在很难解释的胃肠道症状如吞咽困难、腹痛、恶心、腹胀和便秘对应起来。

这样,胃肠动力学的未来将涵盖从细胞到系统的广泛内容。对单个细胞如 Cajal 间质细胞进行研究可以揭示节律起源的新机制。对影响间质细胞功能的受体以及它们的节律活动正常与否的研究将成为未来生理学和治疗学研究中的一个令人兴奋的领域。胃肠道神经肌肉活动与症状感知的相互关系是另一个有待临床进一步研究的生理学与病理生理学探索的领域。研究胃肠道神经肌肉功能障碍和胃肠道症状之间的关系可以产生新的诊断技术和新的药物和非药物治疗方法。未来神经肌肉功能障碍的治疗和症状改善之间的关系将变得更为清晰。

从食管到肛管,胃肠道每个部分都具有独特的神经肌肉特性和整体器官功能。因此我们要研究食管的平滑肌细胞,并与其他胃肠道器官的平滑肌细胞进行比较。同样的,胃肠道神经系统的细胞在整合神经细胞和间质细胞的传入以保证胃肠道神经肌肉的正常功能中起的作用也不同。目前对胃肠道本身的神经系统与外源传入的交感神经和副交感神经系统的作用仍知之甚少,需要进一步研究。在过去 20 年中,动物个体的试验逐渐减少,未来需要在整合基础科学研究、整体器官生理学以及动物和人类消化系统生理学研究方面做出更多的努力,胃肠道神经肌肉功能在饥饿和饱胀中所起的作用还不清楚,由于可影响人们的营养、肥胖和进食障碍,故有待进一步研究。

## (一) 食管

当胃肠道神经肌肉发生异常时,患者症状可以很严重,但相应器官的功能障碍往往很轻微。所以吞咽困难、不典型胸痛和烧心等食管症状在临床上很常见,但许多患者的吞钡检查、胃肠道造影和上消化道内镜检查结果完全正常。一过性下食管括约肌松弛是很轻微的神经肌肉异常,但在酸从胃反流到食管的过程中起着关键性的作用。另一个这样细微的神经肌肉功能异常的例子是在食管源性胸痛患者身上记录到的食管纵行肌持续的收缩。纵行肌收缩用超声的办法能够发现。因此,改进测量仪器可以进一步发现一些新的细微的与症状相关的神经肌肉功能异常。将来我们可以描绘出食管神经肌肉活动正常和异常的模式。这些新技术将使我们对新的病理生理学机制和新的治疗方法有更深的认识。

## (二) 胃

现在应用的胃腔内压力传感器只能记录闭合腔内的收缩。超声技术、闪烁显影和磁共振检查能反映非闭合腔胃体和胃窦部更细微的收缩情况,而这些收缩在进食后很明显。胃肌电节律的异常是很微小的电生理活动,相应地引起收缩活动的增加或减少,这与恶心等症状可能有关。胃节律异常无法用放射造影、内镜或胃排空检查等方法发现,但在消化不良患者中则可记录到胃动过缓和胃动过速对胃排空形式的影响。胃底肌肉松弛不良是上腹部饱胀和疼痛的重要原因,胃窦和幽门不能正常松弛则会影响胃的正常排空。缺乏一氧化氮合成酶的大鼠会出现胃轻瘫和幽门收缩增加,这些异常可以通过 sildenaphil 和胰岛素治疗而得到逆转。基于新的病理生理学发现,我们可以发现一些新药来治疗胃电节律异常,松弛收缩的平滑肌,促进无力的胃窦平滑肌收缩。未来的治疗手段更趋广泛,包括抗节律异常药、促动力药、肌松剂、电刺激和起搏治疗等。

### (三)胆道系统

胆囊和胆道系统的神经肌肉功能仍有许多神秘之处。逆行胰胆管造影和胆道测压加深了我们对这一领域的认识。磁共振胰胆管造影检查也能反映该复杂系统的功能。测压技术和闪烁显影技术的联合应用促进了诊断和治疗方面的发展。

### (四)小肠

小肠仍是研究困难的领域,目前的动力学检查方法依然依靠应用固态和灌注式导管。有关小肠多个电起搏细胞之间整合、连接和信息传递等更多的知识将为我们指出成功地进行小肠电刺激方向。小肠运动的模式很难解释,但我们还是可以区分肌源性疾病和神经源性疾病。闪烁显影技术和氢呼气试验可用于测定口-结肠通过时间,但这些检查方法尚不能完全与特定的胃肠道症状一一对应。胶囊影响技术可被改进用以记录压力和肌电活动情况。未来的发展需要新的方法学的进步,比如用口服的胶囊内镜研究健康和疾病状态下的小肠。

### (五)结肠

因为肠易激综合征和便秘在临床上很常见,而目前对结肠神经肌肉功能认识十分有限,故未来对此的研究热情仍会延续。人体降结肠以及更近端的结肠的临床研究较困难。随着健康者和患者结肠动力研究的深入,右半结肠、横结肠和降结肠神经肌肉功能的基础科学知识体系将会更完整,我们需要新的检查方法来研究结肠的神经肌肉功能,但更重要的是我们要把异常的神经肌肉功能和特异的下消化道的症状联系起来,使这些检查能更好地应用于临床。

### (六)括约肌

我们需要新的研究和检查方法以了解括约肌和邻近的非括约肌之间的协调性,需要促进生物反馈治疗技术发展,并将其应用范围扩展到消化道的其他部位(如今已经用于骨盆肌肉系统)。

### (七)小结

总而言之,这些年在胃肠动力学的基础和临床研究领域取得了许多进步。

新技术揭示了新的病理生理学机制,所有努力最终有助于临床诊断方法的改进,设计出新的药物和非药物治疗方法,如生物反馈治疗和电起搏治疗。这些未来的治疗方法将可以纠正胃肠道神经肌肉的异常并改善相应的症状。我们希望这本书能有助于临床医务人员和研究人员面对发展迅速的胃肠动力学和神经胃肠病学领域的未来挑战。

（尤丽丽）

# 参 考 文 献

1. 钱家鸣,孙钢.北京协和医院医疗诊疗常规·消化内科诊疗常规[M].第2版.北京:人民卫生出版社,2012.

2. 邹静怀,夏景林,叶胜龙.肝癌射频消融治疗现状[J].实用肿瘤杂志,2006,21(3):272-275.

3. 罗凤华,李章娥,罗鸿萍.经皮肝穿刺射频消融术治疗肝癌患者的护理[J].护理学杂志,2005,22(20):33-34.

4. 薛继莲,吴秀丽,幸永凤.肝脏肿瘤射频消融术围术期护理[J].护理研究,2013,27(2):543-544.

5. 王悦华,刘家峰,李菲.肝癌射频消融技术及疗效评价方法[J].中华肝胆外科杂志,2008,14(12):844-847.

6. 马远,陈德基,何明基,等.肝癌常用介入治疗方法疗效比较的实验研究[J].中国介入影像与治疗学,2008,5(1):65-68.

7. 陈敏山,徐立,彭振维.肝癌射频消融治疗的临床研究进展[J].外科理论与实践,2012,17(5):413-416.

8. 陈灏珠,林果为.实用内科学[M].第13版.北京:人民卫生出版社,2010.

9. 吴东,李骥.北京协和医院内科住院医师手册[M].北京:人民卫生出版社,2012.

10. 潘国宗,曹世植.现代临床医学丛书·现代胃肠病学上册[M].北京:科学出版社,1998.

11. 陈文斌,潘祥林.诊断学[M].第8版.北京:人民卫生出版社,2012.

12. 梁晓坤.临床护理学:营养/排泄[M].北京:中国协和医科大学出版社,2002.

13. 赵玉沛.北京协和医院医疗诊疗常规[M].北京:人民卫生出版社,2012.

14. 尤黎明,吴英.内科护理学[M].北京:人民卫生出版社,2012.

15. 吴欣娟,张晓静.北京协和医院临床护理常规[M].北京:人民卫生出版社,2012.

16. 蔡柏蔷,李龙芸.协和呼吸病学[M].北京:中国协和医科大学出版社,2010.

17. 戚可名.北京协和医院医疗诊疗常规[M].北京:人民卫生出版社,2005.

18. 李乐之,路潜.外科护理学[M].北京:人民卫生出版社,2012.

19. 姜亚芳,余丽君.病理学与病理生理学[M].北京:中国协和医科大学出版社,2012.

20. 钱家鸣,王莉瑛.消化疾病[M].北京:科学出版社,2010.

21. 侯自梅,武仙梅.3例低位肠梗阻患者应用肠梗阻导管进行肠道准备的护理[J].护理研究.2007,21(8):2197.

22. 王新德,张俐,兰英.保留灌肠应注意五度[J].护理研究.2002,10(6):618.

23. 蔺凡,崔丽英,任连坤. satoyoshi 综合征二三例报告[J].中华神经科杂志,2004,37(6):581-582.

24. 李宝杰,张学彦. Cronkhite- Canada 综合征 1 例[J].中华消化杂志,2001,16(7):644.

25. 陈润德,徐玉华,刘旭东. Cronkhite- Canada 综合征 1 例报道[J].中华消化内镜杂志,1999,16(2):621.

26. 孙晓红,张香琴,秦晶,等.化疗致腹泻患者的护理[J].实用护理杂志,2002,18(4):51.

27. 孙美莲.肾病综合征水肿护理进展[J].实用护理杂志,1996,12(1):4142.

28. Debray C,Besancon F,Hardoin JP,et al. Cryptogenetic plurifocal ulcerative stenosing enteritisJ]. Arch Mal Appar Dig,1964,53:193-206.

29. Perlemuter G,Guillevin L,Leg Ⅱ nan P,et al. Cryptogenetic multffocal ulcerous stenosing enteritis:all atypical type of vasculitis or a disease mimicking vasculitisJ]. Gut,2001.48(3):333-338.

30. Chang DK,Kim JJ,Choi H,et al. Double balloon endoscopy in small intestinal Cmhn'S disease and other inflammatory diseases such cryptogenic muhifocal ulcerous stenosing enteritis (CMUSE)[J]. Gastrointestinal Endoscopy,2007,66(3 Suppl):S96-98.

31. 叶仔商,陆英.内科学[M].第 5 版.北京:人民卫生出版社,2000.

32. 赵玉沛.胰腺病学[M].北京:人民卫生出版社,2007.

33. 徐丽英.肠内外营养在急性重症胰腺炎患者中的应用和护理[J].现代护理,2008,8(5):157.

34. 陈惜遂,应文娟,李映华,等.急性重症胰腺炎早期应用肠内营养的护理研究[J].国际护理学杂志,2007,26(3):240-242.

35. 黄晓安.治疗急性胰腺炎的临床观察[J].现代中西医结合杂志,2005,11(4):1433.

36. 中华医学会胰腺外科组.急性胰腺炎的诊断及分级标准[J].中华外科杂志,1997,35(12):773.

37. 陈灏珠.实用内科学[M].北京:人民卫生出版社,2001.

38. 王维高,洪建普.急性化脓性胃炎三例报告[J].中国实用外科杂志,1995,15(12):746.

39. 王钢平.胃溃疡合并局限性化脓性胃炎一例[J].中华内科杂志,1996,35(12):796.

40. 杜淑芝,张珐秀.食管癌、贲门癌支架放置术的护理[J].中华实用中西医杂志,2006,1:72.

41. 王鹏宁,小菲,李敏,等.1 例蓝色橡皮大疱性痣综合征的围手术期护理[J].现代护理,2007,13(36):3609-3610.

42. 于宏影,殷积美,丁熙明,等.1 例蓝色橡皮疱痣综合征内镜下治疗的护理配合[J].护理学杂志,2010,25(1):37-38.

43. Umemura K,Takaqi S,Ishiqaki Y,et al. Gastrointestinal polyposis with esophageal polyposis is useful for early diagnosis of Cowden's disease[J]. World J Gastroenterol,2008,14(37):5755-5759.

44. 蔡文智,智发朝.消化内镜护理及技术[M].北京:科学出版社,2009.

45. 谢莲.完全胃肠外营养的临床应用及护理[J].现代医药卫生,2011,27(13):2045.

46. 王秀荣.肠外肠内营养支持护理相关技术的现状与发展[J].中华现代护理杂志,2009,

15(13):3465.

47. Louis MA Akkermans. 20 世纪胃肠动力研究的历史及其发展[I]. 世界医学杂志,2000,4(11):65-69.

48. 肖献忠. 病理生理学[M]. 北京:高等教育出版社,2004.

49. 邱英,张爱萍,何爱莲. 复尔凯鼻胃管在肠内营养中的应用[J]. 医药论坛杂志,2007,1(36):28-31.

50. 李杨,梁晓坤. 内外科护理学[M]. 北京:中国协和医科大学出版社,2012.

51. 萧树东. 中华胃肠病学[M]. 北京;人民卫生出版社,2008.

52. 汪荣泉. 消化内科临床速查[M]. 北京:军事医学科学出版社,2014.

53. 李益农,陆星华. 消化内镜学[M]. 北京:科学出版社,2004.

54. Yamatoto H, Sekine Y, Sato Y, et al. Total entroscopy with a nonsurgical steerable double-ballon method[J]. Gastrointest Endosc,2001,53;216-220.

55. 罗健,刘义兰. 消化内科临床护理思维与实践[M]. 北京:人民卫生出版社,2013.

56. Caro SD, May A, Heine D, et al. The European experience with double-balloon enteroscopy: indications, methodology, safety, and clinical impact. Gastrointestinal Endoscopy, 2005, 62: 545-550.